全国普通高等医学院校护理学专业规划教材

临床营养学

供护理学（专科起点升本科）、食品营养与健康、
医学营养学及相关专业使用

主 编 吴 杰

U0224169

中国协和医科大学出版社

北 京

内容提要

　　本教材是"全国普通高等医学院校护理学专业规划教材"之一，系根据本套教材的编写指导思想和原则要求，结合专业培养目标和本课程要求的教学目标编写而成。内容涵盖了营养学基础知识、营养风险筛查与评估、营养要素对各类疾病发病的影响、各类疾病的代谢特点、各类疾病的营养治疗目的和要点及各类疾病的饮食原则和食物宜忌等。此外，本教材还增加了教学课件、思维导图、能力测试等数字资源，丰富了教材内容，增强了线上和线下教学的联动性，以提升学生学习的主动性和积极性。

　　本教材主要供护理学（专科起点升本科）、食品营养与健康、医学营养学及相关专业使用。

图书在版编目（CIP）数据

临床营养学 / 吴杰主编 . -- 北京：中国协和医科大学出版社，2024.9

全国普通高等医学院校护理学专业规划教材

ISBN 978 - 7 - 5679 - 2411 - 6

Ⅰ.①临⋯　Ⅱ.①吴⋯　Ⅲ.①临床营养 - 营养学 - 医学院校 - 教材　Ⅳ.①R459.3

中国国家版本馆 CIP 数据核字（2024）第 092231 号

主　　编	吴　杰	
策划编辑	沈紫薇	
责任编辑	张秋艳	
封面设计	邱晓俐	
责任校对	张　麓	
责任印制	黄艳霞	
出版发行	中国协和医科大学出版社	
	（北京市东城区东单三条 9 号　邮编 100730　电话 010 - 65260431）	
网　　址	www. pumcp. com	
印　　刷	三河市龙大印装有限公司	
开　　本	889mm×1194mm　　1/16	
印　　张	17	
字　　数	420 千字	
印　　次	2024 年 9 月第 1 版	
版　　次	2024 年 9 月第 1 次印刷	
定　　价	58.00 元	

全国普通高等医学院校护理学专业规划教材
建设指导委员会

周谊霞（贵州中医药大学）

郑琳琳（辽东学院）

孟红英（江苏大学）

赵　冰（沈阳医学院）

赵丽萍（中南大学）

姜兆权（锦州医科大学）

韩　琳（兰州大学）

裘秀月（浙江中医药大学）

臧　爽（中国医科大学）

编者名单

主　编　吴　杰

副主编　刘　超　宋　爽　张　颖

编　者　（按姓氏笔画排序）

刘　念（锦州医科大学）

刘　超（锦州医科大学）

刘旸旸（沈阳医学院）

李　婷（陕西省人民医院）

李丹丹（南京医科大学康达学院）

吴　杰（沈阳医学院）

宋　爽（大连工业大学）

张　颖（辽宁中医药大学）

苫君玲（广西医科大学）

秦宁波（大连工业大学）

顾娇娇（浙江中医药大学）

郭连莹（沈阳医学院）

蒋东华（沈阳农业大学）

蔡薇薇（温州医科大学附属第二医院）

党的二十大报告提出，"推进健康中国建设""把保障人民健康放在优先发展的战略位置"。在这一发展战略下，护理工作的范畴从个体向群体，从医院向家庭、社区、健康服务机构扩展，促进健康、预防疾病、协助康复、康养照护已成为护理专业实践的目标。专业实践领域的扩展和社会需求的源动力，驱动了人才培养的提速。20 多年来，高等护理教育的规模迅速扩大，为了不断满足基层医疗卫生机构对高水平、高素质应用型人才的需求，我国大幅提升了护理学专业专升本招生规模。人才培养规模的快速提升，使得依托高质量、有权威的教材对教学活动进行规范，成为现阶段护理学专业专升本教育最为现实的需求。

教材是体现教学内容和方法的载体，在人才培养中起着至关重要的作用。加快推进护理学专业专升本教材体系建设，全面提升教材建设水平，是推动护理学专业建设、护理教育高质量发展的重要基础，是进一步深化护理教育教学改革、提高人才培养质量的重要环节。

为打造适应时代要求的精品教材，中国协和医科大学出版社联合全国 40 多所医学院校和医疗单位，开创性地组织了本套全国普通高等医学院校护理学专业规划教材（专科起点升本科）的编写工作。来自全国医学院校和医疗单位的 300 余名从事护理教育教学的教师、学者和临床一线护理工作者、管理者，秉承着护理学专业教材应体现终身教育的理念，在教材建设中对标一流，结合相关国家政策、行业标准，同时，立足当前国内护理学发展实际，紧密结合并充分体现当今护理事业及相关产业发展水平，融合思政内容，进行探索研究，悉心编撰。

本套教材涵盖护理学专业专升本课程共计 24 门，定位清晰、特色鲜明，具有如下特点。

一、全国首套成体系的护理学专业专升本教材

本套教材作为全国首套针对普通高等医学院校护理学专业（专科起点升本科）的规划教材，坚持"系统思维，明理致用"的编写理念，结合护理学专业专升本人才培养目标定位，找准教材重点、亮点和突破点，特色鲜明。

二、与时俱进，紧紧围绕需求导向

经过长期发展，高等护理学专业教材建设形成了鲜明的专业特色和质量品牌，在教材编写过程中，我们努力做到既遵循教学规律，又适应行业对人才的要求，主动对标健康中国战略需求，突出时代性与先进性，充分满足社会发展对护理学专业人才素质与能力的要求。

三、坚持立德树人，融入课程思政

把立德树人贯穿于教材编写的全过程、全方面，发挥中医药文化育人的优势，指导学生树立正确的世界观、人生观、价值观。

四、突出"三基五性"，注重内容严谨准确

遵循教材编写的"三基五性"原则。三基，即基本知识、基本理论、基本技能；五性，即思想性、科学性、先进性、启发性和实用性。教材编写充分考虑学科间的交叉与融合，注重理论与实践的结合，突出护理学专业专升本特点。

五、加强数字化建设，丰富拓展教材内容

发挥信息化技术的优势，数字赋能教材，以适应现代教育的需求。在纸质教材的基础上，强化数字化教材开发建设，融入更多实用的数字化教学素材，如教学课件、简述题、案例题及自测题等，丰富拓展教材内容。

在编写过程中，我们得到了教材建设指导委员会和教材评审委员会的大力支持和指导帮助，各位编者充分地展现了认真负责的精神，不辞辛劳，在宏大的护理学专业体系中梳理关键知识点，以帮助学生更快、更好地掌握护理学专业核心知识，在此，出版社深表谢忱！教材编写力求概念准确、内容新颖完整、理论联系实际，尽管力臻完善，但难免有不足与疏漏之处，请广大读者批评指正，使教材日臻完善。

前　言

众所周知，很多疾病的痊愈与营养治疗和护理息息相关。当代护理学人员要想真正做好各类疾病的护理工作，就必须了解和掌握临床营养学知识，这是整体护理学不可缺少的一个组成部分。可以说，护理人员是否掌握临床营养学知识对其能否完全胜任整体护理工作具有重要作用。

本教材是"全国普通高等医学院校护理学专业规划教材"之一，根据本套教材的编写原则和要求，依据护理学专业（专科起点升本科）的培养目标及特点，为满足临床岗位需求、学生学习需求和社会需求编写而成。

本教材在编写过程中，参考了新近发表的指南和专家共识，并加入案例分析、食谱举例和饮食护理等内容，以增加实用性、科学性和创新性。此外，本教材还配备了丰富的数字资源，包括思维导图、习题、教学课件等内容，读者可以扫描书中二维码自行获取。本教材是多学科专家参与、多领域合作的交叉学科新形态教材，以临床营养学基本理论、基本知识、基本技能为主线进行编写，全书共十六章，第一章到第三章介绍了营养学的基本知识；第四章到第十三章分别从各个器官、系统、学科的相关疾病出发，其重点为临床常见疾病的营养治疗；第十四章侧重于不同时期恶性肿瘤的营养治疗；第十五章介绍了重症患者的代谢特点及营养治疗原则；第十六章则介绍了营养不良、食物不良反应及进食障碍的营养治疗等。本教材可供护理学（专科起点升本科）、食品营养与健康、医学营养学及相关专业师生使用。

本教材由来自沈阳医学院、锦州医科大学、大连工业大学、辽宁中医药大学等院校和医院的 14 位编者共同编写完成，在编写过程中，得到了各编者所在单位领导的大力支持，在此一并致以诚挚的谢意，并衷心感谢每一位编者的辛勤劳动。尽管力臻完善，书中难免有疏漏和不尽完善之处，敬请各院校师生和广大读者提出宝贵意见，以便进一步修订与完善。

编　者

2024 年 5 月

目　录

第一章 绪 论

教学课件

学习目标

1. 素质目标

具有尊重患者、关爱患者的职业精神。

2. 知识目标

（1）掌握：营养风险筛查方法 NRS 2002 的适用对象、内容及评定判定；各类治疗膳食的配制原则及应用范围。

（2）熟悉：膳食营养素参考摄入量；临床营养评估的指标及判定；常见综合评定量表的使用；医院常规膳食。

（3）了解：临床营养的相关概念及发展史。

3. 能力目标

能根据患者情况，采用合理的营养风险筛查工具；能规范执行营养评价。

第一节 临床营养学概述

案例

【案例导入】

患者，女性，30岁。妊娠24周，最近感觉手足发软，偶尔会出现肌肉痉挛，尤其是夜间。患者自觉头晕、心悸；查体示肌张力正常，双下肢水肿，无其他明显异常。

膳食调查：食欲较好，每天进食量较多，食物种类较丰富；每天饮用牛奶；钙的摄入量约为850mg/d。

【请思考】

1. 对该孕妇钙摄入水平如何进行评价？

2. 对该孕妇补钙的建议是什么？

【案例分析】

一、临床营养学相关概念

（一）营养

营养（nutrition）从字义上讲，"营"的含义是谋求，"养"的含义是养生，营养就是谋求养生。养生是我国传统医学中使用的术语，即调养、颐养生命。用现代术语描述"营养"，即营养是机体从外界环境摄取食物，经过消化、吸收和代谢，利用其有益物质，供给能量，构成和更新机体组织，以及调节生理功能的全过程。

（二）营养素

营养素（nutrient）是食物中具有特定生理作用，能维持机体生长、发育、活动、生殖以及正常代谢所需的物质。机体所需的营养素包括蛋白质、脂类、碳水化合物、维生素、矿物质和水，共六大类。其中，蛋白质、脂类、碳水化合物称为宏量营养素；矿物质和维生素称为微量营养素。由于蛋白质、脂类、碳水化合物可以为机体提供能量，又称产热营养素；而矿物质和维生素不能为机体提供能量，又称非产热营养素。

（三）营养学和临床营养学

营养学（nutrition science）是研究人体营养规律以及改善措施的科学，即研究食物中对人体有益的成分及人体摄取和利用这些成分以维持、促进健康的规律和机制，在此基础上采取具体的、宏观的、社会性措施改善人类健康、提高生命质量，包括基础营养学、食物营养学、人群营养学、公共营养学、临床营养学这五大领域。

其中，临床营养学（clinical nutrition）也称医学营养学（medical nutrition），是从治疗的角度研究营养与健康之间关系的学科。临床营养学强调根据患者的特定疾病、健康状况和营养需求，制订合适的饮食调整和营养补充方案，以提高治疗效果和促进康复。

（四）营养不良

营养不良（malnutrition）是一种不正常的营养状态，是由能量、蛋白质及其他营养素不足或过剩造成的组织、形体和功能改变及相应的临床表现。营养不良包括营养缺乏（nutrition deficiency）和营养过剩（nutrition excess）。

（五）营养治疗

营养治疗（nutritional therapy）是利用营养学原理和营养学干预手段，根据疾病的病理生理特点，给患者制定各种不同的膳食配方，经肠内或肠外为患者提供营养物质的过程，以达到促进康复、提高治疗效果和改善健康状态的目的。

（六）营养支持

营养支持（nutritional support）是指经肠内或肠外途径，采用特殊制备的营养制剂，为患者提供适宜能量及较全面的营养素的过程。

二、膳食营养素参考摄入量

膳食营养素参考摄入量（dietary reference intake，DRI）是为了保证机体合理摄入营养素，避免缺乏或过量，在推荐膳食营养素供给量（recommended dietary allowance，RDA）的基础上发展起来的每日平均膳食营养素摄入量的一组参考值，包括平均需要量、推荐摄入量、适宜摄入量、可耐受最高摄入量。2013 年中国营养学会修订的 DRI 增加了与慢性非传染性疾病有关的三个参考摄入量：宏量营养素可接受范围、预防慢性非传染性疾病的建议摄入量和特定建议值。

（一）平均需要量

平均需要量（estimated average requirement，EAR）是指某一特定性别、年龄及生理状况群体对某营养素的需要量的平均值。EAR 是以个体值为基础计算出来的群体平均值，按照 EAR 水平摄入营养素，根据某些指标判断可以满足这一群体中 50% 个体的需要量。

（二）推荐摄入量

推荐摄入量（recommended nutrient intake，RNI）是指可以满足某一特定性别、年龄及生理状况群体中绝大多数个体（97%～98%）需要量的某营养素摄入水平。

如果已知某种营养素的 EAR 及其标准差（standard deviation，SD），则其 RNI 值为 EAR 加两个标准差，即 RNI = EAR + 2SD；如果资料不充分，不能计算某营养素 EAR 的标准差时，RNI = 1.2 × EAR。长期按照 RNI 水平摄入营养素，可以满足机体对该营养素的需要，维持组织中有适当的营养素储备和机体健康。

（三）适宜摄入量

适宜摄入量（adequate intake，AI）是通过观察或实验获得的健康群体对某种营养素的摄入量。当某种营养素的个体需要量研究资料不足而不能计算出 EAR，从而无法推算 RNI 时，可通过设定 AI 来代替 RNI。

（四）可耐受最高摄入量

可耐受最高摄入量（tolerable upper intake level，UL）是指平均每日摄入某种营养素的最高限量。UL 的主要用途是避免摄入量过高，对机体造成危害。

（五）宏量营养素可接受范围

宏量营养素可接受范围（acceptable macronutrient distribution range，AMDR）是指脂肪、蛋白质和碳水化合物理想的摄入量范围，该范围可以满足这些必需营养素的需要，并且有利于降低慢性病的发生危险，常用占能量摄入量的百分比来表示，其显著特点之一是有上限也有下限。

（六）预防慢性非传染性疾病的建议摄入量

膳食营养素摄入量过高或过低可导致慢性非传染性疾病，如肥胖、糖尿病、高血压、血脂异常、脑卒中及癌症等。预防慢性非传染性疾病的建议摄入量（proposed intakes for preventing non-communicable chronic diseases，PI-NCD 或 PI）是以慢性非传染性疾病的一级预防为目标，提出的必需营养素的每日摄入量。当慢性非传染性疾病易感人群某些营养素的摄入量接近或达到 PI-NCD 时，可以降低他们发生慢性非传染性疾病的风险。某些营养素的 PI-NCD 可能高于 RNI 或 AI，如维生素 C 等；而另一些营养素的 PI-NCD 可能低于 AI，如钠等。

（七）特定建议值

特定建议值（specific proposed level，SPL）是指某些疾病易感人群的膳食中某些生物活性成分的摄入量达到或接近这个建议水平时，有利于维护人体健康，是专用于营养素以外的其他食物成分建议的有利于人体健康的每日摄入量。

三、临床营养治疗的目的和原则

（一）临床营养治疗的目的

1. 补充营养素的消耗 例如，大面积烧伤、消化道瘘患者热能消耗增多，可供给高热能要素膳食及高蛋白质匀浆膳食，由静脉补充脂肪乳剂及氨基酸溶液等，均有助于促进康复。

2. 控制营养素 例如，糖尿病患者主要是由于胰岛素分泌绝对或相对不足，导致碳水化合物、脂肪及蛋白质代谢紊乱，通过控制总能量的摄入及调整三大产热营养素的供能比，可达到控制血糖的目的。

3. 调整营养素 根据疾病治疗的需要，利用热能和某种营养素的补充或减少以达到辅助治疗作用。例如，减少热能、脂肪和碳水化合物的摄入，补充足够的蛋白质，有利于肥胖者减轻体重；补充高蛋白及高热能饮食有助于消瘦者增加体重；对手术前后患者营养的适当调整，有利于手术的进行及术后康复。

4. 减轻脏器负荷 例如，患急性肾小球肾炎的患者，尿量少且有水肿时，应限制食盐、蛋白质和水分的摄入量，以减轻肾的负担、控制病情、促进康复。

5. 利于消化、吸收 注意食物的选择及烹调方法，使之细软易消化。例如，消化道溃疡的患者，可给予少渣膳食，并切碎煮烂，易于消化、吸收，有利于溃疡面的愈合。

（二）临床营养治疗的原则

1. 全面评估 对患者的营养状况进行全面评估，包括体重、身体组成、疾病情况、营养摄入与消耗等方面，找出存在的个体问题及影响因素，进行针对性的营养治疗。

2. 个体化 根据患者的具体情况，制定个体化的营养治疗方案，要考虑到患者的年龄、性别、病情、营养需求、饮食习惯、经济条件及信仰等因素。

3. 科学合理 营养治疗方案应基于科学依据，并遵循营养学原理，确保提供充足的营养物质，维持机体的正常功能。

4. 逐步实施 营养治疗应该是一个逐步实施的过程，不宜急于求成，应根据患者的情况和治疗进展适时调整方案。

5. 定期监测与评估 定期监测患者的营养状况变化，评估治疗效果，必要时调整治疗方案，以确保治疗的顺利进行和效果的达到。

6. 患者教育 在营养治疗过程中，重要的一环是对患者及其家属进行相关营养知识的宣传和教育，促使患者配合和自我管理。

四、临床营养学发展简史

我国对食物营养及其对人体健康影响的认识历史悠久，源远流长。早在3000多年前西周时期就已有专门从事饮食营养的医师。在我国最早的医书《黄帝内经》中就有"五谷为养、五果为助、五畜为益、五菜为充、气味合而服之，以补精益气"的论述，这与现代营养学提出的"合理膳食"原则一脉相承。唐代医学家孙思邈明确提出了"食疗"的概念和药食同源的观点，认为就食物功能而言，"用之充饥则谓之食，以其疗病则谓之药"。其弟子孟诜所著《食疗本草》为我国第一本"食物疗法"专著。宋、金、元时期，食疗学及其应用有了较全面的发展。例如，宋代王怀隐等编写的《太平圣惠方》，记载了 28 种疾病的食疗方法；元代忽思慧等撰写的《饮膳正要》，针对各种保健食物、补益药膳以及烹调方法进行了较为深入的研究。明代李时珍总结了我国 16 世纪以前的药学经验，撰写了《本草纲目》，其中有关抗衰老的保健药物及药膳就达 253 种。

18 世纪中叶以前，关于膳食、营养与健康的关系虽然已形成了大量的观点、学说甚至理论，有些还在实践中得到验证，但这些认识多是表面的感性经验的积累，缺乏对事物全面和本质的认识。直到 1785 年法国发生"化学革命"，鉴定了一些主要化学元素并建立了一些化学分析方法，才开始了现代意义的营养学研究。19 世纪至 20 世纪初是发现和研究各种营养素的鼎盛时期，人类逐渐发现并认识蛋白质、脂肪、碳水化合物、矿物质、维生素等，并系统研究了这些营养素的消化、吸收、代谢及生理功能，缺乏引起的疾病及其机制，营养学进入全面发展期和成熟期。

1628 年，威廉·哈维发现人体血液循环为临床营养的发展奠定了理论基础。1790 年，亨特（Hunter）经鼻胃途径喂养吞咽肌麻痹的患者获得成功，因其疗效确切，使管饲（tube feeding）开始受到人们的重视与信任，开启了肠内营养篇章。1831 年，托马斯·拉塔经静脉输入盐水治疗霍乱患者获得成功。1887 年，汉德雷尔（Handerer）首次将葡萄糖输入一出血性休克患者的静脉内。1911 年，坎沙（Kansch）首次为外科手术后患者静脉输注葡萄糖。1939 年，罗伯特·埃尔门（Robert Elmen）首次将酪蛋白水解物输入静脉。1952 年法国外科医师 Robert Aubaniac 首先采用锁骨下静脉插管的输液方法，在肠外营养输入途径方面迈出决定性的一步。1957 年，格林斯坦（Greenstein）等为宇航员研制出一种化学成分明确的肠内营养，称要素饮食（elemental diet）。1969 年兰德尔（Randall）将要素饮食用于患者，发展了近代肠内营养。1970 年以后，肠外与肠内营养理论与技术由美国向欧洲、大洋洲及亚洲等地发展。20 世纪 90 年代后，各国逐渐引入循证医学（evidence-based medicine, EBM）的观点、理论和方法，用于指导临床营养的研究和临床实践。

近年来，临床营养研究领域涌现了许多新的进展。通过基因组学、代谢组学等技术，研究人员试图了解不同个体对营养的反应，从而实现更加精确的个体化营养干预。随着数字化技术的发展，数字化营养工具、远程营养监测等在临床营养研究和实践中的应用逐渐增多，为患者提供更加便捷和有效的营养管理服务。

第二节 营养风险筛查与临床营养评估

案例

【案例导入】

患者，女性，60 岁。因发热 2 天，咳嗽咳痰 2 周，加重 5 天入院，被诊断为慢性阻塞性肺疾病。患者既往有类似发作史。查体：患者身高 165cm，体重 50.5kg，近 3 个月体重下降约 5kg。患者肌肉、脂肪重度消耗，无水肿。实验室检查：清蛋白 32g/L、血红蛋白 91g/L、白细胞计数 15×10^9/L。

膳食调查：食欲差，进食量极少，仅进食少量米汤等流质。

【请思考】

　　1. 该患者是否存在营养风险？

　　2. 如何对该患者进行营养评估？

【案例分析】

一、营养风险筛查

营养风险（nutritional risk）是指现有的或潜在的与营养有关的导致患者出现不良临床结局的风险，其临床结局不仅包含感染率、并发症发生率、病死率等，还包括住院时间、住院费用、成本－效果比及生活质量等。

营养风险筛查（nutritional risk screening）是指发现患者是否存在营养问题和是否需要进一步进行全面营养评估的过程。目的是发现个体是否存在营养不足和有营养不足的危险，为制订和实施营养支持计划提供依据。

目前营养风险筛查的常用工具主要包括营养风险筛查 2002、儿科营养不良评估筛查工具和营养不良通用筛查工具等。其中营养不良通用筛查工具除具备营养风险筛查功能外，还兼具有营养风险评估的功能。

（一）营养风险筛查 2002

营养风险筛查 2002（nutritional risk screening 2002，NRS 2002）是欧洲肠外肠内营养学会推荐使用的住院患者营养风险筛查方法。NRS 2002 是对 128 个随机对照研究进行统计分析的基础上确定的评分标准，具有高强度的循证医学基础。

国内外证据表明，NRS 2002 具有较高可信度、灵敏度和准确性，能够动态预测营养风险，对临床预后具有较高的指导价值。但如果患者卧床无法测量体重，或者因水肿、腹水等影响体重测量，或者意识不清无法回答评估者的问题时，该工具的使用将受到限制。

1. 筛查对象　年龄 18～90 岁，住院过夜、入院次日 8 时前未进行急诊手术、神志清楚、愿意接受筛查的成年住院患者。

2. 初步筛查　首次营养筛查内容包括人体测量、近期体重变化、膳食摄入情况和疾病的严重程度四方面（表 1－1）。任一问题回答"是"，则直接进入第二步营养监测。所有的问题均回答"否"，则每周重复筛查 1 次。即使患者对所有问题回答均为"否"，如患者计划接受腹部大手术治疗，仍然可以制订预防性营养支持计划，以降低营养风险。

表 1－1　NRS 2002 初步筛查

筛查项目	是	否
1. 是否体重指数 <18.5		
2. 患者在过去 3 个月是否有体重下降		

续 表

筛查项目	是	否
3. 患者在过去 1 周内是否有摄食减少		
4. 患者是否有严重疾病		

3. 最终筛查 NRS 2002 评分包括营养状况受损评分（0~3 分）、疾病严重程度评分（0~3 分）、年龄评分（0~3 分），三项评分相加即为得分。具体评分标准见表 1-2。

表 1-2 NRS 2002 最终筛查评分标准

评分项目		分值/分
营养状况	正常营养状态	0
	3 个月内体重丢失 >5%； 或前 1 周的食物摄入为正常食物需求的 50%~75%	1
	2 个月内体重丢失 >5%； 或体重指数在 18.5~20.5 并全身情况受损； 或前 1 周的食物摄入为正常食物需求的 25%~50%	2
	1 个月内体重丢失大于 5%（3 个月内大于 15%）； 或体重指数 <18.5 并全身情况受损； 或前 1 周的食物摄入为正常食物需求的 0~25%	3
疾病严重程度	正常营养需求	0
	髋骨折、慢性疾病有急性并发症；肝硬化、慢性阻塞性肺疾病、长期血液透析、糖尿病、恶性肿瘤	1
	腹部大手术、脑卒中、重度肺炎、血液系统恶化肿瘤	2
	头部损伤、骨髓移植、重症监护的患者（APACHE >10）	3
年龄	<70 岁	0
	≥70 岁	1

4. 评分标准、结果判定 若总分≥3 分，表明有营养风险，应结合患者临床状况制订营养诊疗计划。若总分<3 分，表明目前没有营养风险，应每周重复进行筛查。

（二）儿科营养不良评估筛查工具

儿科营养不良评估筛查工具（screening tool for the assessment of malnutrition in pediatrics, STAMP）在英国、西班牙以及我国国内部分医院曾进行有效性验证，被认为是较为可靠的儿童营养风险筛查工具。

1. 筛查对象 年龄 2~17 岁的住院儿童。

2. 筛查内容 包括临床诊断和营养相关风险判断（0~3 分）、住院期间膳食摄入调查（0~3 分）、身高体重的测量和评价（0~3 分），三项评分相加即为得分。具体评分标准见表 1-3。

表 1-3 STAMP 评分标准

评分项目		分值/分
疾病风险	正常营养需求	0
	小手术、饮食行为问题、心脏病、糖尿病、神经肌肉病、精神疾病、脑瘫、胃食管反流、唇/腭裂、呼吸道合胞病毒感染、乳糜泻、单一食物过敏/不耐受	2
	大手术、吞咽困难、肠衰竭/顽固性腹泻、肾病/肾衰竭、克罗恩病、囊性纤维化、烧伤/严重创伤、肝疾病、积极治疗中的肿瘤、先天性代谢异常、多种食物过敏/不耐受	3

续　表

	评分项目	分值/分
营养摄入	饮食较前无变化/营养摄入良好	0
	饮食较前进食减少一半及以上	2
	无营养摄入	3
生长发育情况	相似的百分位数/栏	0
	>2 个百分位数/栏	1
	>3 个百分位数/栏（或体重<第 2 个百分位）	3

3. 评分标准、结果判定　总数≥4 分为高风险，须进行营养诊疗；总数 2～3 分为中等风险，须连续 3 天监测营养摄入状况，3 天后再行筛查；总数 0～1 分为低风险，可继续常规临床治疗，每周重测。

（三）营养不良通用筛查工具

营养不良通用筛查工具（malnutrition universal screening tool，MUST）是由英国营养学会开发的，主要用于蛋白质－能量营养不良及其风险的筛查，被广泛用于临床实践中评估患者的营养状况。该工具的优点在于容易和快速使用，一般可在 3～5 分钟内完成，有助于早期识别和干预营养不良问题。

1. 筛查对象　适用于社区和住院患者。

2. 筛查内容　包括体重指数（0～2 分）、过去 6 个月意外体重减轻的百分比（0～2 分）和疾病对饮食摄入的影响（0 或 2 分）三方面，三项分数相加即为得分。具体评分标准见表 1－4。

表 1－4　MUST 评分标准

	项目	分值/分
体重指数	>20.0	0
	18.5～20.0	1
	<18.5	2
体重下降程度	过去 3～6 个月体重下降<5%	0
	过去 3～6 个月体重下降 5%～10%	1
	过去 3～6 个月体重下降>10%	2
疾病原因导致近期禁食时间>5 天	否	0
	是	2

3. 评分标准、结果判定　0 分为低营养风险状态，需定期进行重复筛查；1 分为中等营养风险状态，要进行观察，需记录 3 天膳食及液体摄入量（医院及护理院），必要时给予饮食指导（社区）；2 分为高营养风险状态，表明营养风险较高，需由临床营养师制订营养治疗方案。

二、临床营养评估

临床营养评估（nutritional assessment）是指在大量临床资料中收集相关资料，如一般状况、饮食情况、人体测量、人体组成成分分析、间接能量代谢测定、营养生化检验、人体功能扫描等指标，按营养状态对患者进行分类（营养良好或营养不良），并评估患者营养不良的程度，从而进行相应的营养治疗。

评估资料中既有主观检查，也有客观检查，但没有任何单一的检查指标能够准确反映患者的整体营养状况。因此，到目前为止，患者的营养状况评定还没有金标准，临床上一般结合调查结果进行综合评定，以判断患者营养不良的程度。

（一）膳食调查

了解患者在一定时间内通过膳食摄取的能量、各种营养素的数量和质量，据此来评价患者能量和营养素需求获得满足的程度，发现患者潜在的营养问题。膳食调查方法主要包括称重法、记账法、回顾法、食物频数法和化学分析法等。

1. 称重法　指对某一膳食单位或个人一日三餐中每餐各种食物的食用量进行称重，计算出每人每日各种营养素的平均摄入量。调查时间为 3 ~ 7 天。调查期间，调查对象在食堂或家庭以外摄入的零食或添加的菜肴等都应详细记录。此方法能准确反映调查对象的食物摄取情况，也能反映一日三餐食物分配情况，但比较耗费人力、物力。如果调查对象在年龄、性别、劳动强度上差别较大，则必须折算成相应"标准人（指轻体力劳动的 60kg 成年男子）"的每人每日各种食物的摄入量。

2. 记账法　对建有饮食账目的集体食堂等单位，可查阅过去一定期间内食堂的食品消费总量，并根据同一时期的进餐人数，粗略计算每人每日各种食品的摄取量和营养素的摄入量。一般可统计 1 个月的数据，一年四季各进行一次。与称重法相比，记账法虽不够精确，但过程相对简便，省人力物力，并适合大样本调查，但该调查结果只能得出人均摄入量，难以分析个体膳食摄入状况。如果调查对象在年龄、性别、劳动强度上差别较大，也要折算成"标准人"的每人每日各种食物摄入量。

3. 回顾法　又称询问法，即通过问答方式，回顾性地了解调查对象在过去一段时间内各种主副食物摄入量，根据食物成分表计算出能量和营养素的摄入量。因成人在 24 小时内对所摄入的食物有较好的记忆，所以一般认为 24 小时膳食的回顾调查最易取得可靠的资料，称为 24 小时回顾法。一般采用 3 天连续调查方法。该方法简便易行，但所得资料比较粗略，有时需要借助食物模具或食物图谱来提高其准确性。

4. 食物频数法　指收集调查对象过去一段时间（数周、数月或数年）内各种食物消费频率及消费量，从而获得个人长期食物和营养素平均摄入量。食物频数法可快速得到平时各种食物摄入的种类和数量，反映长期膳食行为，其结果可作为研究慢性病与膳食模式关系的依据，也可供膳食咨询指导用。

5. 化学分析法　收集调查对象一日膳食中所摄入的全部主副食品，通过实验室化学分析方法来测定其营养素含量。可分为双份饭菜法和双份原料法两种。此法能够准确地得出食物中各种营养素的实际摄入量，但是分析过程复杂、代价高，除特殊情况需要精确测定外，一般不用。

6. 膳食调查结果评定

（1）膳食结构是否合理：评价调查对象摄入的食物种类和数量是否充足和恰当。常以"中国居民平衡膳食宝塔"为依据，对调查对象的膳食结构进行评价。

（2）能量和营养素摄入是否充足：将所得结果与 DRI 进行比较，将调查对象能量的摄入量与各种营养素的摄入量与其推荐量比较，以评定其满足程度。

（3）能量分配是否合理：着重评价三大供能营养素所提供的能量占总能量的构成比。

（4）各餐能量分配是否合理：一般人群就餐应定时和定量，三餐能量比约为3∶4∶3，儿童和老年人可以在三餐之外适当加餐。

（5）其他：如蛋白质质量及蛋白质互补作用的发挥情况、就餐方式、食物烹调加工方法等。

（二）人体测量

根据调查对象的年龄、性别选用适当的人体测量指标，可以较好地反映调查对象的营养状况。人体测量可对患者营养状态进行一定程度的评定，常用指标包括体重、体重指数、皮褶厚度和各围度等。

1. 体重　通过体重的变化可初步了解患者的能量摄入或消耗状况，反映机体合成代谢与分解代谢的状态，体重是营养评定中最简单、最直接而又非常重要的指标。

体重测量时应注意时间、衣着、姿势等方面的一致性，体重可受机体水分多少的影响，应排除水肿、腹水等影响因素，患者出现巨大肿瘤或器官肥大等，也可掩盖脂肪组织和肌肉组织的丢失。常用体重的评定指标包括标准体重和体重改变率等。

（1）标准体重（standard weight）：又称理想体重，用来衡量成人实测体重是否在适宜范围内。可用 Broca 改良公式和平田公式进行计算。我国多采用 Broca 改良公式。

Broca 改良公式：标准体重（kg）= 身高（cm）− 105。

平田公式：标准体重（kg）=［身高（cm）− 100］× 0.9。

实际体重位于标准体重的 ±10% 为正常范围，±（10% ~ 20%）为超重/瘦弱，±20% 以上为肥胖/极瘦弱，+20% ~ +30% 为轻度肥胖，+30% ~ +50% 为中度肥胖，+50% 以上为重度肥胖。标准体重的概念虽容易被接受，但其"真值"难以估计，故标准体重的准确性有时会受到质疑，作为判断标准已较少使用。

（2）体重改变率：营养评定还应将体重变化的幅度与速度结合起来考虑，可用近期体重改变率来反映。计算公式如下：

$$近期体重改变率（\%）=（平时体重 − 实测体重）/ 平时体重 × 100\%$$

该指标可反映能量与蛋白质代谢的情况，提示是否存在蛋白质 − 能量营养不良。若一日体重改变大于 0.5kg，往往是体内水分改变的结果，如患者出现水肿、腹水等，并非真正的体重改变。若短时间内体重减少超过 10%，同时血浆清蛋白低于 30g/L，在排除其他原因后，应考虑为严重的蛋白质 − 能量营养不良。

2. 体重指数（body mass index，BMI）　是世界卫生组织（World Health Organization，WHO）推荐评定肥胖和消瘦的指标。计算公式如下：

$$BMI = 体重（kg）/［身高（m）］^2$$

不同地区、不同国家 BMI 的评定标准并不统一，我国采用国内发布的 BMI 标准，其余世界各国目前主要采用 WHO 推荐的成人标准（表 1 −5）。18 岁以下青少年 BMI 的参考值：11 ~ 13 岁，BMI < 15.0 时存在蛋白质 − 能量营养不良，< 13.0 为重度营养不良。14 ~ 17 岁，BMI < 16.5 时存在蛋白质 − 能量营养不良，< 14.5 为重度营养不良。

表 1-5　WHO、亚洲、中国 BMI 评定标准

BMI 分类	WHO 标准	亚洲标准	中国参考标准
营养不良	<18.5	<18.5	<18.5
正常	18.5~24.9	18.5~22.9	18.5~23.9
超重	25.0~29.9	23.0~24.9	24.0~27.9
肥胖	—		≥28.0
一级肥胖	30.0~34.9	25.0~29.9	—
二级肥胖	35.0~39.9	≥30.0	—
三级肥胖	≥40.0		—

3. 皮褶厚度（skinfold thickness）　是通过测量皮下脂肪厚度来估计体脂含量的方法，作为评定能量缺乏和肥胖程度的指标。常用测量点有肩胛下皮褶、肱三头肌皮褶和腹部脐旁皮褶。

皮褶厚度测量时需要用拇指和示指捏起皮肤，再用皮褶厚度计测量双折皮肤的厚度。一般建议测量位置为肩胛骨下角下方约 1cm 处、腹部脐右侧 2cm 处和上臂肱三头肌上方 1~2cm 处。测量时要求在同一部位连续测量三次，取平均值。临床上常以肩胛下皮褶厚度与肱三头肌皮褶厚度之和来判断营养状况，正常值为男性 10~40mm、女性 20~50mm。一般认为男性皮褶厚度 >40mm、女性皮褶厚度 >50mm 为肥胖；男性皮褶厚度 <10mm、女性皮褶厚度 <20mm 为消瘦。但皮褶厚度一般不单独作为肥胖的标准，通常与身高、标准体重结合起来判定。

4. 上臂围与上臂肌围　上臂围一般测量左上臂肩峰至鹰嘴连线中点的臂围长。我国 1~5 岁儿童上臂围 <12.5cm 为营养不良，12.5~13.5cm 为中等，>13.5cm 为营养良好。上臂肌围是反映肌蛋白量变化的良好指标，能间接反映体内蛋白质变化情况。同时它与血清清蛋白水平相关，可作为衡量患者营养状况好转或恶化的指标。计算公式如下：

$$上臂肌围（cm） = 上臂围（cm） - 3.14 \times 肱三头肌皮褶厚度（cm）$$

成人上臂肌围正常参考值为男性 25.3cm，女性 23.2cm。测量值大于正常值 90% 为营养正常，80%~90% 为轻度营养不良，60%~80% 为中度营养不良，<60% 为重度营养不良。

5. 腰围和腰臀比　腰围是指腰部周径的长度。测量腰围时受检者应空腹直立、双臂自然下垂、双足分开 25~30cm，测量时平稳呼吸、不要收腹或屏气，在肚脐以上 1cm，以腋中线肋弓下缘和髂峰上缘连线中点的水平位置为测量点。成人腰围是衡量脂肪在腹部蓄积（即中心型肥胖）程度最简单和实用的指标。根据我国《成年人体重判定》（WS/T 428—2013），85cm ≤ 男性腰围 <90cm，80cm ≤ 女性腰围 <85cm 为向心性肥胖前期，男性腰围 ≥90cm、女性腰围 ≥85cm 为向心性肥胖。

腰臀比是指腰围（cm）和臀围（cm）的比值。其中臀围是指耻骨联合和背后臀大肌最凸处的水平周径。测量时，两腿并拢直立，两臂自然下垂，皮尺水平放在前面的耻骨联合和背后臀大肌最凸处。由于腰臀比受年龄、性别的影响较小，在不同人群间变异程度小，更适合广泛筛查。我国建议男性腰臀比 >0.9、女性腰臀比 >0.85 为向心性肥胖。

（三）临床检查

临床检查的目的是根据症状和体征判断是否存在营养不足或过剩所致的营养相关疾病，

明确其严重程度，同时与其他疾病相鉴别。WHO 专家委员会建议特别注意头发、面、眼、唇、舌、齿、龈、皮肤、指甲、消化系统和神经系统等组织器官的表现。常见临床表现与可能缺乏的营养素关系见表 1－6。但是，现实生活中，个体可能同时存在多种营养素摄入不足或过剩，表现出的症状和体征可能并不典型。

表 1－6　常见临床表现与可能缺乏的营养素

部位	临床表现	可能缺乏的营养素
全身	发育不良、消瘦或水肿	能量、蛋白质、锌
头发	稀少、干燥、失去光泽、易断	蛋白质、维生素 A、锌
眼	眼干燥症、夜盲症、睑缘炎	维生素 A、维生素 B_2
鼻部	脂溢性皮炎	烟酸、维生素 B_2
口腔	齿龈出血、肿大松动	维生素 C
	味觉减退、改变	锌
	口角炎、干裂	维生素 B_2、烟酸
	舌炎、舌裂、舌水肿	维生素 B_2、维生素 B_6
指甲	舟状指、指甲变薄	铁
皮肤	干燥、粗糙、过度角化	维生素 A、必需脂肪酸、锌
	瘀斑	维生素 C、维生素 K
	伤口不愈合	蛋白质、锌、维生素 C
	阴囊及外阴湿疹	维生素 B_2
	癞皮病、皮疹	烟酸
肌肉	萎缩	蛋白质－能量
骨骼	颅骨软化、方颅、鸡胸、串珠肋、膝外翻、膝内翻、骨质疏松	维生素 D、钙
神经	肢体感觉异常、肌肉无力、腓肠肌触痛	维生素 B_1

（四）实验室检查

营养缺乏或过剩是一个渐进的过程，在出现亚临床或临床症状之前，人体内的营养素及代谢物的含量或某些依赖营养素的酶活性可能已发生改变。因此，实验室检查对早期发现营养不良具有重要意义。

1. 清蛋白（albumin，ALB）　是一种重要的血浆蛋白，半衰期为 14～20 天，其水平可以反映蛋白质的摄入、消化吸收和代谢情况。短期内蛋白质摄入不足时，机体可通过分解肌肉、释放氨基酸入血等方式提供合成清蛋白的基质，使得血清清蛋白维持正常浓度。因此，血清清蛋白含量能反映机体较长时间内的蛋白质营养状况，持续的低蛋白血症是判断营养不良的可靠指标。评定标准：35～50g/L 为正常，28～34g/L 为轻度营养不良，21～27g/L 为中度营养不良，＜21g/L 为重度营养不良。

2. 前清蛋白（prealbumin，PA）　由肝细胞合成，是一种载体蛋白，能与甲状腺素、视黄醇结合蛋白结合，参与机体维生素 A 和甲状腺素的转运及调节。其半衰期较其他血浆蛋白短（约 1.9 天），血清含量少且体内储存也较少，因此它能更加及时地反映营养状况。在临床上常作为评定蛋白质－能量营养不良和反映近期膳食摄入状况的敏感指标。评定标准：0.25～0.40g/L 为正常，≥0.16g/L 且＜0.25g/L 为轻度营养不良，≥0.12g/L 且＜0.16g/L 为中度营养不良， <0.12g/L 为重度营养不良。

血清前清蛋白的含量易受多种疾病影响，如肝疾病、急性炎症、恶性肿瘤等。因此前清蛋白不宜作为高度应激状态下营养评定的指标。

3. 转铁蛋白（transferrin，TFN） 在肝内合成，为血清铁的运载蛋白。半衰期为 8 ~ 10 天，并且体内库存量小，能反映内脏蛋白质的急剧变化，比清蛋白灵敏，在高蛋白摄入后，转铁蛋白的血浆浓度上升较快，能反映营养治疗后营养状态与免疫功能的恢复率。正常参考值为 2.2 ~ 4.0g/L。

转铁蛋白代谢受到多因素的影响，特异性较差，营养不良、慢性肝炎、再生障碍性贫血、炎症和应激时转铁蛋白水平降低；急性肝炎、缺铁性贫血、口服避孕药时转铁蛋白水平增高。

4. 视黄醇结合蛋白（retinol-binding protein，RBP） 视黄醇结合蛋白在肝合成，其主要功能是运载维生素 A 和前清蛋白。由于半衰期仅为 10 ~ 12 小时，故能及时反映内脏蛋白质的急剧变化，是一项诊断早期营养不良的敏感指标。视黄醇结合蛋白在肝疾病、肾疾病的早期诊断和疗效观察中有重要临床意义。目前视黄醇结合蛋白的检查方法复杂、费用高，临床应用尚不多。

（五）综合评定

使用单一指标来评定人体营养状况存在一定局限性。因此，目前许多学者倡导采用综合性的营养评定方法，旨在提高评定的敏感性和准确性。

1. 主观全面评定（subjective global assessment，SGA） 是由德茨基（Detsky）等于 1987 年提出的营养评价工具，它主要从患者的详细病史和临床检查结果为评价依据，因此简便易行，目前在临床上广泛应用。

SGA 评估的内容包括详细的病史与身体评估的参数。病史主要包括体重变化、饮食改变、现存的消化道症状、患者疾病状态下的代谢需求和活动能力。身体评估主要包括肌肉萎缩、皮下脂肪丢失、踝部水肿。具体内容及评定标准见表 1 - 7。8 项中至少 5 项属于 C 级或 B 级者，可分别被定为重度或中度营养不良。具体如下：①C 级≥5 项定为重度营养不良，有明显躯体症状。②C 级 <5 但 B 级 + C 级≥5 项定为中度营养不良。③B 级 + C 级 <5 项为轻度营养不良。④A 级≥5 项为营养良好，或有明显改善。

表 1 - 7 SGA 的主要内容及评定标准

项目	A 级	B 级	C 级
体重下降	无/升高	减少 <5%	减少 >5%
饮食改变	无或较少	摄食量减少；或流质饮食	摄食严重减少；或呈饥饿状态
消化道症状	无	轻度消化道症状持续时间 <2 周	重度消化道症状持续时间 >2 周
活动能力	无限制	活动受限；或虽不能正常活动但卧床或坐椅时间不超过半天	活动明显受限，仅能卧床或坐椅子；或大部分时间卧床，很少下床
应激反应	无发热	近 3 天体温波动在 37 ~ 39℃	体温≥39℃持续 3 天以上
肌肉萎缩	无	轻度 ~ 中度	重度
皮下脂肪丢失（三头肌皮褶厚度）	无	轻度 ~ 中度	重度
踝部水肿	无	轻度 ~ 中度	重度

2. 微型营养评定（mini nutritional assessment，MNA） MNA 是由瑞士学者提出的一种新型的人体营养状况评定方法，主要用于评价老年人的营养状况。新版 MNA 由 2 个部分构成，第一部分筛查由 6 个条目组成，具体内容及评分标准见表 1-8，第二部分评定由 12 个条目组成，具体内容及评分标准见表 1-9。

评估时先进行第一步筛查，得分≥12 分者，无营养不良的风险，无须进行下一步；得分≤11 分者，表示可能存在营养不良，需要进行下一步的评定。若得分≥24 分，表示营养状况良好；若得分≥17 分且 <24 分，表示存在发生营养不良的危险；若得分 <17 分，表示有确定的营养不良。

表 1-8　新版 MNA 第一部分筛查内容

营养筛查项目	评分标准	分值
A. 既往 3 个月内，是否因食欲缺乏、咀嚼或吞咽等问题导致食物摄入减少	0 分 = 严重的食欲缺乏	
	1 分 = 中等程度食欲缺乏	
	2 分 = 食欲缺乏	
B. 最近 3 个月内体重是否减轻	0 分 = 体重减轻超过 3kg	
	1 分 = 不知道	
	2 分 = 体重减轻 1~3kg	
	3 分 = 无体重减轻	
C. 活动情况如何	0 分 = 卧床或长期坐着	
	1 分 = 能离床或椅子，但不能出门	
	2 分 = 能独立外出	
D. 在过去 3 个月内是否受过心理创伤或罹患急性疾病	0 分 = 是	
	1 分 = 否	
E. 是否有神经心理问题	0 分 = 严重痴呆或抑郁	
	1 分 = 轻度痴呆	
	2 分 = 无心理问题	
F1. BMI 是多少	0 分 = ≤19	
	1 分 = 19~21	
	2 分 = 21~23	
	3 分 = ≥23	
F2. 小腿围（无法获得 BMI 时）	0 分 = ≤31cm	
	3 分 = ≥31cm	

表 1-9　新版 MNA 第二部分评定内容

评定项目	评分标准	分值
G. 是否独立生活（不住在养老机构或医院）	0 分 = 否	
	1 分 = 是	
H. 每日应用处方药是否超过 3 种	0 分 = 否	
	1 分 = 是	
I. 是否有压力性疼痛或皮肤溃疡	0 分 = 否	
	1 分 = 是	

续　表

评定项目		评分标准	分值
J. 患者每日完成几餐		0 分 = 1 餐	
		1 分 = 2 餐	
		2 分 = 3 餐	
K. 蛋白质的摄入量是多少	每日是否吃至少 1 份乳类及其制品；每周是否吃 2~3 份豆制品或鸡蛋；每日是否吃肉、鱼或家禽	0 分 = 0 或者 1 个是	
		0.5 分 = 2 个是	
		1 分 = 3 个是	
L. 每日是否能吃 2 份以上的水果或蔬菜		0 分 = 否	
		1 分 = 是	
M. 每日喝多少液体（如水、果汁、咖啡、茶、奶等）		0 分 = 小于 3 杯	
		0.5 分 = 3~5 杯	
		1 分 = 大于 5 杯	
N. 喂养方式		0 分 = 无法独立进食	
		1 分 = 独立进食稍有困难	
		2 分 = 完全独立进食	
O. 自我评定营养状况		0 分 = 营养不良	
		1 分 = 不能确定	
		2 分 = 营养良好	
P. 与同龄人性相比，如何评定自己的健康状况		0 分 = 不太好	
		0.5 分 = 不知道	
		1 分 = 一样好	
		2 分 = 更好	
Q. 中臂围是多少		0 分 = <21cm	
		0.5 分 = 21~22cm	
		1 分 = ≥22cm	
R. 腓肠肌围是多少		0 分 = <31cm	
		1 分 = ≥31cm	

3. 预后营养指数（prognostic nutritional index，PNI）　由巴特比（Butby）于 1980 年提出，用于评价外科手术后并发症的发生率与死亡率。计算公式如下：

$$PNI(\%) = 158 - 16.6 \times ALB - 0.78 \times TSF - 0.20 \times TFN - 5.80 \times DHT$$

式中，ALB 为血清清蛋白（g/L），TSF 为肱三头肌皮褶厚度（mm），TFN 为血清转铁蛋白水平（mg/L），DHT 表示迟发型皮肤超敏试验（硬结直径 >5mm 者，DHT = 2；硬结直径 <5mm 者，DHT = 1；无反应者，DHT = 0）。

当 PNI < 30% 表示发生术后并发症及死亡的可能性均很小，30%~40% 表示存在轻度手术危险性，40%~50% 表示存在中度手术危险性，≥50% 表示发生术后并发症及死亡的可能性均较大。

4. 营养危险指数（nutritional risk index，NRI）　由萨托（Sato）于 1982 年提出，是通过外科患者术前 3 种营养评定参数的结果来计算术后营养危险指数。计算公式如下：

$$NRI = 10.7 \times ALB + 0.0039 \times TLC + 0.11 \times Zn - 0.044 \times Age$$

式中，ALB 表示血清清蛋白（g/L），TLC 表示总淋巴细胞计数，Zn 表示血清锌水平（μmol/L），Age 表示年龄。

评定标准为 NRI > 60 表示危险性低；NRI ≤ 55 表示存在高危险性。

5. 营养评定指数（nutritional assessment index，NAI） 由马萨托伊瓦萨（MasatoIwasa）于 1983 年提出，是对食管癌患者进行营养状况评定的综合指数。计算公式如下：

$$NAI = 2.64 \times MAMC + 0.60 \times PA + 3.76 \times RBP + 0.017 \times PPD - 53.80$$

式中，MAMC 表示上臂肌围（cm），PA 表示血清前清蛋白（mg/L），PPD 表示用纯化蛋白质衍生物进行迟发型皮肤超敏试验（硬结直径 > 5mm 者，PPD = 2；< 5mm 者，PPD = 1；无反应者，PPD = 0）。

评定标准为 NAI ≥ 60 表示营养状况良好；40 ≤ NAI < 60 表示营养状况中等；NAI < 40 表示营养不良。

第三节　医院膳食

案例

【案例导入】

患者，男性，50 岁。上腹部疼痛，经常恶心，呕吐多日后，入院诊治。长期吸烟，饮酒，工作压力大，无慢性病家庭史。查体：身高 175cm，体重 70kg。腹部压痛，上腹部叩击痛，腹软，肠鸣音正常。血常规示轻度贫血；便潜血阳性；胃镜检查：胃窦部可见溃疡，直径约 1.5cm。

【请思考】

该患者适宜何种饮食？

【案例分析】

一、常规医院膳食

常规医院膳食是指根据患者的健康状况和营养需求而提供的平衡营养的饮食。这种饮食方案通常由专业的营养师或医师设计，以确保患者能够获得所需的营养物质，促进康复。常规膳食主要包括普通膳食、软食、半流质膳食和流质膳食。

（一）普通膳食

普通膳食（general diet）简称普食，接近正常人饮食，膳食结构符合平衡膳食的原则，是医院膳食应用中所占比例最高的一种膳食。

1. **适用对象**　普通膳食适用于咀嚼和消化功能正常，体温正常或接近正常，无特殊膳食要求，无须限制任何营养素的患者。

2. **配制原则**　普通膳食配制应以平衡膳食为原则，要求营养素种类齐全、数量充足、比例恰当。其中碳水化合物供给量应占总能量的55%~65%；脂肪供给量占总能量的20%~30%；蛋白质供给量占总能量的10%~15%，其中优质蛋白质占蛋白质总量的1/3以上。维生素和矿物质供给应达到DRI的要求。能量的供给量应根据患者的活动情况进行适当调整。若无消化系统疾病，膳食纤维供给量可与正常人相同。一日三餐分配合理，早餐提供的能量应占全天总能量的25%~30%，午餐占40%，晚餐占30%~35%。同时要注意食物种类多样化，合理烹调，做到色、香、味、形俱全以增进食欲。

3. **食物选择**　与正常人饮食基本相同，各种食物均可食用；忌（少）用辛辣刺激性食物、难消化的食物，如辣椒、大蒜、油炸食物、动物油脂、大豆类等。

（二）软食

软食（soft diet）是一种质软、容易咀嚼、易消化、少渣的膳食，是一种介于普通膳食和半流质膳食之间的过渡膳食。

1. **适用对象**　软食适用于低热、咀嚼困难、消化不良或吸收功能差的患者；也可用于消化系统术后的患者，以及痢疾、急性肠炎等恢复期患者。

2. **配制原则**

（1）营养要求：软食也应符合平衡膳食原则。每日提供的总能量为1800~2200kcal，蛋白质为70~80g，主食不限量，其他营养素达到DRI要求。长期采用软食的患者因蔬菜切碎、煮软导致维生素损失较多，故应注意适当补充。

（2）烹调要求：烹调加工应保证食物细、软、烂，易咀嚼、易消化，限制含膳食纤维和动物肌纤维多的食物，若选用应切碎、煮烂后食用。

3. **食物选择**

（1）宜用食物：主食以发酵类面食、稀饭、蛋糕、藕粉、馄饨、芝麻糊等为主。肉类尽可能选择肌纤维较细、短的鱼肉和虾肉，选用鸡肉、猪肉时应煮烂、切碎，也可制成肉丸、肉末等。乳类、豆制品均可食用。蔬菜尽可能选用含粗纤维少的蔬菜，如土豆、胡萝卜、南瓜、冬瓜，嫩菜叶可煮烂或制成菜泥；水果去皮或制成水果羹食用。

（2）忌（少）用食物：粗粮、大豆类等不宜消化的食物；煎炸、过于油腻的食物，如煎饼、煎蛋；膳食纤维含量较多的蔬菜，如芹菜、韭菜；坚果类食物，如花生仁、核桃仁；刺激性调味品，如辣椒粉、芥末。

（三）半流质膳食

半流质膳食（semi-liquid diet）简称为半流食，是比较稀软的、易咀嚼吞咽、易消化的膳食，介于软食与流质膳食之间的过渡膳食。

1. **适用对象**　适用于食欲差、咀嚼、吞咽不便的患者，发热、胃肠消化道疾病、口腔疾病患者，刚分娩的产妇。某些外科手术后患者可暂作为过渡的饮食。

2. **配制原则**

（1）营养要求：能量供给应适宜，尤其术后早期或虚弱、高热的患者不易给予过高的能量，全天供给的总能量一般为1500~1800kcal。蛋白质应按正常量供给，主食为250~

300g，注意补充足量的维生素和无机盐。

（2）食物要求：食物细软呈半流体状态，含膳食纤维少，无刺激性的半固体。

（3）餐次要求：通常每日供应 5～6 餐，每餐之间间隔 2～3 小时。

3. 食物选择

（1）宜用食物：主食多为大米粥、小米粥、面条、面片、馄饨、面包、蛋糕等；肉类可选用瘦嫩的猪肉、鸡肉制成的肉泥、肉丸等，也可选用鱼片、鱼丸、虾丸；蛋类除油煎炸之外各种烹调方法均可以选用，如蒸鸡蛋、蛋花汤、炒鸡蛋等；乳类及其制品中的牛奶、奶酪均可选用；豆类可选用豆制品，如豆浆、豆腐脑、豆腐等；水果及蔬菜宜制成果汁、菜汁、菜泥等食用，也可选用少量的碎嫩菜叶加于汤面或粥中。

（2）忌（少）用食物：忌选硬而不易消化的食物，如粗粮、蒸米饭、煎饼等；忌选大豆类、大量肉类、大块蔬菜以及油炸食品；忌选浓烈、有刺激性的调味品。

（四）流质膳食

流质膳食（liquid diet）简称为流食，是含渣很少、极易消化、呈流体状态或在口腔内能融化为液体的膳食。医院常用流质膳食一般分 5 种形式：普通流质、浓流质、清流质、冷流质和不胀气流质（忌甜流质）。由于流质膳食为不平衡膳食，不宜长期使用，否则易出现营养不良。

1. 适用对象　适用于高热、食欲差、极度衰弱、咀嚼极度困难者，肠道手术术前准备及术后患者，消化道急性炎症者等。清流质和不胀气流质膳食可用于由肠外营养向全流质或半流质膳食过渡阶段。清流质膳食也可用于急性腹泻和严重衰弱患者恢复肠内营养的最初阶段。浓流质膳食适用于口腔、面部、颈部术后。冷流质膳食可用于喉咽部术后的最初 1～2 天。

2. 配制原则

（1）营养要求：流质膳食为不平衡膳食，只能在过渡期短期应用。可采用无渣较稠、可用吸管吸食的口腔流食或匀浆膳（用搅碎机捣制而成）。每日供给能量 800～1000kcal，蛋白质 20～40g/d、脂肪 30g/d、碳水化合物 130g/d，可酌情供给配方奶粉或高蛋白粉。

（2）食物要求：流体状态或进入口腔后即溶化成液体，具有易吞咽、易消化、不胀气的特点。

（3）餐次要求：少量多餐，每日 6～7 次，每餐液体量 200～250ml。

3. 食物选择

（1）普通流质：可选用米汤、藕粉、麦乳精、牛奶、酸奶、奶酪、蒸蛋羹、各种肉汤、蔬菜汁、水果汁、豆浆、豆腐脑等。如果患者需要高能量，应选用浓缩食品，如奶粉、浓鸡汤等。忌用一切非流质的固体食物、含食纤维多的食物、刺激性的食物。

（2）清流质：残渣最少，较普通流质更加清淡，可选用过箩米汤、稀藕粉、去油鸡汤、过滤蔬菜汤、过滤果汁等，忌用牛奶、豆浆、浓糖及一切易致胀气的食品。

（3）浓流质：宜选用无渣较浓稠食物，如较稠的藕粉、牛奶、牛奶冲麦乳精等。

（4）冷流质：冷的、无刺激性的流质食品。一般选用冷牛奶、冷豆浆、冷蛋羹、冰激凌、雪糕等，忌用热、酸性及含刺激性香料的食品。

（5）不胀气流质：应忌用蔗糖、牛奶、豆浆等产气食品，其他同流质。

二、治疗膳食

治疗膳食（therapeutic diet）是在普通膳食的基础上，根据患者病情的不同，适当调整总能量和某些营养素，以适合病情需要，从而达到治疗的目的。治疗膳食的种类较多，本部分内容主要介绍几种常用的治疗膳食。

（一）高能量、高蛋白质膳食

高能量、高蛋白质膳食是指能量和蛋白质摄入量高于正常人的膳食。因疾病等原因导致机体蛋白质消耗增加，或机体处于康复期需要更多的蛋白质用于组织的再生、修复时，需在原有膳食的基础上额外增加蛋白质的供给量。

1. 适用对象　严重营养不良者、慢性消耗性疾病（如结核病、恶性肿瘤、溃疡性结肠炎等）患者、大面积烧伤或创伤者、术后恢复期的患者。

2. 配制原则

（1）增加能量和蛋白质：病情不同对能量的需要量也不同，如成年烧伤患者每日约需蛋白质能量供给量可达4000kcal，一般患者以每日增加300kcal左右为宜。蛋白质每天可达 1.5～2.0g/kg，成人每日摄入量宜100～120g，其中优质蛋白要占50%以上。尽可能保证能量与氮之比应为（100～200）：1。能量和蛋白质增加应循序渐进，不可一次性大量给予，以免造成胃肠功能紊乱。

（2）增加碳水化合物、适量脂肪：碳水化合物宜适当增加，以保证蛋白质的充分利用，以每日400～500g为宜；为防血脂升高，脂肪应适量，每日宜摄入60～80g。

（3）充足的无机盐和维生素：蛋白质的供给量增加导致尿钙排出增多，易出现负钙平衡，故膳食中应增加钙的供给量，如选用富含钙的乳类和豆类食品。长期的高蛋白质膳食，维生素A的需要量也随之增多，并且营养不良者一般肝中维生素A储存量也下降，故应及时补充。能量的增加会导致B族维生素需要量增加，注意补充。贫血患者还应注意补充富含维生素C、铁、维生素B_{12}、叶酸等的食物。

（4）可采用增加餐次和少量多餐的方法提高摄入量。

3. 食物选择

（1）宜用食物：富含碳水化合物的谷薯类食物，富含蛋白质的鱼类、乳类、蛋类、瘦肉、豆类食物，新鲜的蔬菜和水果。

（2）忌（少）用食物：无特殊禁忌。

（二）低能量膳食

低能量膳食是指膳食所含的能量低于正常人普通膳食的标准，有利于体内脂肪分解的膳食。但由于食物量的减少易引起膳食中其他营养素的不足，故应注意及时补充。

1. 适用对象　需减重的患者，如单纯性肥胖患者；需减少机体代谢负担而控制病情的患者，如糖尿病、高血压、高脂血症患者等。

2. 配制原则

（1）限制总能量：成年患者每日能量摄入量比平日减少500～1000kcal，减少量需根据患者具体情况而定，但每日总能量摄入量不应低于1000kcal，以防体脂动员过快，引起酮症酸中毒。

（2）充足的蛋白质：保证每天蛋白质供给不少于 1g/kg，占总能量的 15% 以上，并且优质蛋白质应占 50% 以上。

（3）减少碳水化合物和脂肪量：碳水化合物占总能量的 50% ~60%，应尽量减少精制糖的供给；膳食脂肪的供能比一般应占 20% ~30%，胆固醇的摄入量应 <300mg/d。

（4）充足的无机盐、维生素和膳食纤维：由于进食量减少，易出现无机盐和维生素供给的不足，如铁、钙、维生素 B_1，必要时可使用制剂进行补充；可多食用富含膳食纤维的蔬菜和低糖的水果。

（5）注意烹饪方法：用蒸、煮、拌、炖等烹调方法，并应适当减少食盐的摄入量，一般不超过 5g/d。

3. 食物选择

（1）宜用食物：包括谷类、蔬菜、水果和低脂肪高蛋白质的食物如瘦肉、去皮禽肉、蛋类、脱脂乳类、豆制品等，但应限量食用。

（2）忌（少）用食物：甜食、淀粉类加工制品、肥腻的食物、油炸类食物。

（三）低蛋白质膳食

低蛋白质膳食是指控制膳食中的蛋白质含量，以减少含氮的代谢产物，减轻肝、肾负担，以较低水平蛋白质摄入量维持机体接近正常生理功能的运行的膳食。

1. 适用对象 肝肾疾病患者，如急性肾炎、急性肾衰竭、慢性肾衰竭、肾病综合征、肝衰竭、肝性脑病各期的患者。

2. 配制原则

（1）限制蛋白质量：蛋白质需要量根据肝、肾功能而定，一般每日摄入量不超过 40g。限制蛋白质供给量应根据病情随时调整，病情好转后需逐渐增加摄入量。同时选用必需氨基酸齐全的优质蛋白质（如蛋、乳、鱼、瘦肉）。但肝衰竭的患者应选择含高支链氨基酸、低芳香族氨基酸的豆类食品，避免动物类食物。

（2）充足的能量：充足的能量供给可节约蛋白质的消耗，有利于降低肝、肾负担。可采用蛋白质含量较低的食物，如麦淀粉、马铃薯、甜薯、芋头等，代替部分主食，以减少植物蛋白的来源。

（3）充足的无机盐、维生素和膳食纤维：供给充足的蔬菜和水果，以满足机体对无机盐、维生素和膳食纤维的需要。有水肿的患者，需限制钠的供给。

（4）合适的烹调方法：使用低蛋白质膳食的患者食欲普遍较差，故应保证食物多样化，注意烹调的色、香、味、形，以促进食欲。

3. 食物选择

（1）宜用食物：麦淀粉、藕粉、马铃薯、芋头等低蛋白质的淀粉类食物及蔬菜类、水果类、食糖、植物油；可在蛋白质限量的范围内，选用蛋类、乳类、鱼类、肉类食物，肝病患者宜选用豆类及其制品。

（2）忌（少）用食物：谷类食物因含 6% ~10% 的非优质蛋白，限量使用。

（四）低脂肪膳食

低脂肪膳食又称限制脂肪膳食，是指控制膳食中脂肪的摄入总量，以改善脂肪代谢失调引起的各种疾病的膳食。

1. 适用对象　急、慢性胰腺炎，急、慢性肝炎，胆囊炎，胆结石等患者；脂肪消化吸收不良患者，如肠黏膜疾病、胃切除等所致的脂肪泻者；血脂异常、肥胖症、冠状动脉粥样硬化性心脏病（冠心病）等患者。

2. 配制原则

（1）减少脂肪摄入量：根据患者不同病情，脂肪摄入的控制量也有所不同。临床上一般分为三种，即轻度限制脂肪膳食（脂肪 <50g）、中度限制脂肪膳食（脂肪 <40g）、严格限制脂肪膳食（脂肪 <20g）。

（2）保持其他营养素间的平衡：由于限制脂肪易导致营养素的缺乏，包括必需脂肪酸、脂溶性维生素，以及易与脂肪酸共价结合随粪便排出的无机盐，故可适当增加豆类及其制品、新鲜蔬菜和水果的摄入量，必要时额外补充这些营养素。

（3）合理烹调：宜选用蒸、煮、炖、煲和烩等烹调方式，忌用油煎、油炸的烹调方式。

3. 食物选择

（1）宜用食物：包括谷薯类、豆类、瘦肉类、无皮的禽类、鱼虾类、脱脂乳制品、蛋类，以及各种蔬菜和水果。

（2）忌（少）用食物：包括含脂肪高的食物如肥肉、肥瘦肉、全脂乳及其制品、坚果、油煎炸的食品以及油酥点心等。

（五）低钠（盐）膳食

低钠（盐）膳食是指通过限制膳食中的钠（盐）摄入量来纠正水、钠潴留以维持机体水、电解质的平衡的膳食。食盐是钠的主要来源，每克食盐含钠400mg，故限钠实际上是以限制食盐为主。临床上限钠膳食一般分三种。①低盐膳食：全日供钠2000mg左右，每日烹调用盐限制在2~4g。②无盐膳食：全日供钠1000mg左右，烹调时不加食盐或酱油，可用糖醋等调味。③低钠膳食：全日供钠不超过500mg，除无盐膳食的要求外，忌用含钠高的食物，如菠菜、芹菜、豆腐干等。

1. 适用对象　高血压、心力衰竭、急慢性肾炎、先兆子痫等患者，各种原因引起的水肿、钠潴留患者。

2. 配制原则

（1）依据病情及时调整：如肝硬化腹水患者，开始时可用无盐或低钠膳食，然后逐渐改为低盐膳食，待腹水消失后，可恢复正常饮食。有高血压或水肿的肾小球肾炎、肾病综合征、子痫的患者，使用利尿药时用低盐膳食；不使用利尿药而水肿严重者，用无盐或低钠膳食。

（2）改进烹调方法：为了提高患者食欲可改进烹调方式。可采用糖醋、芝麻酱等调味，或者用原汁蒸、炖法以保持食物本身的鲜味。对一些含钠高的食物可用浸泡或水煮去汤方法减少其含钠量。必要时可适当选用市售的低钠盐，但这类盐是以氯化钾代替氯化钠，故高血钾患者不宜使用。

3. 食物选择

（1）宜用食物：不加盐或酱油制作的谷薯类、水果、蔬菜（低钠膳食不宜用含钠量大于100mg/100g的蔬果）、豆类及其制品、畜禽肉类、鱼虾类、乳类（低钠膳食时不宜摄入过多）。烹饪时宜加少许盐或酱油。

（2）忌（少）用食物：各类腌制品、加工制品。

（六）高纤维膳食

高纤维膳食是一种增加膳食纤维数量的膳食，具有软化粪便、促进粪便排出，减轻结肠管腔内压力，控制血糖、血脂和减轻体重的作用。过多食用膳食纤维可增加胃肠胀气，还会影响食物中矿物质的吸收利用。

1. 适用对象　慢性便秘、无并发症的憩室病、高脂血症、糖尿病、肥胖症等患者。

2. 配制原则

（1）在普通膳食的基础上，增加膳食纤维丰富的食物，健康成人建议每日摄入 25～35g。

（2）如果平时饮食中膳食纤维摄入较低，应逐渐增加高纤维食物的摄入量，以允许消化系统适应，并避免引起不适。

3. 食物选择

（1）宜用食物：含膳食纤维丰富的食物，包括全谷类、水果、蔬菜、豆类和薯类等。

（2）忌（少）用食物：少用精细食物，如精细谷类。忌用辛辣调味品。

（七）低纤维膳食

低纤维膳食习惯上称为少渣膳食，是一种含纤维极少易于消化吸收的膳食。目的在于尽量减少膳食纤维对消化道的刺激，减少肠道蠕动，减少粪便量。

长期缺乏膳食纤维，易导致便秘、痔疮等疾病的发生，也易导致高血糖、高脂血症等，故此膳食不宜长期使用，待病情好转应及时调整。由于食物的限制，特别是限制蔬菜和水果，易引起维生素 C 和部分矿物质的缺乏，必要时可补充维生素和无机盐制剂。

1. 适用对象　各种急性肠炎、痢疾、伤寒患者；消化道狭窄并有梗阻危险的患者，食管或肠管狭窄、食管静脉曲张患者；肠道肿瘤、肠道手术前后及痔瘘等患者。

2. 配制原则

（1）限制膳食纤维：尽量少用含膳食纤维多的食品，如粗粮、豆类、坚果、蔬菜、水果以及含结缔组织多的动物跟腱、老的畜肉等。若需选用上述食品，蔬菜应选用嫩叶、花果部分，瓜类应去皮，果类宜用果汁。

（2）控制膳食脂肪：因腹泻患者对脂肪的吸收能力差，易致脂肪泻，故应控制膳食脂肪的量。

（3）适宜的烹调方法：宜将食物切碎煮烂，做成泥状，忌用油炸、油煎的烹调方法。

3. 食物选择

（1）宜用食物：包括精细米面制作的粥、烂饭、软面条等主食；含结缔组织少的嫩肉、鱼、虾肉等；豆浆、豆腐脑、乳类、蛋类；去皮质软的瓜类、番茄、胡萝卜、马铃薯；嫩叶、果汁等。

（2）忌（少）用食物：包括各种粗粮、整粒豆类、坚果；富含膳食纤维的蔬菜、水果；油煎炸的油腻的食物；浓烈刺激性调味品。

（八）低嘌呤膳食

低嘌呤膳食是指限制嘌呤摄入量，降低血清尿酸水平，增加尿酸排泄的膳食。

1. 适用对象 痛风患者、无症状高尿酸血症患者、尿酸性结石患者。

2. 配制原则

（1）限制嘌呤摄入量：一般限制嘌呤摄入量者可以选用嘌呤含量低于 150mg/100g 的食物；中等限制嘌呤摄入量者可用嘌呤含量为 25～150mg/100g 的食物；严格限制嘌呤摄入量者宜用嘌呤含量低于 25mg/100g 的食物。

（2）限制总能量：与正常人相比，每日摄入总能量应减少 10%～20%，肥胖症患者应逐渐递减，以免出现酮血症，抑制尿酸的排泄。

（3）保证糖类供给：糖类具有抗生酮作用，并可增加尿酸的排出量，每日摄入量可占总能量的 60%～65%。但果糖可促进核酸的分解，增加尿酸生成，应减少摄入果糖类食物，如蜂蜜等。

（4）限制脂肪摄入：体内脂肪堆积可减少尿酸排泄，故应限制脂肪的摄入量，脂肪供能占总能量的 20%～25% 为宜，其中饱和脂肪酸供能小于总能量的 10%。

（5）适量限制蛋白质摄入：蛋白质摄入量为 50～70g/d，来源除谷类外，可适当选用乳类、蛋类、动物血制品等动物蛋白。

（6）增加蔬菜和水果：尿酸及尿酸盐在碱性环境中易被中和、溶解，因此应多食用蔬菜、水果等碱性食物。

（7）多饮水、禁酒：无肾功能不全者宜多喝水，每日饮水总量达到 2000～3000ml，促进尿酸的排出。酒可抑制尿酸的排泄，故要禁酒。

（8）改进烹调方法：在烹调加工时，应少用刺激性调味品，肉类煮后应弃汤后食用。

3. 食物选择

（1）宜用食物：精细米面及其制品、薯类、蔬菜、水果、乳类及其制品、各种蛋类、动物血制品等低嘌呤食物。

（2）忌（少）用食物：不论病情如何，痛风患者和高尿酸症者都忌（少）用脑、肝、肾等动物内脏，凤尾鱼、沙丁鱼等鱼类及制品，籽虾、蟹黄、蛤蜊等海产品，火锅汤、肉汤、鸡汤、鱼汤等汤汁类。

三、诊断膳食

诊断膳食（diagnostic diet）是通过调整膳食成分的方法协助临床诊断，即在短期的试验期间，在患者膳食中限制或增添某种营养素，并结合临床检查的结果，以达到明确诊断的目的。

（一）糖耐量试验膳食

糖耐量试验膳食是通过摄入一定量碳水化合物，并测定空腹和餐后血糖，用以观察机体对摄入葡萄糖后的血糖调节能力的膳食。临床上主要用于协助诊断糖尿病和糖代谢异常。

1. 适用对象 已被诊断为糖尿病前期的患者；有糖尿病家族史的患者；有糖尿病症状或高血糖风险因素的患者，如出现糖尿病症状（如尿频、口渴、体重减轻等）或者有其他高血糖风险因素（如肥胖、高血压、高胆固醇等）。

2. 膳食要求 试验前数日，可正常饮食；试验前一天晚餐后禁食、忌喝咖啡和茶；试验当日应卧床休息，早晨采空腹血，同时留尿标本，然后将 75g 葡萄糖溶于 200～400ml 水中服用，于服后 30 分钟、60 分钟、120 分钟、180 分钟各采血一次，同时留尿标本，做血糖定量和尿糖定性测定。

（二）胆囊造影检查膳食

胆囊造影检查膳食是通过调整膳食脂肪量，观察胆囊收缩与排空的状况，用于辅助胆囊造影术检查胆囊和胆管病变的膳食。

1. 适用对象　慢性胆囊炎、胆石症患者及疑有胆囊疾病、检查胆囊及胆管功能者。

2. 膳食要求　检查前一天的午餐摄入高脂肪膳食，脂肪含量不少于50g，以促使胆囊排空陈旧的胆汁，便于新分泌的含对比剂的胆汁进入胆囊；晚餐则进食无脂肪高碳水化合物的少渣膳食，即除主食外，不食用烹调油和含蛋白质的食物，以免刺激胆汁分泌和排泄；晚餐后口服对比剂，随后禁食和禁止抽烟。检查当日早晨禁食，服对比剂14小时后开始摄片。检查过程中按指定时间进食高脂肪膳食。

知识拓展 ●●●

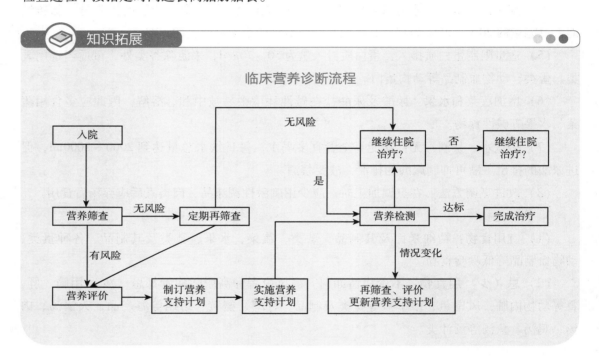

临床营养诊断流程

本章小结

思考题

　　患者，女性，65岁。因发热、咳嗽咳痰1周入院。膳食调查：自发病以来，患者未进食、进水。查体：身高160cm，体重不详，但患者诉体重无明显变化；腹软，肠鸣音可。实验室检查：清蛋白14g/L，血红蛋白123g/L。

　　（1）该患者是否存在营养风险？

　　（2）请用NRS 2002对患者进行营养风险筛查。

更多练习

第二章　能量与膳食成分

教学课件

案例

【案例导入】

　　某社区人群营养调查结果表明，脂肪提供的能量占总能量的34%，其中动物性脂肪占脂肪摄入量的40.2%，胆固醇的摄入量每天平均达612mg，体重超重和肥胖者占44.2%，高脂血症者占54%，冠心病患者只占34.5%。

【请思考】

　　1. 通过饮食判断该社区人群为什么会出现超重和肥胖的现象？哪些食物的胆固醇较高？

　　2. 日常饮食中摄入的脂肪包括哪些？

　　3. 选择膳食脂肪时应注意哪些问题？

【案例分析】

第一节 能 量

一切生物都需要能量（energy，E）来维持生命活动。人体为维持生命活动及从事各种体力活动，必须每天从各种食物中获得能量。不仅体力活动需要能量，机体处于安静状态下也需要消耗能量来维持体内器官中每一个细胞的正常生理活动和维持正常体温。如果人体每日能量摄入量不足，将消耗本身的组织以维持能量的需要，长期处于饥饿状态则可导致生长发育缓慢、消瘦、活力消失、无力以至死亡；但能量摄入过剩会以脂肪形式储存于体内，转化成体脂储存，使人发胖，对健康也会产生不良影响。因此，每日摄入的能量应符合个人的需要，能量的供需平衡是营养学最基本的问题。蛋白质、脂肪、碳水化合物三者被称为产能营养素，产能营养素在体内进行生物氧化释放的能量，一部分形成腺苷三磷酸（adenosine triphosphate，ATP）储存于高能磷酸键中，另一部分用于维持体温和向外界环境散发。ATP在机体需要时释放出能量供机体各种活动需要。

一、能量单位和产能营养素的能量系数

（一）能量单位

国际上通用的能量单位是焦耳（joule，J）和千焦耳（kilo joule，kJ）或兆焦耳（mega joule，MJ）。1J相当于1牛顿（newton，N）的力使1千克（kg）的物质移动1米（meter，m）所消耗的能量。营养学上由于能量数值大，常用千卡（kilo calorie，kcal）或兆卡（mega calorie，Mcal）作为能量单位，即1L的纯水由15℃升到16℃所需要的能量。两种单位的换算关系如下：1kJ = 0.239kcal；1MJ = 239kcal；1kcal = 4.184kJ；1000kcal = 4.184MJ。

（二）能量系数

人体所需能量主要来源于食物中三大宏量产能营养素（蛋白质、脂肪、碳水化合物）。每克产能营养素在体内氧化产生的能量称为能量系数。食物中每克蛋白质、脂肪和碳水化合物在体外氧化燃烧可分别产生23.64kJ（5.65kcal）、39.54kJ（9.45kcal）和17.15kJ（4.10kcal）的能量，但食物在消化道内不能完全消化吸收，三者一般的消化率分别按92%、95%和98%计算。碳水化合物和脂肪在体内可以完全氧化成H_2O和CO_2，其终产物及产热量与体外燃烧相同。但蛋白质在体内不能完全氧化，其终产物除H_2O和CO_2外，还有尿素、尿酸和肌酐等含氮物质，这些物质需要通过尿液排出体外。若把1g蛋白质在体内产生的这些含氮物在体外完全燃烧，还可产生5.44kJ的能量。因此这三种供能营养素的净能量系数（或称生理有效能量值）为蛋白质16.74kJ（4kcal）、脂肪37.56kJ（9kcal）、碳水化合物16.84kJ（4kcal），其计算如下。①蛋白质：（23.64 − 5.44）kJ/g × 92% = 16.74kJ（4kcal）/g。②脂肪：39.54kJ/g × 95% = 37.56kJ（9kcal）/g。③碳水化合物：17.15kJ/g × 98% = 16.84kJ（4kcal）/g。

除蛋白质、脂肪和碳水化合物可产生能量外，含乙醇的饮料中乙醇也可产生能量，1g乙醇在体内产生的能量为29.3kJ（7.0kcal）。乙醇在体内氧化产生的能量只以热的形式出现，并向外界散发。当食物中混合着不同的产能营养素时，应分别按其不同物质的构成求出总能量。

二、人体的能量消耗

人体能量需要与能量消耗是一致的。在理想的平衡状态下，个体的能量需要等于其能量消耗。成年人的总能量消耗（total energy expenditure，TEE）主要用于维持基础代谢（约占TEE的60%）、体力活动（约占TEE的30%）和食物热效应（约占TEE的10%）三方面能量消耗的需要。对于孕妇和乳母还包括胎儿生长、母体组织储备和乳汁分泌所需的能量，对于儿童还包括生长发育所需的能量，病患受损组织的修复也需要能量。

（一）基础代谢

基础代谢（basal metabolism，BM）是指维持人体最基本生命活动所需要的能量消耗，即在清醒、空腹和静卧的环境下，无任何体力活动和脑力负担、全身肌肉松弛、消化系统处于静止状态下，用于维持体温、心搏、呼吸、各器官组织和细胞基本功能等生命活动所需的能量消耗。

1. 基础代谢率（basal metabolism rate，BMR） 是指人体处于基础代谢状态下，每小时每平方米体积表面积（或每千克体重）的能量消耗（表 2-1）。基础代谢率的表示单位为 $kJ/(m^2 \cdot h)$、$kJ/(kg \cdot h)$ 或 MJ/d。基础代谢与体表面积密切相关，体表面积又与身高、体重有密切关系。根据体表面积或体重可以推算出人体一日基础代谢能量消耗（表 2-2）。

表 2-1 人体基础代谢率

年龄/岁	男		女	
	$kJ/(m^2 \cdot h)$	$kcal/(m^2 \cdot h)$	$kJ/(m^2 \cdot h)$	$kcal/(m^2 \cdot h)$
1	221.8	53.0	221.8	53.0
3	214.6	51.3	214.2	51.2
5	206.3	49.3	202.5	48.4
7	197.9	47.3	200.0	45.4
9	189.1	45.2	179.3	42.8
11	179.9	43.0	175.7	42.0
13	177.0	42.3	168.5	40.3
15	174.9	41.8	158.8	37.9
17	170.7	40.8	151.9	36.33
19	164.4	39.2	148.5	35.5
20	161.5	38.6	147.7	35.3
25	156.9	37.5	147.3	35.2
30	154.0	36.8	146.9	35.1
35	152.7	36.5	146.9	35.0
40	151.9	36.3	146.0	34.9
45	151.5	36.2	144.3	34.5
50	149.8	35.8	139.7	33.9

续　表

年龄/岁	男		女	
	kJ/(m²·h)	kcal/(m²·h)	kJ/(m²·h)	kcal/(m²·h)
55	148.1	35.4	139.3	33.3
60	146.0	34.9	136.8	32.7
65	143.9	34.4	134.7	32.2
70	141.4	33.8	132.6	31.7
75	138.9	33.2	131.0	31.3
80	138.1	33.0	129.3	30.9

表2-2　按体重计算基础代谢率的公式

性别	年龄/岁	基础代谢率/(kcal/d)	r	SD	基础代谢率/(MJ/d)	r	SD
男	0~3	60.9m－54	0.97	53	0.255m－0.226	0.97	0.222
	3~10	22.7m＋495	0.86	62	0.0949m＋2.07	0.86	0.259
	10~18	17.5m＋651	0.90	100	0.0732m＋2.72	0.90	0.418
	18~30	15.3m＋679	0.65	151	0.0640m＋2.84	0.65	0.632
	30~60	11.6m＋879	0.60	164	0.0485m＋3.67	0.60	0.686
	60~	13.5m＋487	0.79	148	0.0565m＋2.04	0.79	0.619
女	0~3	61.0m－51	0.97	61	0.255m－0.214	0.97	0.225
	3~10	22.5m＋499	0.85	63	0.0941m＋2.09	0.85	0.264
	10~18	12.2m＋746	0.75	117	0.0510m＋3.12	0.75	0.489
	18~30	14.7m＋496	0.72	121	0.0615m＋2.08	0.72	0.506
	30~60	8.7m＋829	0.70	108	0.0364m＋3.47	0.70	0.452
	60~	10.5m＋596	0.74	108	0.0439m＋2.49	0.74	0.452

注：m为体质量（kg）；r为相关系数；SD为基础代谢率实测值与计算值之间差别的标准差。

2. 影响基础代谢率的因素

（1）体型与机体构成：相同体重者，瘦高体型者的表面积大于矮胖体型者，瘦高体型者的基础代谢率高于矮胖体型者。人体瘦体组织消耗的热能占基础代谢的70%~80%，这些组织包括肌肉、心、脑、肝、肾等。所以，瘦体质量大、肌肉发达者，基础代谢水平高。

（2）年龄及生理状态：生长期的婴幼儿基础代谢率高，随年龄增长基础代谢率会下降。一般成人基础代谢率低于儿童，老年人低于成年人。孕妇因需要合成新组织，基础代谢率会增高。

（3）性别：女性瘦体质量所占比例低于男性，脂肪的比例高于男性，因而女性基础代谢率低于同龄男性，一般偏低5%~10%。

（4）激素：体内许多腺体所分泌的激素，对细胞的代谢及调节具有较大的影响，如甲状腺素可使细胞内的氧化过程加快，当甲状腺功能亢进时，基础代谢率明显增高。

（5）季节与劳动强度：基础代谢率在不同季节和不同劳动强度的人群中存在一定差别，一般在寒季的基础代谢率高于暑季，劳动强度高者的基础代谢率高于劳动强度低者。

（二）体力活动

体力活动的能量消耗是构成人体总能量消耗的重要部分。各种体力活动所消耗的能量占人体总能量消耗的15%~30%，随着人体活动量的增加，能量消耗也大幅度增加。人体从事各种活动消耗的能量，主要取决于体力活动的强度和持续时间。体力活动一般包括职业活动、社会活动、家务活动和休闲活动等。因职业不同造成的能量消耗差别也是最大的。随着中国经济发展、职业活动（劳动）强度及条件的改善，中国人群的劳动强度分级已由原来的5级调整为3级，即轻、中、重（表2-3）。

表2-3　中国成人活动水平等级

劳动强度	职业工作时间分配	工作内容举例	体力活动水平（PAL）	
			男	女
轻	75%时间坐或站立	办公室工作、修理电器钟表、化学实验操作、讲课等	1.55	1.56
	25%时间站着活动			
中	25%时间坐或站立	学生日常活动、机动车驾驶、电工安装、车床操作、金工切割等	1.78	1.64
	75%时间特殊职业活动			
重	40%时间坐或站立	非机械化农业劳动、炼钢、跳舞、体育运动、装卸、采矿等	2.10	1.82
	60%时间特殊职业活动			

注：成人能量的推荐摄入量为BMR×PAL。

根据不同等级的体力活动水平（physical activity level，PAL）可推算出能量消耗率，各种活动的能量消耗率见表2-4。

表2-4　日常活动能量消耗率

动作名称	能量消耗率		动作名称	能量消耗率	
	$kJ/(m^2 \cdot min)$	kcal（$m^2 \cdot min$）		$kJ/(m^2 \cdot min)$	kcal（$m^2 \cdot min$）
睡眠	2.736	0.654	洗手	5.777	1.333
午睡	3.192	0.763	上下坡	26.966	6.445
坐位休息	3.628	0.867	乘坐汽车	4.820	1.152
站位休息	3.690	0.882	打排球	13.615	3.254
走路	11.234	2.685	打乒乓球	14.146	3.381
跑步	28.602	6.836	单杠运动	16.564	3.959
整理床铺	8.841	2.113	双杠运动	18.108	4.328
穿脱衣服	7.012	1.676	爬绳运动	14.058	3.360
看报	3.481	0.832	跳高	22.334	5.338
集合站队	5.268	1.259	拖地板	11.698	2.796
上下楼	18.518	4.426	室内上课	3.770	0.901
洗衣服	26.967	6.445	打扫院子	11.820	2.825

（三）食物热效应

食物的热效应（thermic effect of food，TEF）也叫食物特殊动力作用（specific dynamic action，SDA），指人体摄食过程引起的额外能量消耗，这是摄食后一系列消化、吸收活动以及营养素和营养素代谢产物之间相互转化过程所消耗的能量。不同食物摄入时，增加的额外能量消耗有所差异，其中蛋白质的食物热效应最大，相当于其本身产能的30%，碳水化合物为5%~6%，脂肪为4%~5%。一般成人摄入的混合膳食，由于食物热效应而额外增加的能量消耗每日约为600kJ，相当于基础代谢的10%。

宏量营养素出现食物热效应的差异可能与ATP代谢途径有关。脂肪和碳水化合物能量的最高转化率为38%~40%，而蛋白质为32%~34%。若葡萄糖摄入后先转化为脂肪，再转化为糖（异化），则比葡萄糖直接在代谢中生成H_2O和CO_2的损失多10.6%。又如丙酮酸循环成为葡萄糖，或者水解为甘油三酯后再酯化为甘油或脂肪酸，为了维持蛋白质合成与分解的动力，都需要形成游离能的高代价，尤其在蛋白质合成过程。而摄入食物所产生的额外的能却以热的形式损失掉，不能转变成为生物学的能。也就是说，食物热效应对于人体是损耗而不是收益。

（四）其他消耗

儿童生长发育需要能量，包括机体生长发育中形成新的组织所需的能量及新生成的组织进行新陈代谢所需的能量。婴儿每增加1g体重约需20.9kJ（5kcal）。孕妇的子宫、胎盘、胎儿的发育及体脂储备均需要能量，哺乳期母亲合成乳汁需要能量，创伤患者创伤组织的修复也需要能量。

三、人体能量消耗量的测定与估算

能量消耗量的测定方法有气体代谢法、双标记水法、心率监测法、活动时间记录法、要因加算法等。

（一）气体代谢法

气体代谢法又称呼吸气体分析法，是常用的直接测热法。被测对象在一个密闭的气流循环装置内进行特定活动，通过测定装置内的O_2和CO_2浓度变化，得到O_2的消耗量，并可求出呼吸商（respiratory quotient，RQ）。按每升O_2产热可计算出能量消耗量，又称多格拉袋法。

（二）双标记水法

双标记水法（double labeled water，DLW）是让受试者喝入定量的双标记水，在一定时间内（8~15天）连续收集尿样，通过测定尿样中稳定的双标记同位素及消失率，计算能量消耗量。此法适用于任何人群和个体的测定，无毒无损伤，但费用高，需要高灵敏度、高准确度的同位素质谱仪及专业技术人员。近年来，此法主要用于测定个体不同活动水平的能量消耗量。

（三）心率监测法

用心率监测器和气体代谢法同时测量各种活动的心率和能量消耗量，推算出心率-能量消耗的多元回归方程。通过连续一段时间（3~7天）监测实际生活中的心率，可参照回归方程推算受试者每天能量消耗的平均值。此法可消除一些因素对受试者的干扰，但心率易受环境和心理的影响，目前仅限于实验室应用。

（四）活动时间记录法

活动时间记录法是了解能量消耗最常用的方法。它是通过详细记录每人一天各种活动的持续时间，然后按每种活动的能量消耗率计算全天的能量消耗量。各种活动的能量消耗率可以采取他人的测定结果或用直接测定法测定。此法优点是可以利用已有的测定资料，无须昂贵的仪器和较高的分析技术手段，但影响测定结果的因素较多，职业外活动记录难以准确，会导致结果有偏差。

（五）要因加算法

要因加算法是将某一年龄和不同的人群组的能量消耗结合他们的基础代谢率来估算其总能量消耗量，计算公式如下：

$$能量消耗量或需要量＝基础代谢率×体力活动水平$$

此法通常适用于人群而不适用于个体。此法可以避免活动时间记录法工作量大且繁杂甚至难以进行的缺陷。基础代谢率可以由直接测量推论的公式计算或参考引用被证实的本地区基础代谢率资料，体力活力水平可以通过活动时间记录法或心率监测法等获得。根据一天的各项活动可推算出综合能量指数（integarte energy index，IEI），从而推算出一天的总能量需要量。推算出全天的体力活动水平可进一步简化全天能量消耗量的计算（表2－4、表2－5）。

表2－5　重体力劳动男子的能量需要量

活动类别（PAL×BMR）	时间/h	能量/kcal	能量/kJ
卧床1.0×BMR	8	520	2170
职业活动1.7×BMR	7	1230	5150
随意活动			
社交及家务3.0×BMR	2	390	1630
维持心血管和肌肉状况，中度活动不计			
休闲时间有能量需要4.0×BMR	7	640	2680
总计：1.78×BMR	24	2780	11 630

注：表中以25岁、体重58kg、身高1.6m的成年男子为例，体重指数22.4，估计BMR 273kJ（65kcal）/h。

四、能量的摄入量和食物来源

（一）能量的摄入量

能量需要量是指维持机体正常生理功能所需要的能量，即能长时间保持良好的健康状况，具有良好的体型、机体构成和活动水平的个体达到能量平衡，并能胜任必要的经济和社会活动所必需的能量摄入。对于孕妇、乳母和儿童等人群，还包括满足组织生长或分泌乳汁的能量需要。对于体质量稳定的成人个体，能有效自我调节食量摄入到自身需要量，其能量需要量应等于消耗量。根据目前中国经济水平、食物水平、膳食特点及人群体力活动的特点，结合国内外已有的研究资料，中国营养学会制定了中国居民膳食能量推荐摄入量。

（二）能量的食物来源

能量来源于食物中的蛋白质、脂肪和碳水化合物。就能量供给而言，1g 蛋白质 = 0.45g 脂肪 = 1g 碳水化合物。因此，三种营养素可以在一定程度上相互代替，按照等能定律，它们的比例变化并不影响能量的摄取，这也是制造特殊食品的重要依据。但是，不同营养素有其各自特殊的生理作用，长期摄入单一种类营养素会造成营养不平衡，影响健康。一般条件下，碳水化合物是主要能量来源，其次是脂肪、蛋白质。一般建议成人的碳水化合物提供能量占总能量的 55% ~ 65%，脂肪提供能量占总能量的 20% ~ 30%，蛋白质提供能量占总能量的 11% ~ 15%。

蛋白质、脂肪和碳水化合物广泛存在于各类食物中。动物性食物含较多的动物性脂肪和蛋白质，是膳食能量的重要构成部分。油料作物中富含脂肪，大豆和坚果类含丰富的油脂和蛋白质，也是膳食能量的重要构成部分。粮谷类和薯类含碳水化合物较多，是中国膳食能量的主要来源。因此，合理营养与健康的关键是既能保持植物性膳食结构特点，防止高热能高脂肪膳食的滥用，又能满足机体对能量的需求，同时保持动植物食品的均衡适宜。

第二节　宏量营养素

一、蛋白质

食物种类千差万别，各种食物的蛋白质含量、氨基酸模式都不一样，人体对它的消化、吸收和利用程度也存在差异。

（一）蛋白质的生理功能

蛋白质（protein）是由氨基酸（amino acid）通过肽键连接而成的一类含氮化合物。它是构成细胞的基本有机物，是生命活动的主要承担者。人体内的蛋白质约占细胞干重的 45%，并且分布广泛，几乎所有的器官组织都含有蛋白质。各种蛋白质都有其特定的结构和功能，生物体的多样性就是由蛋白质结构和功能的多样性决定的。因此，蛋白质是一切生命的物质基础。每天约有 3% 的人体蛋白质被更新。蛋白质的功能主要表现为构成人体组织的重要成分、构成体内各种重要物质及供给热能。

1. 构成人体组织的重要成分　人体的任何组织和器官都以蛋白质作为重要的组成成分，所以人体在生长过程中，就包含着蛋白质的不断增加。人体的瘦组织（lean tissue）如肌肉、心、肝、肾等器官都含有大量蛋白质；骨骼和牙齿中也含有大量的胶原蛋白；指（趾）甲中含有角蛋白；细胞中从细胞膜到细胞内的各种结构中均含有蛋白质。总之，蛋白质是人体不能缺少的构成成分。

2. 构成体内各种重要物质　蛋白质通过构成人体多种生理活性物质来调节人体重要的生命活动。蛋白质是生命的物质基础，是生命存在的一种形式。

（1）催化体内一切物质的分解和合成的酶类物质，其化学本质为蛋白质。

（2）激素是含量极少但作用力极强的一类蛋白质物质，使体内环境能够稳定并调节着许多生理过程。

（3）蛋白质是机体重要的免疫物质——抗体的重要成分。抗体可以抵御外来微生物及其他有害物质的入侵。

（4）细胞膜和血液中的蛋白质担负着各类物质的运输和交换。

（5）体液内那些可溶性且可解离为阴、阳离子的蛋白质，使体液的渗透压和酸碱度得以稳定。

（6）血液的凝固、视觉的形成、人体的运动等，无一不与蛋白质有关。

3. 供给热能　蛋白质中含碳、氢、氧元素，当机体需要时，可以被代谢分解，释放出热能。食物中每克蛋白质在体内约产生 16.7kJ（4.0kcal）的热能。此外，机体蛋白质的代谢废物也是由放热途径被分解。

（二）蛋白质的结构及分类

组成蛋白质的元素主要有五种：碳（C）、氢（H）、氧（O）、氮（N）和硫（S）。此外，有些蛋白质还含有少量磷、硒或金属元素铁、铜、锌、锰、钴、钼等，个别蛋白质还含有碘。

1. 氨基酸的结构　氨基酸是蛋白质的基本构成单位和蛋白质营养与代谢的基本单位。人类摄食蛋白质的最终目的是获得机体所需要的各种氨基酸。存在于自然界的氨基酸有 300多种，组成人体蛋白质的氨基酸有 20 多种，这 20 多种氨基酸在结构上均有共同的特点。

（1）除脯氨酸为 α-亚氨基酸外，其余均为 α-氨基酸：即 α-碳原子上都结合有一个氨基（-NH$_2$）和一个羧基（-COOH）。α-氨基酸的结构通式见图 2-1。

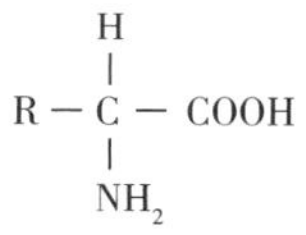

$$
\begin{array}{c}
H \\
| \\
R - C - COOH \\
| \\
NH_2
\end{array}
$$

图 2-1　α-氨基酸的结构通式

注：R 表示氨基酸的侧链基团。

（2）除甘氨酸外，其余均为 L-α-氨基酸：分子结构的不对称性使其具有旋光异构现象，存在着 L-型和 D-型两种构型。由于组成人体蛋白质的氨基酸均为 L-型（甘氨酸除外），故称为 L-α-氨基酸。

2. 氨基酸的分类　由于氨基酸的种类、数量、排列次序和空间结构的千差万别，就构成了无数种功能各异的蛋白质。从人体营养角度可以划分为必需氨基酸、条件必需氨基酸和非必需氨基酸三类。

必需氨基酸（essential amino acid）是指人体不能合成或合成速度不能满足机体需要而必须从食物中直接获取的氨基酸。必需氨基酸包括九种：异亮氨酸、亮氨酸、色氨酸、缬氨酸、苏氨酸、赖氨酸、苯丙氨酸、甲硫氨酸、组氨酸。其中，组氨酸是婴儿的必需氨基酸。

可减少人体对某些必需氨基酸需要量的氨基酸被称为条件必需氨基酸（conditionally amino acid）或半必需氨基酸（semi-essential amino acid）。半胱氨酸和酪氨酸为条件必需氨基酸。因为它们在人体内分别可由甲硫氨酸和苯丙氨酸转变而成，因此不完全依赖食物获得。

人体能自身合成，不一定需要从食物中直接供给的氨基酸称为非必需氨基酸（nonessential amino acid）。

食物蛋白质氨基酸模式与人体蛋白质构成越接近，氨基酸被机体利用的程度也越高，食物蛋白质的营养价值也相对越高，如动物性蛋白质中蛋、奶、肉、鱼等以及植物性蛋白质中的大豆蛋白，这些蛋白质被称为优质蛋白质。其中鸡蛋蛋白质与人体蛋白质氨基酸模式最接近，在实验中常以它作为参考蛋白（reference protein）。反之，食物蛋白质中一种或几种必需氨基酸相对含量较低，导致其他的必需氨基酸在体内不能被充分利用而浪费，造成蛋白质营养价值降低，这些含量相对较低的必需氨基酸称为限制性氨基酸（limiting amino acid），其中含量最低的称为第一限制性氨基酸，余者以此类推。植物性蛋白质往往相对缺少赖氨酸、甲硫氨酸、苏氨酸和色氨酸，所以其营养价值相对较低，例如大米和面粉蛋白质中赖氨酸含量最少，赖氨酸则为大米和面粉的第一限制性氨基酸。为了提高植物性蛋白质的营养价值，往往将两种或两种以上的食物混合食用，从而达到以多补少的目的。不同食物混合，在构成上以相互补充其必需氨基酸不足的作用叫蛋白质互补作用（complementary action）。如将大豆制品和米面同时食用，大豆蛋白可补充米面蛋白质中赖氨酸的不足，米面也可在一定程度上补充大豆蛋白中甲硫氨酸的不足，最终起到互补作用。

知识拓展

三聚氰胺

　　三聚氰胺（melamine，$C_3H_6N_6$）俗称蛋白精或密胺，是一种以尿素为原料合成的氮杂环有机化合物，是一种重要的化工原料，可用于塑料、木材加工、造纸、涂料、黏合剂等生产过程中。常温下，三聚氰胺为白色单斜晶体，无味，可溶于甲醛、甲醇等有机溶剂。三聚氰胺分子中有 6 个非蛋白氮，因此添加三聚氰胺会使得食品的蛋白质测试含量偏高。动物实验表明，动物长时间摄入三聚氰胺会造成生殖、泌尿系统的损害，如膀胱及肾结石，并可进一步诱发膀胱癌。2008 年，我国爆发三鹿婴幼儿奶粉受污染事件，就是由于不良商贩在奶粉中添加三聚氰胺，用非蛋白氮冒充蛋白氮，导致食用了此奶粉的婴幼儿患有肾结石病症。

（三）蛋白质的消化、吸收及代谢

1. 蛋白质消化　食物蛋白质要水解成氨基酸及短肽后才能被吸收，唾液中不含水解蛋白的酶，食物蛋白质要从胃开始消化。胃酸先使蛋白质变性，破坏其空间结构，激活胃蛋白酶原分解蛋白质，胃蛋白酶消化蛋白质；食物在胃内停留时间较短，蛋白质消化不完全；消化和未被消化的蛋白质在小肠内经胰液及小肠黏膜细胞分泌的多种蛋白酶和肽酶的共同作用，进一步水解为氨基酸和部分短肽，小肠是蛋白质消化的主要部位。

2. 蛋白质吸收　蛋白质经过小肠内的消化，被水解为氨基酸和部分二肽、三肽。游离氨基酸、2～3 个氨基酸组成的短肽通过小肠黏膜吸收，经肝门静脉进入肝或其他组织。

3. 蛋白质代谢　肠道中被消化吸收的蛋白质不仅来自食物，也有内源性的组织蛋白质，如来自口腔、胃、小肠、肝和胰腺的分泌液及肠道脱落的黏膜细胞等。每天约有 70g 这种内源性的蛋白质被代谢，其中大部分可被消化和重吸收，未被吸收的由粪便排出体外，称粪代谢氮或内源性氮。蛋白质在体内不断分解为含氮废物的同时，也不断在体内合成，以补偿分解，以维持体内蛋白质的动态平衡。

（四）蛋白质营养价值的评价

蛋白质营养价值评价对于食品品质的鉴定和新食品资源的研究与开发以及指导人群膳食等诸多方面有着重要的意义。在实际工作中，人们依据不同的应用目的给出了许多种蛋白质的评价指标。

1. 食物蛋白质的含量　蛋白质的含量是蛋白质发挥其营养价值的物质基础。虽然含量不等于质量，但是没有一定数量，再好的蛋白质其营养价值也是有限。食物中蛋白质含量测定一般用微量凯氏（Kjeldahl）定氮法，先测定食物中的氮含量，再由氮换算成蛋白质，就可得到食物蛋白质的含量。各种蛋白质的含氮量比较接近，平均含量为 16%，即样品中每含有 1g 氮相当于含有 6.25g 蛋白质，因此通过测定食物的含氮量可推算出其蛋白质的含量。常见食物蛋白质的换算系数见表 2-6。

表 2-6　常用食物蛋白质的换算系数

食品	蛋白质换算系数	食品	蛋白质换算系数
稻米	5.95	奶	6.38
全小麦	5.83	棉籽	5.30
玉米	6.25	蛋	6.25
大豆	5.71	肉	6.25
花生	5.46		

2. 蛋白质的消化率（digestibility）　是指蛋白质受消化酶水解后吸收的程度，即吸收氮与消化氮的比值。蛋白质的消化率不仅反映了蛋白质在消化道内被分解的程度，同时还反映消化后的氨基酸和肽被吸收的程度。

蛋白质的消化率的测定：检测试验期内人或动物摄入的食物氮、排除体外的粪氮和粪代谢氮。粪氮就是所有通过粪便排出的氮，包括没被吸收直接通过粪便排出的氮和粪代谢氮。粪代谢氮是在试验对象完全不摄入蛋白质时粪中的含氮量。例如，成人 24 小时内粪代谢氮一般为 0.9~1.2g。测定粪氮和粪代谢氮后，通过下列公式计算蛋白质的消化率：

$$蛋白质真消化率 = \frac{食物氮 - （粪氮 - 粪代谢氮）}{食物氮} \times 100\%$$

上式计算的结果是食物蛋白质的真消化率（true digestibility，TD）。在实际应用中，往往不考虑粪代谢氮，这种不考虑粪代谢氮的结果被称为蛋白质的表观消化率（apparent digestibility，AD）。由于表观消化率比真消化率要低，对蛋白质营养价值的评估偏低，因此有较大的安全系数。此外，由于表观消化率的测定方法较简单，故一般多采用这种方法。计算公式如下：

$$蛋白质表观消化率 = \frac{食物氮 - 粪氮}{食物氮} \times 100\%$$

蛋白质的消化率受人体和食物等多种因素的影响。人体因素包括全身状态、消化功能、精神情绪、饮食习惯和对该食物感官状态是否适应等；食物因素包括蛋白质在食物中的存在形式、结构及食物纤维素含量、烹调加工方式、共同进食的其他食物的影响等。一般动物性蛋白质较植物性蛋白质的消化率高。在一般烹调加工方法下，奶类蛋白质的消化率为 97%~

98%，肉类蛋白质为92%～94%，蛋类蛋白质为98%，米饭及棉织品蛋白质为80%左右，马铃薯为74%，玉米面窝头为66%。不同的加工方式，消化率也不相同。大豆整粒进食时蛋白质的消化率约为60%，但加工为豆腐可提高至90%。此外，机体处于病态下，蛋白质的消化率可能是完全不同的。

3. 蛋白质的利用率 是指食物蛋白质被消化吸收后在体内被利用的程度。衡量食物蛋白质利用率的指标有很多，各指标分别从不同角度反映蛋白质被利用的程度。以下介绍几种常用指标。

（1）蛋白质生物价（biological value，BV）：是反映食物蛋白质消化吸收后被机体利用程度的指标，生物价的值越高，表明其被机体利用程度越高，最大值为100。计算公式如下：

$$\text{蛋白质生物价} = \frac{\text{氮储留量}}{\text{氮吸收量}} \times 100\%$$

式中，氮储留量＝摄入氮－（粪氮－粪代谢氮）－（尿氮－尿内源氮）；氮吸收量＝摄入氮－（粪氮－粪代谢氮）。

尿氮和尿内源氮的检测原理和方法与粪氮、粪代谢氮一样。生物价对指导蛋白质互补以及肝、肾疾病患者的膳食具有重要意义。对肝、肾疾病患者来讲，生物价高，表明食物蛋白质中氨基酸主要用来合成人体蛋白，极少有过多的氨基酸经肝、肾代谢而释放能量或由尿排出多余的氮，从而大大减少肝肾的负担，有利其恢复。

（2）蛋白质净利用率（net protein utilization，NPU）：是反映食物中蛋白质被利用程度的指标。蛋白质净利用率把食物蛋白质的消化和利用两个方面都包括了，因此更为全面。计算公式如下：

$$\text{蛋白质净利用率} = \text{消化率} \times \text{生物价} = \frac{\text{储留氮}}{\text{食物氮}} \times 100\%$$

动物蛋白质的净利用率可用体氮法进行测定。用同窝断乳大鼠分别饲以含维持水平蛋白质的实验饲料（A组）和无蛋白质的饲料（B组）10天，记录各组每日摄食量。实验终了时，测定各组动物尸体总氮量和饲料含氮量，按下列公式计算蛋白质净利用率：

$$\text{蛋白质净利用率} = \frac{BF - BK + IK}{IF}$$

式中，IF为A组氮摄入量；BF为A组尸体总氮量；BK为B组尸体总氮量；IK为B组氮摄入量。

（3）蛋白质功效比值（protein efficiency ratio，PER）：是用处于生长阶段的幼年动物（一般用刚断奶的雄性大白鼠），在实验期内，用其体重增加和摄入蛋白质量的比值来反映蛋白质的营养价值的指标。由于所测蛋白质主要用来满足生长需要，所以该指标被广泛用作婴儿食品中蛋白质的评价指标。计算公式如下：

$$\text{蛋白质功效比值} = \frac{\text{动物体重增加量(g)}}{\text{摄入食物蛋白质(g)}}$$

同一种食物，在不同的实验条件下，所测得的功效比值往往有明显差异。为了保证实验结果具有稳定性和可比性，实验时，用标化酪蛋白为参考蛋白设对照组。无论酪蛋白组的功效比值为多少，换算系数均为 2.5。计算公式如下：

$$被测蛋白质功效比值 = \frac{实验组功效比值}{对照组功效比值} \times 2.5$$

（4）相对蛋白质价值（relative protein value，RPV）：是动物摄食被测蛋白质的剂量——生长曲线斜率（A）和摄食参考蛋白的剂量——生长曲线斜率（B）之比。计算公式如下：

$$相对蛋白质价值 = \frac{A}{B} \times 100\%$$

（5）氨基酸评分和经消化率修正的氨基酸评分：氨基酸评分（amino acid score，AAS）也称蛋白质化学评分（chemical score）。由于它计算简便，表达意义明确，因此是目前被广为采用的一种评价方法。该指标是指用被测食物蛋白质的必需氨基酸评分模式和推荐的理想模式或参考蛋白的模式进行比较的得分。计算公式如下：

$$氨基酸评分 = \frac{被测蛋白质每克氮(蛋白质)中氨基酸含量(mg)}{理想模式或参考蛋白质中每克氮(蛋白质)中氨基酸含量(mg)}$$

不同年龄人群的氨基酸评分模式不同，不同食物的氨基酸评分值也不相同。表 2-7 是几种食物和不同年龄人群需要的氨基酸评分模式。

表 2-7　几种食物和不同年龄人群需要的氨基酸评分模式　　单位：mg/g 蛋白质

氨基酸	FAO 提出模式	不同年龄人群需要的氨基酸评分模式				不同食物的氨基酸评分模式		
		1 岁以下	2~5 岁	10~12 岁	成人	鸡蛋	牛奶	牛肉
组氨酸		26	19	19	16	22	27	34
异亮氨酸	40	46	28	28	13	54	47	48
亮氨酸	70	93	66	44	19	86	95	81
赖氨酸	55	66	58	44	16	70	78	89
甲硫氨酸 + 半胱氨酸	35	42	25	22	17	57	33	40
苯丙氨酸 + 酪氨酸	60	72	63	22	19	93	102	80
苏氨酸	40	43	34	28	9	47	44	46
缬氨酸	50	55	35	25	13	66	64	50
色氨酸	10	17	11	9	5	17	14	12
总计		460	339	241	127	512	504	479

确定某一食物蛋白质氨基酸评分一般分为两步。首先计算被测蛋白质中每种必需氨基酸的评分值；再在上述计算结果中找出最低的必需氨基酸（第一限制性氨基酸）的评分值，即为该蛋白质的最终氨基酸评分。

氨基酸评分的方法比较简单，但对食物蛋白质的消化率还欠考虑。为此，美国食品药品监督管理局（Food and Durg Administration，FDA）通过了一种新的方法——经消化率修正的氨基酸评分（protein digestibility corrected amino acid score，PDCAAS）。计算公式如下：

$$经消化率修正的氨基酸评分 = 氨基酸 \times 真消化率$$

这种方法可替代蛋白质功效比值对除孕妇和 1 岁以下婴儿以外的所有人群的食物蛋白质进行评价。表 2-8 是几种食物蛋白质的经消化率修正的氨基酸评分。

表2-8　几种食物蛋白质经消化率修正的氨基酸评分

食物蛋白	经消化率修正的氨基酸评分	食物蛋白	经消化率修正的氨基酸评分
酪蛋白	1.00	斑豆	0.63
鸡蛋	1.00	燕麦粉	0.57
大豆分离蛋白	0.99	花生粉	0.52
牛肉	0.92	小扁豆	0.52
豌豆	0.69	全麦	0.40
菜豆	0.68		

从化学评分法可以看出，鸡蛋、牛乳的蛋白质结构最接近人体蛋白质需要模式，故在天然食物中鸡蛋、牛乳的蛋白质营养价值最高。

除上述方法和指标外，还有一些蛋白质营养评价方法和指标，如净蛋白质比值（net protein ratio，NPR）、氮平衡指数（nitrogen balance index，NBI）等，一般使用较少。

（五）蛋白质的缺乏和缺乏原因

1. 蛋白质的缺乏　蛋白质缺乏常与能量缺乏同时存在。蛋白质-能量营养不良（protein-energy malnutrition，PEM）是一种因缺乏能量和蛋白质而引起的营养缺乏病。蛋白质缺乏在成人和儿童中都有发生，特别对处于生长阶段的儿童更为敏感。它是人体多种营养不良症中危害最严重的一种营养性疾病。据世界卫生组织估计，目前世界上大约有500万儿童患有蛋白质-能量营养不良，血浆蛋白质含量低于3.5g/100ml，其中有因疾病和营养不当引起的，但大多数患者则是因贫穷和饥饿引起的，主要分布于非洲地区、中南美洲地区、中东地区、东亚和南亚地区。消除蛋白质-能量营养不良也是全世界许多国家政府的工作目标。蛋白质-能量营养不良有以下两种类型。

（1）水肿型（kwashiorkor）：能量摄入基本满足而蛋白质严重不足，主要表现为腹部、腿部水肿，虚弱，表情淡漠，生长滞缓，头发变色、变脆和易脱落，易感染其他疾病等。

（2）消瘦型（marasmus）：蛋白质和能量摄入均严重不足，患儿消瘦无力，易感染其他疾病而死亡。

有学者认为上述两种营养不良的类型是蛋白质-能量营养不良的不同阶段。对成人来说，蛋白质摄入不足，同样可引起体力下降、水肿、抗病力减弱等症状。

蛋白质（尤其是动物性蛋白质）摄入过多，对人体同样有害。一是动物性蛋白质过多摄入，必然摄入较多的动物脂肪和胆固醇；二是蛋白质摄入过多，代谢产物的排泄会加重肝和肾的负担，若肾功能不好，危害更大；三是动物性蛋白质过多摄入，造成含硫氨基酸摄入过多，故可加速骨骼中钙的流失，易产生骨质疏松（osteoporosis）；四是摄入较多蛋白质导致体内同型半胱氨酸增多，发生心脏疾病的风险增加。摄入蛋白质过多还与结肠癌、乳腺癌、肾癌、胰腺癌和前列腺癌等相关。

评价蛋白质营养状况的指标主要有膳食蛋白质摄入量、体格测量指标（身高、体重、上臂围、上臂肌围、胸围及各项生长发育指数等）、生化检验指标（血清蛋白质、血清氨基酸比值及尿液指标等）。

2. 蛋白质缺乏的原因

（1）膳食中蛋白质和能量供给不足，合成蛋白质需要的各种必需氨基酸和非必需氨基酸数量不足且比例不当：如果所摄入能量不足，一部分蛋白质还必须转变为葡萄糖以供给机体能量，从而造成蛋白质的缺乏。饮食蛋白质缺乏常伴有机体总量摄入不足。用高碳水化合物不合理地喂养婴儿，易造成营养不良，导致蛋白质缺乏。

（2）消化吸收不良：由于肠道疾病，影响食物的摄入及蛋白质的消化吸收。如慢性痢疾、肠结核、溃疡性结肠炎等肠道疾病，不但使患者食欲缺乏，而且使肠蠕动加速，阻碍养料吸收，造成蛋白质缺乏。

（3）蛋白质合成障碍：肝是合成蛋白质的重要器官。肝发生病变如肝硬化、肝炎、肝癌等，会使肝合成蛋白质的能力降低，出现负氮平衡及低蛋白血症，成为腹水和水肿的原因之一。

（4）蛋白质损失过多，分解过甚：如肾炎患者可从尿中失去大量蛋白质，每日可达 10～20g，而体内合成的蛋白质难以补偿，形成腹水，使蛋白质损失严重。创伤、手术、甲状腺功能亢进等都能加速组织蛋白质的分解、破坏，造成负氮平衡。蛋白质缺乏症的营养治疗原则是在找出病因的基础上全面加强营养，尽快提高患者的营养水平，供给足够能量和优质蛋白质，补充维生素和矿物质。消化功能减退者用流食，少食多餐，提高蛋白质营养水平。

（六）蛋白质的膳食参考摄入量及食物来源

在众多营养素中，以蛋白质最为重要最为紧缺也最为昂贵。蛋白质供给问题是营养问题的焦点。蛋白质人体需要量的衡量依照年龄的不同而有不同的测定方法，对婴儿是以母乳为基础的测量方法，对成人主要用要因加算法和氧平衡法。依照我国的饮食习惯和膳食构成以及各年龄段人群的蛋白质代谢特点，我国营养学会于 2023 年提出中国居民膳食营养素参考摄入量，其中包括中国居民膳食蛋白质推荐摄入量，见表 2-9。按此推荐量摄入蛋白质是较为安全和可靠的。

表 2-9　中国居民膳食蛋白质推荐摄入量（RNI）

年龄/阶段	蛋白质推荐摄入量/(g·d⁻¹)		年龄/阶段	蛋白质推荐摄入量/(g·d⁻¹)	
	男性	女性		男性	女性
0 岁～	9（AI）	9（AI）	11 岁～	55	55
0.5 岁～	17（AI）	17（AI）	12 岁～	70	60
1 岁～	25	25	15 岁～	75	60
2 岁～	25	25	18 岁～	65	55
3 岁～	30	30	30 岁～	65	55
4 岁～	30	30	50 岁～	65	55
5 岁～	30	30	65 岁～	72	62
6 岁～	35	35	75 岁～	72	62
7 岁～	40	40	妊娠早期	—	+0
8 岁～	40	40	妊娠中期	—	+15
9 岁～	45	45	妊娠晚期	—	+30
10 岁～	50	50	乳母	—	+25

注："—"表示未制定或未涉及；"＋"表示在相应年龄阶段的成年女性需要量基础上增加的需要量。

蛋白质广泛存在于动植物性食物中。蛋白质数量丰富质量良好的食物有畜、禽、鱼、肉、奶类、大豆等。畜禽肉的蛋白质含量一般为 10%～20%；奶类中鲜奶为 1.5%～4.0%，奶粉为 25%～27%；蛋类为 12%～14%；干豆类为 20%～24%，其中大豆高达 40%；坚果类如花生、核桃、葵花子、莲子为 15%～25%；谷类为 6%～10%；薯类为 2%～3%。我国人民膳食中蛋白质主要来自谷类食物，占总摄入蛋白质的 60% 以上，动物蛋白质及大豆蛋白质占 20% 左右，其他植物性蛋白质约占 13%。膳食中的蛋白质，如果在数量上能满足需要，在质量上有 30%～50% 来自动物性蛋白质和大豆蛋白质，就能满足人们对蛋白质的营养需要。

因此，为提高日常膳食中蛋白质的营养率，应当注意食物多样性，粗细杂粮兼用，防治偏食，使动物蛋白质、豆类蛋白质、谷类蛋白质合理分布于各餐中，以此充分发挥蛋白质互补作用，提高蛋白质利用率。

二、脂类

脂类（lipids）是脂肪和类脂的总称，脂肪是甘油和各种脂肪酸所形成的甘油三酯，它是人体重要的产能营养素，也是体内主要的储能物质。

（一）脂类的生理功能

脂类作为人体必需的营养素之一，与蛋白质、碳水化合物同为三大产能营养素，是供给人体能量的重要营养素。脂类也是构成人体细胞的重要成分，如细胞膜、神经髓鞘膜都必须有脂类参与构成。脂肪组织以甘油三酯的形式储存多余的能量，它是由过剩的脂肪和碳水化合物合成而来。脂类具有以下五项生理功能。

1. 供能和储存能量　是脂肪的主要功能。由于脂类本身特殊的化学构成，每克脂肪在体内氧化燃烧可产生 37.6kJ（9kcal）的能量，脂肪所释放出的能量高于蛋白质和碳水化合物，相当于碳水化合物和蛋白质的两倍多。人体摄入的过量营养素最终都转换为脂肪储存在体内。据研究表明，处于安静、空腹的成年人，其能量消耗 60% 来自体内脂肪。因此，体内储存的脂肪是人体的"能源库"，特别是皮下的白色脂肪组织，当机体需要能量时，可参与脂肪氧化和为机体提供能量。但脂肪不能给脑和神经细胞以及血细胞提供能量，人在饥饿时就会消耗肌肉组织中的蛋白质和糖来满足机体能量需要，这也是不提倡"节食减肥"的原因。

2. 构成机体组织　正常人体按体重计算，脂类占 14%～19%，肥胖者约含 32%。绝大多数脂类是以甘油三酯的形式存在于脂肪组织内，成为蓄积脂肪（store fat）。这类脂肪是体内过剩能量的一种储存方式。当机体需要时可用于机体代谢而释放能量。这类脂肪因受营养状况和机体活动的影响而增减，变动较大，故又被称为可变脂肪或动脂（variable fat），多分布于腹腔、皮下和肌肉纤维之间。

3. 保护机体，滋润肌肤　机体内所含的脂肪称体脂。体脂是热的不良导体，能起隔热作用，对维持机体的正常体温有重要作用。同时，体脂在各器官周围像软垫一样，有缓冲机械冲击的作用，对各种内脏器官及组织、关节起到保护和固定作用。体脂在皮下适量储存，可滋润皮肤，增加皮肤弹性，延缓皮肤衰老的作用。

4. 脂肪与脂溶性维生素共同存在，可促进脂溶性维生素消化吸收　在许多动植物油脂中含有脂溶性维生素，如麦胚油、玉米油含有较多的维生素 E，蛋黄油中含有较多的维生素 A 和维生素 D。此外，脂类在消化道内可刺激胆汁分泌，从而促进脂溶性维生素的消化吸收。因此，每日膳食中适宜的脂肪摄入，可避免脂溶性维生素的吸收障碍。当饮食中缺乏脂肪时，体内的脂溶性维生素也会缺乏，常表现为眼干燥症，也可出现上皮干燥、角质化和增生等病症。

5. 改善食物风味，刺激人的食欲　脂肪能赋予食物特殊的风味，改善食物的色、香、味等感官品质，可激发人的食欲。含油脂较多的食物在进入十二指肠后，可刺激机体产生抑胃肽，使肠道蠕动速度延缓，从而延迟了胃排空时间，故可给人以饱腹感。

（二）脂类的结构及分类

脂类分为脂肪和类脂两大类。脂肪是由一分子甘油和三分子脂肪酸结合而成的甘油三酯（triglycerides），其结构通式见图 2 - 2。通常，把来自植物性食物的甘油三酯称为油，来自动物性食物的甘油三酯称为脂。类脂包括磷脂、糖脂、固醇类等。食物中的脂类 95% 为甘油三酯，5% 是其他脂类。人体内贮存的脂类中，甘油三酯高达 99%。

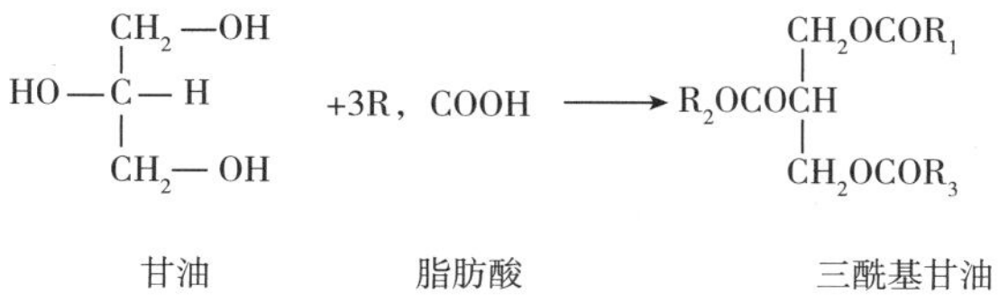

$$
\begin{array}{ccc}
\text{CH}_2-\text{OH} & & \text{CH}_2\text{OCOR}_1 \\
| & & | \\
\text{HO}-\text{C}-\text{H} \quad +3\text{R, COOH} & \longrightarrow & \text{R}_2\text{OCOCH} \\
| & & | \\
\text{CH}_2-\text{OH} & & \text{CH}_2\text{OCOR}_3 \\
\end{array}
$$

甘油　　　　　　脂肪酸　　　　　　三酰基甘油

图 2 - 2　甘油三酯的结构通式

脂肪酸是脂肪水解的产物。目前已知存在于自然界的脂肪酸有 40 多种，常见的脂肪酸见表 2 - 10。

表 2 - 10　常见的脂肪酸介绍

名称	数字命名
丁酸（butyric acid）	$C_{4:0}$
己酸（caproic acid）	$C_{6:0}$
辛酸（caprylic acid）	$C_{8:0}$
癸酸（capric acid）	$C_{10:0}$
月桂酸（lauric acid）	$C_{12:0}$
肉豆蔻酸（myristic acid）	$C_{14:0}$
棕榈酸（palmitic acid）	$C_{16:0}$
棕榈油酸（Palmitoleic acid）	$C_{16:1}$
硬脂酸（stearic acid）	$C_{18:0}$
油酸（oleic acid）	$C_{18:1}\omega 9$
亚油酸（linoleic acid）	$C_{18:2}\omega 6$
α - 亚麻酸（α - linoleic acid）	$C_{18:3}\omega 3$
γ - 亚麻酸（γ - linoleic acid）	$C_{18:3}\omega 6$
花生酸（arachidic acid）	$C_{20:0}$
花生四烯酸（arachidonic acid）	$C_{20:4}\omega 6$
二十碳五烯酸（eicosapentaenoic acid，EPA）	$C_{20:5}\omega 3$
芥酸（erucic acid）	$C_{20:1}\omega 9$
二十二碳六烯酸（docosahexaenoic acid，DHA）	$C_{22:6}\omega 6$

根据碳链的长度、饱和程度和空间结构不同，脂肪酸有不同的分类方法。

（1）按其碳链长度分类：①短链脂肪酸，含 2 ~ 5 个碳。②中链脂肪酸，含 6 ~ 12 个碳。③长链脂肪酸，含有 14 个以上碳。人体内的脂肪酸大多数是各种长链脂肪酸，食物中主要以十八碳脂肪酸为主。另外，还有一些极长链脂肪酸主要分布在大脑和一些特殊的组织中，如视网膜和精子。

（2）按其饱和程度分类：分为饱和脂肪酸（saturated fatty acid，SFA）、单不饱和脂肪酸（monounsaturated fatty acid，MUFA）、多不饱和脂肪酸（polyunsaturated fatty acid，PUFA）。脂肪中脂肪酸的饱和程度越高、碳链越长，其熔点也越高。膳食中最常见的单不饱和脂肪酸是油酸（oleic acid），最重要的多不饱和脂肪酸为亚油酸和亚麻酸，一般植物油和鱼类脂肪中多不饱和脂肪酸的含量比畜禽类高。

（3）按其空间结构分类：分为顺式脂肪酸（cis-fatty acid）和反式脂肪酸（trans-fatty acid）。在自然状态下，大多数不饱和脂肪酸为顺式脂肪酸，只有少数是反式脂肪酸（主要存在于牛奶和奶油中）。反式脂肪酸可升高低密度脂蛋白胆固醇（low density lipoprotein cholesterol，LDL-C）、降低高密度脂蛋白胆固醇（high density lipoprotein cholesterol，HDL-C）。流行病学资料显示膳食反式脂肪酸与心脏病具有相关性。

必需脂肪酸（essential fatty acid，EFA）是指人体不能合成但又是人体生命活动所必须依赖食物供给的不饱和脂肪酸。目前被确认的人体必需脂肪酸为亚油酸和 α-亚麻酸。事实上，花生四烯酸、二十碳五烯酸、二十二碳六烯酸等都是人体必不可少的脂肪酸，尽管人体可以利用亚油酸和 α - 亚麻酸来合成这些脂肪酸，但由于在合成过程中存在竞争抑制作用，使它们在体内合成速度较慢，合成量远不能满足机体生理需要，故仍需从食物中获得。总体而言，亚油酸和 α - 亚麻酸是最重要的人体必需脂肪酸。

亚油酸化学结构式：$C_{18:2}CH_3(CH_2)_3(CH_2CH=CH)_2(CH_2)_7COOH$。

α - 亚麻酸化学结构式：$C_{18:3}CH_3(CH_2CH=CH)_3(CH_2)_7COOH$。

（三）脂类的消化、吸收及代谢

1. 脂肪 食物进入口腔后，唾液腺分泌脂肪酶水解部分食物中的脂肪，但消化能力很弱。胃液中缺乏脂肪酶，消化脂肪能力有限。成人体内脂肪的主要消化场所是小肠上段，胃肠道的蠕动可促进食物脂肪乳化为食糜，有利于消化。食糜进入小肠后，胆汁将其乳化，有利于胰腺和小肠分泌的脂肪酶与脂肪充分接触，并将甘油三酯水解成游离脂肪酸和甘油单酯。

脂类消化产物主要在十二指肠下段及空肠上段被吸收。中/短链甘油三酯经胆汁酸盐乳化后吸收，然后由脂肪酶水解为脂肪酸及甘油，通过门静脉进入血液循环。甘油单酯和长链脂肪酸被吸收后先在小肠细胞中重新合成甘油三酯，并和磷脂、胆固醇及蛋白质形成乳糜微粒，经淋巴系统进入血液循环。乳糜微粒是食物脂肪的主要运输形式，随血液流遍全身以满足机体对脂肪和能量的需要，最终被肝吸收。食物脂肪的吸收率一般在 80% 以上，最高可达 99%。

2. 类脂 磷脂的消化吸收与甘油三酯相似。胆固醇则可直接被吸收，如果食物中的胆固醇和其他脂类呈结合状态，则先被水解成游离的胆固醇再被吸收。

（四）脂类营养价值的评价

食物脂肪的营养价值与许多因素有关，主要有脂肪的消化率、必需脂肪酸的含量、脂溶性维生素的含量以及油脂的稳定性等。

1. **食物脂肪的消化率** 脂肪的消化率越高，营养价值越高。食物脂肪的消化率与其熔点有密切关系。一般认为熔点 50℃ 以上者，消化率较低，一般为 80%～90%；而熔点接近或低于人体体温者消化率较高，可达 97%～98%。熔点又与食物脂肪中所含不饱和脂肪酸的种类和含量有关。含不饱和脂肪酸和短碳链脂肪酸越多者，熔点越低，越容易消化。熔点低，消化率高，并且吸收速度快的油脂，机体对它们的利用率也较高。一般来说，植物油脂熔点较低，易消化。而动物油脂则相反，通常消化率较低。

2. **必需脂肪酸的含量** 必需脂肪酸的含量与组成是衡量食物油脂营养价值的重要方面。植物油中含有较多的必需脂肪酸，是人体必需脂肪酸（亚油酸）的主要来源，故其营养价值比动物油脂高。但椰子油除外，因为其亚油酸含量很低，其不饱和脂肪酸含量也少。动物的心、肝、肾及血中含有较多的亚油酸和花生四烯酸。近年研究表明，海产鱼类脂肪中所含的二十碳五烯酸和二十二碳六烯酸具有降低血脂的功能，对防治心血管疾病有特殊效果。

3. **脂溶性维生素的含量** 植物油脂中含有丰富的维生素 E，特别以谷类种子的胚油含量突出。动物油脂中几乎不含维生素，一般器官脂肪中维生素含量也不多，而肝中的脂肪含维生素 A、维生素 D 丰富，特别是一些海产鱼类肝脂肪中维生素含量很高。奶和蛋的脂肪中也含有较多的维生素 A、维生素 D。

4. **油脂的稳定性** 耐储藏、稳定性高的油脂不易发生酸败。油脂的稳定性是考察脂肪优劣的指标之一。影响油脂稳定性的因素很多，主要与油脂本身所含的脂肪酸、天然抗氧化剂以及油脂的储存条件和加工方法等有关。油脂中含有丰富的维生素 E。它是天然抗氧化剂，使油脂不易氧化变质，有助于提高植物油脂的稳定性。

（五）脂类摄入水平与健康的关系

脂类营养不良多见于必需脂肪酸缺乏，可引起生长迟缓、生殖障碍、皮肤受损及肝、肾、神经和视觉系统等发生疾病。此外，磷脂和胆固醇缺乏会造成细胞膜结构受损，出现毛细血管脆性和通透性增加，引起水代谢紊乱，产生皮疹等。

脂肪摄入过量将导致肥胖、慢性病的发生。膳食脂肪总量增加，还会增大某些癌症的发生概率。

（六）脂类的膳食参考摄入量及食物来源

1. **膳食参考摄入量** 在人类合理膳食中，人体所需能量的 20%～30% 由脂肪供给，其中成人为 20%～25%，儿童青少年为 25%～30%。必需脂肪酸则占总能量的 2%。饱和脂肪酸、单不饱和脂肪酸和多不饱和脂肪酸之间的比例以 1∶1∶1 为宜。

依据目前我国居民膳食构成的实际并参考国外相关资料，中国居民各年龄阶段膳食脂肪及脂肪酸的适宜供能量占总能量的百分比见表 2-11。

表 2-11 中国居民膳食脂肪及脂肪酸适宜供能量占总能量的百分比 单位：%

年龄/阶段	总脂肪	饱和脂肪酸	n-6 多不饱和脂肪酸	n-3 多不饱和脂肪酸
0 岁～	48	—	—	—
0.5 岁～	40	—	—	—
1 岁～	35	—	—	—

续　表

年龄/阶段	总脂肪	饱和脂肪酸	n-6 多不饱和脂肪酸	n-3 多不饱和脂肪酸
3 岁~	35	—	—	—
4 岁~	20~30	<8	—	—
6 岁~	20~30	<8	—	—
7 岁~	20~30	<8	—	—
9 岁~	20~30	<8	—	—
11 岁~	20~30	<8	—	—
12 岁~	20~30	<8	—	—
15 岁~	20~30	<8	—	—
18 岁~	20~30	<10	2.5~9.0	0.5~2.0
30 岁~	20~30	<10	2.5~9.0	0.5~2.0
50 岁~	20~30	<10	2.5~9.0	0.5~2.0
65 岁~	20~30	<10	2.5~9.0	0.5~2.0
75 岁~	20~30	<10	2.5~9.0	0.5~2.0
妊娠早期	20~30	<10	2.5~9.0	0.5~2.0
妊娠中期	20~30	<10	2.5~9.0	0.5~2.0
妊娠晚期	20~30	<10	2.5~9.0	0.5~2.0
乳母	20~30	<10	2.5~9.0	0.5~2.0

注："—"表示未制定。

2. 主要食物来源　在各类食物中，虽然都含有一定量的油脂和类脂，但人体所需要的脂类主要来源于各种植物油和动物脂肪。膳食脂肪的来源，不仅包括烹调用油及肉类食物中的脂肪，还包括各种食物中所含有的脂类物质。

植物油料以大豆、花生和菜籽等作物的种子含油量高，并且含有丰富的必需脂肪酸。大豆、麦胚和花生等食物含磷脂较多。动物类食物中，动物脂肪相对含饱和脂肪酸和单不饱和脂肪酸多，而多不饱和脂肪酸含量较少。畜肉类不同部位的脂肪含量差异较大，贮存脂质中含大量脂肪。脑、心、肝中含丰富的磷脂及胆固醇，乳及蛋黄也含有较多的磷脂和胆固醇，并且易于吸收，是婴幼儿脂类的良好来源。谷类、蔬菜和水果等食物中脂肪含量很少，作为油脂的来源无实际意义。核桃、瓜子、榛子等坚果类油脂含量虽然丰富，但在人们食物中占比重很小，不能作为脂类食物的主要来源。

脂肪的构成不同所起到的生理功能也不同。月桂酸、肉豆蔻酸和棕榈酸分别是十八碳（硬脂酸）、十四碳和十六碳饱和脂肪酸，它们升高血胆固醇的作用较强。而十八碳饱和脂肪酸的这一作用则相对较弱。由于饱和脂肪酸不易被氧化而产生有害的氧化物、过氧化物等，因此人体还应适当摄入饱和脂肪酸。

在食品加工、烹调中，脂肪可赋予产品很好的感官性状和口味，而良好的风味刺激了人的食欲，因此产生了人类对脂肪的嗜好和依赖。而过多摄入脂肪又会对人体产生多种危害。为解决这一矛盾，人们开发生产出具有脂肪的性状而又不能被人体吸收的脂肪替代产品，典型的产品是蔗糖聚酯（sucrose polyester）和燕麦素（oatrim）。蔗糖聚酯是由蔗糖和脂肪酸为主要原料合成的脂肪替代产品，产生于 20 世纪 60 年代。1996 年，蔗糖聚酯通过美国食品药品监督管理局认证，并批准其在休闲食品如炸马铃薯片、饼干等的加工中使用，但必须在标签上注明"本品含蔗糖聚酯，可能引起胃痉挛和腹泻。蔗糖聚酯可抑制某些维生素和其他营养素的吸收，故本品已添加了维生素 A、维生素 D、维生素 E 和维生素 K"等字样。燕麦素是从燕麦中提取的脂类物质。该物质对热稳定，口感中有脂肪的细腻感，故主要用于冷冻食品如冰激凌、色拉调料和汤料的加工中。由于该产品在生产中保留有大量的燕麦纤维素，故它不仅可作为饱和脂肪酸的替代品，而且有一定的降胆固醇的作用。

三、碳水化合物

碳水化合物（carbohydrate）是构成生命的重要组成部分，是为人体提供能量的三种宏量营养素中最经济的营养素。碳水化合物由 C、H、O 三种元素组成，分子中 H 和 O 的比例通常为 2：1，与水分子中的比例一样，故称为碳水化合物，可用通式 C_m（H_2O）$_n$ 表示。但也有鼠李糖（$C_6H_{12}O_5$）、脱氧核糖（$C_5H_{10}O_4$）等少数碳水化合物并不符合该通式。

（一）碳水化合物的生理功能

随着营养学研究的深入，人们对碳水化合物生理功能的认识，已经从提供能量扩展到调节血糖、降低血脂、改善肠道微生物平衡等更多的方面。

1. 提供和储存能量　碳水化合物是人类最经济、最主要和最有效的能量来源。维持人体健康所需要的能量中，55%～65% 由碳水化合物提供。碳水化合物在体内消化后，主要以葡萄糖的形式吸收。人体所有组织细胞都含有能直接利用葡萄糖产热的酶类。葡萄糖最终的代谢产物为 CO_2 和 H_2O。每克葡萄糖可产热 16.7kJ（4kcal）。葡萄糖是一切系统特别是神经系统最主要的能量来源，大脑活动靠糖的有氧氧化供热，血糖的 2/3 被大脑消耗。肌肉和肝中的糖原是碳水化合物的储能形式，能满足机体肌肉活动及脑和神经组织对能量的需要。

2. 构成机体的重要物质　碳水化合物是构成机体的重要物质，并参与细胞的多种活动。糖和脂肪形成的糖脂是细胞膜和神经组织的重要成分。糖与蛋白质结合形成的糖蛋白是抗体、酶、激素、核酸的组成部分，具有重要的生理功能。

3. 节约蛋白质　机体需要的能量主要由碳水化合物提供。当膳食中碳水化合物供应不足时，机体就通过糖异生作用产生葡萄糖，以满足机体对葡萄糖的需要，因此当摄入充足的碳水化合物时，可以节省体内蛋白质或其他代谢物的消耗，防止体内的蛋白质发生糖异生作用，使氮在体内的储备增加。

4. 抗生酮　脂肪在体内的正常代谢需碳水化合物参与，其代谢产物乙酰基需与葡萄糖的代谢产物草酰乙酸结合进入三羧酸循环，才能彻底氧化。若糖类不足，脂肪氧化不完全会产生过量的酮体（丙酮、乙酰乙酸等），导致酮血症。因此，足量的糖类具有抗生酮作用。

5. 解毒　肝糖原充足可增强肝对某些有害物质如细菌毒素的解毒作用。糖原不足时机体对乙醇、砷等有害物质的解毒作用减弱。葡糖醛酸可直接参与肝解毒。

6. 增强肠道功能　非淀粉多糖类碳水化合物如纤维素、果胶、抗性淀粉和功能性低聚糖等，不能在小肠消化吸收，但可刺激肠道蠕动，增加结肠发酵率。发酵产生的短链脂肪酸和肠道菌群有助于正常消化和增加排便量。

7. 其他功能　研究表明，一些来自动物、植物及微生物的多糖具有特殊生物活性，如抗肿瘤、抗病毒、抗氧化等。

（二）碳水化合物的结构及分类

碳水化合物也称糖类。1998 年，FAO/WHO 按照碳水化合物的聚合度（degree of nolymerization，DP）将其分为糖、寡糖和多糖三类（表 2 - 12）。

表 2 - 12　主要的膳食碳水化合物

分类（DP）	亚组	组成
糖（1~2）	单糖	葡萄糖、半乳糖、果糖
	二糖	蔗糖、乳糖、麦芽糖
	糖醇	麦芽糖醇、山梨醇、木糖醇、乳糖醇
寡糖（3~9）	异麦芽低聚寡糖	麦芽糊精
	其他寡糖	棉子糖、水苏糖、低聚果糖
多糖（≥10）	淀粉	直链淀粉、支链淀粉
	非淀粉多糖	纤维素、半纤维素、果胶、亲水胶质物等
	其他多糖	糖原

1. 糖　根据碳水化合物的分子结构，糖分为单糖（monosaccharide）、二糖（disaccharide）和糖醇。食物中的单糖主要有葡萄糖、半乳糖和果糖，其分子结构式见图 2 - 3。食物中常见的二糖有蔗糖、乳糖和麦芽糖，其分子结构式见图 2 - 4。糖醇是单糖还原后的产物，如麦芽糖醇、山梨醇、木糖醇和乳糖醇。

（1）葡萄糖（glucose）：是机体吸收、利用最好的单糖。在天然食物中，葡萄糖很少以单糖的形式存在，通常相互结合或与其他单糖结合成二糖、寡糖和多糖，如蔗糖、淀粉等。

（2）半乳糖（galactose）：是乳糖的重要组成成分，很少以单糖的形式存在于食品之中。半乳糖吸收后在肝内转变成肝糖原，然后分解为葡萄糖被机体利用。

（3）果糖（fructose）：多存在于水果中，蜂蜜中含量最高。果糖的代谢不受胰岛素的制约，因此糖尿病患者可食用果糖，但大量食用也可产生副作用。果糖的甜度很高，是常用糖类中最甜的物质。

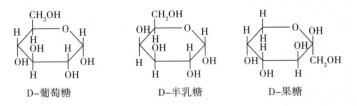

图 2 - 3　常见单糖的分子结构式

（4）蔗糖（sucrose）：是由一分子的葡萄糖和一分子的果糖结合后失去一分子水形成的。蔗糖广泛分布于植物中，尤以甘蔗和甜菜中含量最高，是食品工业中最重要的甜味剂。

（5）乳糖（lactose）：是哺乳动物乳汁的主要成分。人乳中乳糖的含量约为 7%，牛乳中约为 5%。乳糖作为婴儿食用的主要碳水化合物，能够保持肠道中比较合适的菌群数量，并能促进钙的吸收，故常在婴儿食品中添加适量的乳糖。

（6）麦芽糖（maltose）：是由两分子葡萄糖构成的，一般植物中含量很少。食品工业所用的麦芽糖主要是经淀粉酶水解得到的。

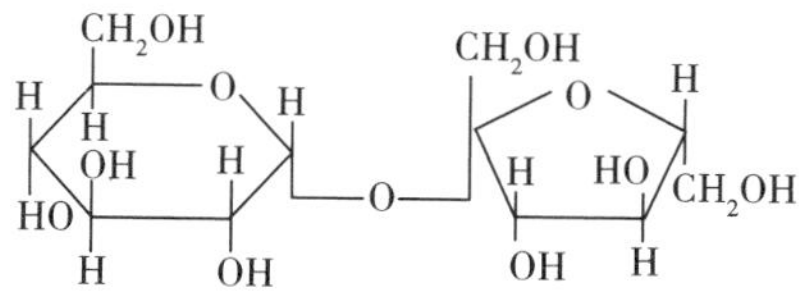

图 2-4　常见二糖的分子结构式

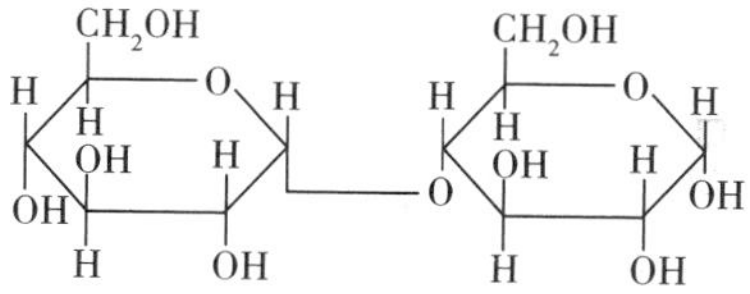

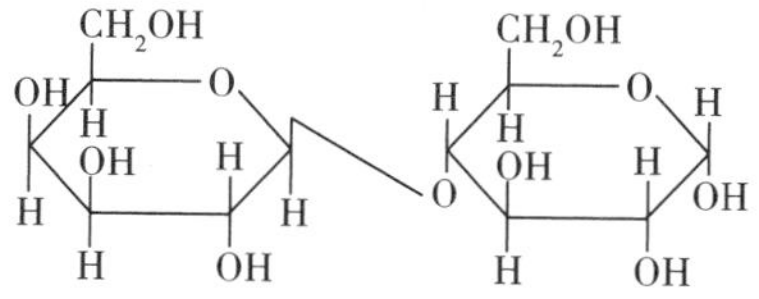

2. 寡糖　即低聚糖，是由 3～9 个单糖构成的一类小分子多糖。有许多寡糖具有重要的生理功能。比较重要的寡糖是存在于豆类食品中的棉子糖、水苏糖和低聚果糖。

3. 多糖　由 10 个分子以上的单糖组成的大分子糖称为多糖，包括淀粉、非淀粉多糖和其他多糖。

（1）淀粉（starch）：是由单一的葡萄糖分子组成的。根据其结构可分为直链淀粉（amylose）和支链淀粉（amylopection）。直链淀粉易老化，支链淀粉易糊化，糊化后的淀粉消化吸收率显著提高。

（2）非淀粉多糖（non-starch polysaccharides，NSP）：是指淀粉以外的多糖，是植物细胞壁的组成成分。NSP 是由 5 碳糖（如木糖和阿拉伯糖）、6 碳糖（如半乳糖、甘露糖）和醛糖类组成的支链和直链多糖的混合物，如纤维素、植物胶质等。

（3）其他多糖：糖原（glycogen）也称动物性淀粉，是葡萄糖在动物及人体内储存的主要形式。人体内的糖原约有 1/3 存在于肝，2/3 存在于肌肉中。肝中储存的糖原可维持正常的血糖浓度，肌肉中的糖原可提供肌肉运动所需的能量。

（三）碳水化合物的消化、吸收及代谢

碳水化合物的消化、吸收及代谢包括两个重要方面：小肠中的消化吸收和结肠细菌发酵。一方面，食物中可消化的碳水化合物经消化吸收，在肠壁和肝几乎全部转变为葡萄糖，然后通过氧化分解直接提供能量，或合成糖原储存备用，或转变成脂肪；另一方面，不消化的碳水化合物在结肠发酵，仅提供少量能量，但其发酵产物对人体有重要的生理价值。

1. 消化吸收　碳水化合物的消化吸收取决于食物中其天然存在形式、化学结构和构象，必须在特异性酶的催化下，分解成单糖才能被机体吸收。碳水化合物的消化从口腔开始，但食物停留时间短，消化程度有限。淀粉首先经唾液中的 α-淀粉酶初步消化，到达小肠后，通过小肠上端胰腺分泌的胰淀粉酶继续被消化。小肠是碳水化合物消化吸收的主要部位。食物中的淀粉和糖原被胰淀粉酶作用于 α-1,4 糖苷键，水解成为 α - 糊精、麦芽寡糖、麦芽糖，再经小肠黏膜上皮细胞刷状缘的 α - 糊精酶、麦芽糖酶等继续分解为葡萄糖（图 2 - 5）。

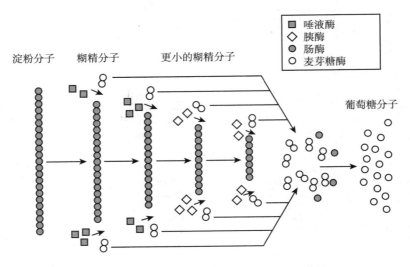

图 2 - 5　淀粉分子被消化酶逐步分解为葡萄糖

单糖直接在小肠吸收，二糖经二糖酶水解后再吸收，部分寡糖和多糖水解成葡萄糖后在小肠吸收，在小肠未被消化的部分到结肠后经细菌发酵可部分被吸收，这些糖类的吸收均为耗能的主动转运过程。各种单糖的吸收速率不同，若以葡萄糖的吸收速率为 100，则半乳糖为 110，果糖为 43，甘露糖为 19，阿拉伯糖为 9。

小肠黏膜上皮细胞刷状缘葡萄糖苷酶缺乏，可影响相应碳水化合物吸收。我国人群普遍缺乏乳糖酶，常出现乳糖不耐受。膳食纤维在小肠中不能被消化，但可部分在结肠被细菌酵解。二糖糖醇（麦芽糖醇、异麦芽糖醇、乳糖醇）在小肠中酶的作用下部分水解，单糖糖醇通过被动扩散吸收。

2. 结肠发酵　在小肠未被消化吸收的碳水化合物到达结肠后，被结肠菌群酵解，产生氢气、甲烷、二氧化碳和短链脂肪酸等一系列产物。发酵产生的物质如短链脂肪酸（乙酸、丁酸及丙酸等）很快被肠壁吸收并被机体代谢。乙酸入血液并被肝、肌肉和其他组织吸收。在反刍类动物中，丙酸是葡萄糖的前体，但不是人类的主要碳水化合物代谢途径。丁酸能够调节上皮细胞的更新，影响细胞凋亡。一些不消化碳水化合物的酵解产物对肠道有良好的健康作用，如促进肠道特定菌群的生长繁殖，具有"益生元"（prebiotics）作用。

（四）碳水化合物营养价值的评价

碳水化合物在体内可直接供能，或转化为糖原短期储存，或转化为脂肪长期储存。由于食物中碳水化合物来源丰富，人类碳水化合物缺乏极少发生。碳水化合物的营养评价缺乏特异性指标，一般使用膳食碳水化合物和膳食纤维摄入量等进行评价。

1. 膳食摄入量　碳水化合物摄入量评价常采用膳食调查方法获得。膳食调查是调查对象在一定时间内通过膳食摄取的能量和各种营养素的数量和质量，用来评定该调查对象能量和各种营养素通过膳食得到满足的程度。通过调查食物碳水化合物摄入量和供能比，结合人体测量资料和生化检验等，可以对个体进行营养状况的综合判定。

2. 生化指标　虽然血中葡萄糖和酮体水平与碳水化合物摄入密切相关，但在针对碳水化合物营养评价的人体测量和生化指标方面，长期以来都没有较好的评价方法。

特殊情况下，酮体也可以作为健康人碳水化合物缺乏的评价指标。饥饿时，尤其是碳水化合物摄入不足，同时糖原储存也不足时，机体脂肪动员加强，促进脂肪酸 β - 氧化及酮体生成。碳水化合物和血糖水平密切相关，血糖的来源主要是碳水化合物肠道吸收、糖原分解和糖异生作用。血糖过高或过低都会对健康产生影响。虽然摄入富含碳水化合物的食物直接影响血液中的葡萄糖水平，但除摄入食物外，血糖水平受到机体严格调控，包括受神经、内分泌激素（特别是胰岛素、胰高血糖素、糖皮质激素、肾上腺素等）、组织器官如细胞膜转运体等的调节。糖化血红蛋白（glycosylated hemoglobin，HbA1c）是红细胞中的血红蛋白与血清中的糖类（主要指葡萄糖）通过非酶反应相结合的产物。通常认为，糖化血红蛋白浓度可有效地反映过去 8~12 周平均血糖水平。

3. 体格检查　碳水化合物作为最主要的供能营养素，长期摄入过多可能导致肥胖，长期摄入缺乏也可能导致偏瘦，因此体格检查可间接评价碳水化合物的营养状况。营养学常用的体格评价指标，如身高、体重、皮褶厚度、围度测量（胸围、头围、腰围、臀围）等可作为碳水化合物等能量摄入的参考指标之一。

（五）碳水化合物摄入水平与健康的关系

碳水化合物主要来源于植物性食物如谷物、蔬菜和水果。一般谷物中碳水化合物的含量在 70%~80%，是我国居民的碳水化合物的主要来源。杂豆类如绿豆、红豆含碳水化合物在 60% 左右。最近有研究系统阐述了碳水化合物质量对人体正常生理代谢以及疾病进程的影响，证明天然食物尤其是全谷物的摄入可提高整体膳食质量，具有重要健康意义。

1. 摄入不足与健康的关系　人体储存葡萄糖的能力有限，成年人一般只能储存 400~500g 葡萄糖，其中 200~300g 是作为肌糖原储存于肌肉中。实际生活中，由于碳水化合物资源丰富且廉价，很少出现摄入不足和缺乏现象。偶尔发生低血糖也很容易得到纠正，除非是人为禁食等不当饮食行为导致的"饥饿"情况。

在饥饿、禁食或某些病理状态下，细胞中的碳水化合物储备（如糖原）耗竭，为了维持血糖浓度的稳定和满足脑组织的供能，体内的糖异生反应被激活，加强脂肪动员。大量的脂肪酸经过 β - 氧化供能的同时产生酮体，严重情况下可导致酮症酸中毒。

在一些膳食研究中，把碳水化合物供能比相对低的膳食称为低碳饮食（low carbohydrate diet，LCD），低碳饮食的碳水化合物供能比有的定义为 ≤40%，有的定义为 <30%，不同研究结果有所不同。2019 年，美国国家脂类协会（National Lipid Association，NLA）将低碳饮食定义为每日总能量中 10%~25% 来自碳水化合物，即每天食用 50~130g 碳水化合物；极低碳饮食则定义为每日总能量中来自碳水化合物的占比低于 10%，即每天食用少于 50g 碳水化合物。低碳饮食与降低 2 型糖尿病、肥胖、心血管疾病的发生风险有关，极低碳水化合物的生酮饮食对缓解难治性癫痫的作用得到一定证实。

尽管有研究认为，只要提供足够的蛋白质和脂肪，膳食中就可以不需要碳水化合物或只需要极低水平碳水化合物，因为人体可以通过糖异生用蛋白质和脂肪合成葡萄糖。但是相关动物实验显示，缺乏碳水化合物的饮食可引起孕鼠、孕犬的后代低出生体重、高死亡率甚至死胎。在长期低碳水化合物膳食减脂人群中，可以观察到呕吐、严重酸中毒、便秘和口臭等症状，酮体的积累还会增加心血管疾病等慢性病发生风险。

2. 摄入过量与健康的关系 高碳水化合物摄入量对血脂水平有一定影响，但是受到膳食脂肪摄入量的影响。在饱和脂肪酸摄入量保持不变的条件下，碳水化合物摄入量的变化对血浆 LDL-C 没有显著影响；但在高碳水化合物联合低脂膳食下，可升高 LDL-C，同时增加心血管疾病的发生风险。一般认为，过量的碳水化合物摄入，可引起体内碳水化合物氧化率增加；长期高碳水化合物摄入可促进糖尿病发生和发展。宏量营养素的摄入是互相影响的，因此以综合整体方式考虑膳食宏量营养素的摄入比例对健康结局的意义更为重要。

膳食中的糖常指添加糖，主要来源包括软饮料、运动饮料、蛋糕、饼干、馅饼、水果酱、乳制品和糖果等。过多的添加糖摄入可增加多种健康风险。多项研究显示添加糖摄入过多可能增加肥胖、心血管疾病的发病风险，但不能排除与能量摄入增加有关的干扰因素。2014 年 WHO 营养与口腔健康合作中心针对糖摄入与龋齿发生风险进行了全面的系统评价，纳入的文献大多针对儿童青少年研究，较为一致地显示增加添加糖的摄入会增加龋齿的发生风险；如果控制糖摄入量不超过总能量的 10%（约 50g），可以降低龋齿发生率。

（六）碳水化合物的膳食参考摄入量及食物来源

1. 膳食参考摄入量 由于体内有些营养素可以转变为碳水化合物，因此其适宜需要量尚难确定。不过，膳食中碳水化合物过少，可造成膳食蛋白质的浪费、组织蛋白质和脂肪分解增加等。我国 2023 年制定的膳食碳水化合物的参考摄入量为占膳食所提供能量的 50%～65%（表 2-13）。这些碳水化合物应包括淀粉、非淀粉多糖和寡糖等。还应限制纯热能食物如糖的摄入量，倡导摄入含营养素多的多糖食物，以保证人体对能量和营养素的双重需要。

表 2-13　膳食碳水化合物参考摄入量

年龄/阶段	总碳水化合物		膳食纤维	添加糖
	EAR/(g·d^{-1})	AMDR/%E	AI/(g·d^{-1})	AMDR/%E
0 岁～	60（AI）	—	—	—
0.5 岁～	80（AI）	—	—	—
1 岁～	120	50～65	5～10	—
4 岁～	120	50～65	10～15	<10
7 岁～	120	50～65	15～20	<10
9 岁～	120	50～65	15～20	<10
12 岁～	150	50～65	20～25	<10
15 岁～	150	50～65	25～30	<10
18 岁～	120	50～65	25～30	<10
30 岁～	120	50～65	25～30	<10
50 岁～	120	50～65	25～30	<10
65 岁～	120	50～65	25～30	<10
75 岁～	120	50～65	25～30	<10
孕早期	+10	50～65	+0	<10
孕中期	+20	50～65	+4	<10

续　表

年龄/阶段	总碳水化合物		膳食纤维	添加糖
	EAR/(g·d^{-1})	AMDR/%E	AI/(g·d^{-1})	AMDR/%E
孕晚期	+35	50~65	+4	<10
乳母	+50	50~65	+4	<10

2. 主要食物来源　膳食中碳水化合物主要是淀粉类多糖，多存在于植物性食品中。最重要的食物来源是粮谷类（60%~80%）、薯类（15%~29%）、豆类（40%~60%）。坚果中如栗子含淀粉较高，一般蔬菜、水果除含有一定量的单糖、二糖外，还含有纤维素和果胶。

糖或纯糖制品被摄入后可被人体迅速吸收，但其营养密度较低，并且易于以脂肪形式储存，一般认为摄入量不宜过多，占能量10%以下。而粮谷类、薯类、根茎类除含淀粉外，还含蛋白质、维生素、矿物质和较多的膳食纤维，是碳水化合物良好的食物来源。

（七）食物的血糖生成指数

可以在人体小肠被消化吸收的膳食碳水化合物称升糖碳水化合物（glycaemic carbohydrates）。消化、吸收的速度与碳水化合物本身的结构（如支链和直链淀粉）、类型（如淀粉或非淀粉多糖）有关。此外，食物的其他化学组成（如脂肪、蛋白质）及其含量、加工方式（如时间、温度、压力等）、性状（如颗粒大小、软硬、生熟、稀稠）都对其消化和吸收产生影响。不同类型的碳水化合物吸收率不同，引起的餐后血糖应答水平也不同。

食物血糖生成指数（glycemic index，GI）是指含50g可利用碳水化合物的食物与相当量的葡萄糖在一定时间（一般为2个小时）体内血糖反应水平的百分比，反映食物与葡萄糖相比升高血糖的速度和能力。计算公式如下：

$$血糖生成指数 = \frac{试验餐后2小时血浆葡萄糖曲线下的面积}{等量葡萄糖餐后2小时血浆葡萄糖曲线下的总面积} \times 100\%$$

GI值越高，说明这种食物升高血糖的效应越强。标准食品（葡萄糖）GI为100，GI≤55为低GI食物；55<GI≤70为中GI食物；GI>70则为高GI食物。糖的结构一定程度上会影响GI，如抗性淀粉GI<直链淀粉GI<支链淀粉GI；单糖的GI与消化代谢途径有关，如葡萄糖GI>果糖GI>半乳糖GI。表2-14列出了常见食物的GI。

表2-14　常见食物的血糖生成指数（GI）

食物名称	GI	食物名称	GI	食物名称	GI
葡萄糖	100	玉米片	78.5	熟甘薯	76.7
馒头	88.1	玉米粉	68.0	熟马铃薯	66.4
面包	87.9	大麦粉	66.0	南瓜	75.0
面条	81.6	荞麦面条	59.3	甘薯（生）	54.0
大米	83.2	荞麦	54.0	薯粉	34.5
烙饼	79.6	果糖	23.0	藕粉	32.6
油条	74.9	蔗糖	65.0	西瓜	72.0
小米	71.0	乳糖	46.0	胡萝卜	71.0

第三节　矿　物　质

每种食物中都存在着含量不等的矿物元素，其中有许多是人类营养必不可少的。有些矿物元素以无机态或有机盐类的形式存在，还有些与有机物质结合而存在。在这些矿物元素中，已发现有25种左右的矿物元素是构成人体组织、维持生理功能、生化代谢所必需的，它们除以有机化合物形式呈现为碳、氢、氧、氮之外，其余的统称为无机盐或矿物质（minerals）。同时这些矿物质在体内不能合成，需由食物来提供。

根据这些矿物质在人体内的含量水平和人体需要量的不同，习惯上分为两大类：一类是常量元素（macro elements），指在人体内含量大于体重0.01%的矿物质，包括钙、磷、钾、钠、镁、氯、硫等，占体重的4%~5%，其中钙、钾、钠和镁为金属元素，磷、氯和硫为非金属轻元素。常量元素按照在人体内含量多少排列，依次为钙、磷、钾、钠、硫、氯和镁。另一类是微量元素（trace elements），仅含微量或超微量，有铁、碘、铜、锌、硒、钼、钴、铬、锰、氟、镍、硅、锡、钒等，前8种目前被认为是人体必需的微量元素，后几种是人体可能必需的微量元素。

矿物质在体内的作用如下。

1. 机体的重要组成部分　机体中的矿物质主要存在于骨骼并维持骨骼的刚性，99%的钙元素和大量的磷、镁元素就存在于骨骼、牙齿中；此外，磷、硫还是蛋白质的组成元素，细胞中则普遍含有钾、钠元素。

2. 维持细胞的渗透压及机体的酸碱平衡　矿物质与蛋白质一起维持细胞内外的渗透压平衡，对体液的潴留与移动起重要作用；此外，还有碳酸盐、磷酸盐等组成的缓冲体系与蛋白质一起构成机体的酸碱缓冲体系，以维持机体的酸碱平衡。

3. 保持神经、肌肉的兴奋性　钾、钠、钙、镁等离子以一定比例存在时，对维持神经和肌肉组织的兴奋性、细胞膜的通透性具有重要作用。

4. 对机体具有特殊的生理作用　例如，铁对于血红蛋白、细胞色素酶系具有重要性，碘对于甲状腺素合成具有重要性等，均属于此。

5. 改善食品感官质量　矿物质对于改善食品的感官质量也具有重要作用，如磷酸盐类对于肉制品具有保水性的作用，钙离子对于一些凝胶形成和食品质地硬化具有影响等。

一、常量元素

（一）钙

钙（calcium，Ca），原子序数20，原子量40.078，属周期系ⅡA族，为碱土金属成员。熔点839℃，沸点1484℃，相对密度1.54。

钙是人体内最重要的、含量最多的矿物元素。一般情况下，成人体内含钙量1200~1500g。其中99%的钙与磷形成羟磷灰石结晶$[3Ca_3(PO_4)_2 \cdot (OH)_2]$和磷酸钙$[Ca_3(PO_4)_2]$，集中于骨骼和牙齿，其余1%的钙或与柠檬酸螯合或与蛋白质结合，但多以离子状态存在于软组织、细胞液及血液中，这一部分钙统称混溶钙池。

1. 钙的生理功能

（1）构成骨骼和牙齿：钙对骨骼正常生长发育起至关重要的作用。人体骨骼和牙齿中无机物的主要成分是钙的磷酸盐，通过钙盐的不断沉积形成高强度的骨组织。

（2）维持神经与肌肉活动：钙离子与细胞膜的蛋白和各种阴离子基团结合，具有调节细胞受体结合、调节离子通透性及参与神经信号传递物质释放等作用，以维持神经肌肉的正常生理功能，如神经冲动传导、肌肉收缩、心脏搏动等。当血浆钙浓度下降时，可引起手足抽搐和惊厥，血浆钙离子浓度过高则引起心脏和呼吸衰竭。

（3）参与多种酶活性的调节：Ca^{2+} 能直接参与脂肪酶、ATP 酶等活性调节；激活腺苷酸环化酶、鸟苷酸环化酶及钙调蛋白（calmodulin）等调节代谢过程，参与细胞内一系列生命活动。

（4）维持细胞膜的稳定性：细胞外介质中的 Ca^{2+} 与细胞膜的某些蛋白质结合，或与磷脂的阴离子基团结合，导致膜结构的构象发生变化，使细胞膜的疏水性增强并改变体液通过细胞膜的能力，以维持和发挥细胞膜正常的生理功能。

（5）其他：钙还在血液凝固、细胞信号转导、激素分泌及维持体液酸碱平衡中发挥作用。

2. 钙的吸收及排泄

（1）吸收：食物钙以钙盐的形式存在，摄入后胃酸将其溶解，最后在肠道吸收。人体摄入的钙主要在小肠近端吸收，大部分通过被动（扩散）转运吸收，小部分通过主动转运吸收。吸收率一般为 20%~60%。影响钙吸收的因素很多，主要包括年龄、需要量、生理状况等机体因素与膳食两方面，食物中的成分与钙形成可溶性物质或直接调节肠道吸收功能者，有利于吸收，反之形成不溶性盐的因素，则不利于钙吸收（见表 2-15）。

表 2-15 膳食成分对钙吸收利用的影响

对钙吸收利用的影响	膳食成分
提高吸收利用	乳糖、某些氨基酸、维生素 D
降低吸收利用	植酸盐、膳食纤维、草酸盐、脂肪（消化不良时）、乙醇
无作用	磷、蛋白质、维生素 C、柠檬酸、果胶

（2）排泄：钙主要是通过肠道和泌尿系统排泄，也可经汗液与乳汁排出。

3. 钙的缺乏及过量 钙缺乏主要表现为骨骼的病变，儿童常伴随蛋白质和维生素 D 缺乏，导致生长发育迟缓、骨软化、骨骼变形，严重缺乏者可导致佝偻病，出现膝内翻（"O"形腿）或膝外翻（"X"形腿）、肋骨串珠、鸡胸等症状。成年人可发生骨质软化症和骨质疏松症，尤其绝经妇女可因雌激素分泌减少而导致骨质丢失加快。钙缺乏者因牙齿质量低下容易患龋齿。

过量摄入钙也会引起不良作用，如增加患肾结石、乳碱综合征的危害。肾结石多见于西方国家人群，美国人约 12% 的人患有肾结石，可能与钙摄入过多有关。乳碱综合征的典型症候群包括高钙血症、代谢性碱中毒和肾功能障碍。另外，膳食钙摄入过量还会影响其他一些营养素的生物利用率等，如抑制铁的吸收、降低锌的生物利用率、潜在影响镁的吸收、减少磷的吸收等。

4. 钙的膳食参考摄入量及食物来源　考虑到我国居民钙摄入量不足的状况，以及我国居民膳食以植物性食物为主，而植物性食物中含有较多影响钙吸收的成分，2023 年中国营养学会推荐成人钙的 AI 为 800mg/d，成人及 1 岁以上各人群钙的可耐受最高摄入量为2000mg/d。

因为奶中含钙量丰富，吸收率也高，因此奶和奶制品应是钙的重要来源。豆类、坚果类，一些绿色蔬菜类以及油炸小鱼、小虾也是钙的较好来源。含钙丰富的食物见表 2 - 16。

表 2 - 16　含钙丰富的食物　　　　　　　　　　　　　　　　　单位：mg/100g

食物	钙含量	食物	钙含量	食物	钙含量
虾皮	991	苜蓿	713	酸枣棘	435
虾米	555	荠菜	294	花生仁	284
河虾	325	雪里蕻	230	紫菜	264
泥鳅	299	苋菜	187	海带（湿）	241
红螺	539	乌塌菜	186	黑木耳	247
河蚌	306	油菜苔	156	全脂牛乳粉	676
鲜海参	285	黑芝麻	780	酸奶	118

（二）磷

磷（phosphorus，P），原子序数 15，原子量 30.973762。磷是在人体中含量较多的元素之一，仅次于钙。磷和钙都是骨骼牙齿的重要构成材料。正常成年人体含磷 1%，骨中的含磷总量为 600～900g，占总含磷量的 80%，剩余的 20% 分布于神经组织等软组织中。人体每100ml 全血中含磷 35～45mg，肝中磷含量为 3.0～8.5mg/kg，肌肉中为 3000～8500mg/kg，骨骼中为 67 000～71 000mg/kg；磷的日摄入量为 900～19 000mg。

磷是骨组织的一种必需成分，在成人体内含量与钙含量的比值为 1∶2。磷在软组织中以可溶性磷酸盐离子形式存在，在脂肪、蛋白质和碳水化合物及核酸中以酯类或苷类化合物键合形式存在。在酶内则以酶活性调节因子形式存在。磷也在机体许多不同的生化反应中发挥重要作用。代谢过程中所需要的能量大部分来源于三磷酸腺苷、磷酸肌醇及类似化合物的磷酸键。

1. 磷的生理功能

（1）**构成骨骼和牙齿**：磷与钙形成的难溶性无机磷酸盐，使骨骼及牙齿结构坚固，磷酸盐与胶原纤维共价结合，在骨的沉积及骨骼的溶出中起决定性作用。

（2）**组成生命的重要物质**：磷酸是核酸、磷蛋白、磷脂、大多数辅酶或辅基及环腺苷酸（cyclic adenosine mono-phosphate，cAMP）、环鸟苷酸（cyclic guanosine monophosphate，cGMP）等生命体重要物质的组成成分。

（3）**参与能量代谢**：体内的磷以有机磷酸酯的形式参与代谢过程。高能磷酸化合物如三磷酸腺苷及磷酸肌酸等为能量载体，在细胞内能量的转换、代谢以及作为能源物质在生命活动中起着重要作用。

（4）**参与调节酸碱平衡**：磷酸盐缓冲体系接近中性，是体内重要的缓冲体系。

2. 磷的吸收及排泄　体内磷的平衡取决于体内和体外环境之间磷的交换，即磷的摄入、吸收和排泄三者之间的相对平衡。

（1）吸收：磷的吸收部位在小肠，其中以十二指肠空肠部位吸收最快，回肠较差。磷的吸收有通过载体、耗能的主动吸收过程，也有通过扩散被动吸收的过程。机体维生素 D 状况是影响磷吸收的一个重要因素。如果维生素 D 缺乏，特别是 $1,25-(OH)_2D_3$ 缺乏，不仅降低钙的吸收，也会降低磷的吸收。磷在肠道的吸收率常因食物磷的存在形式与量多少而变动。大多数食物中含磷化合物以有机磷酸酯和磷脂为主。这些磷酸酯在消化道经酶促水解形成酸性无机磷酸盐后才易被吸收，而乳类食品中则含较多无机磷酸盐，其中酸性无机磷酸盐溶解度最高，故易于吸收。普通膳食中磷吸收率约为 70%，而在低磷膳食时，吸收率可增至 90%。膳食中磷的来源及膳食中有机磷的性质可影响磷的吸收。例如，植酸、六磷酸肌醇存在于谷胚中，由于人体肠黏膜缺乏植酸酶，故所形成的植酸磷酸盐不能为人体吸收。酵母细胞能合成植酸酶，因而面包在发酵过程中全麦面粉内的植酸能被水解，而不发酵的全麦食品中的植酸则会干扰钙、磷、锌的吸收。

在生命的不同时期，磷的吸收率也有所不同。在机体活跃的生长发育阶段，磷的转运效率高于成年期。如母乳喂养的婴儿，磷吸收率为 85%～90%；学龄儿童或成人吸收率为 50%～70%。此外，肠道酸度增加，有利于磷的吸收。当摄入的膳食中存在一些金属阳离子，如钙、镁、铁、铝等，阳离子可与磷酸根形成不溶性磷酸盐，从而影响磷的吸收。

（2）排泄：从肠道吸收的磷随血液在全身循环，在生长期内立即被骨组织和牙齿利用。当膳食磷摄入不足时，骨骼中的磷则被释放出来以维持正常的血浓度。膳食中摄入的磷，未经肠道吸收而从粪便排出的部分约占机体每日摄入磷量的 30%，其余 70% 经由肾以可溶性磷酸盐形式排出，少量也可由汗液排出。肾是机体控制磷排泄的主要器官。血液流经肾小球时，约有 90% 的血浆无机磷滤过基底膜，滤过的磷酸盐可被肾小管重吸收。

肾对磷的吸收和排泄受多种因素调节。甲状旁腺激素和降钙素（calcitonin，CT）抑制肾小管对磷的重吸收，增加尿磷排泄；血清钙增加，可减少磷的重吸收；活性维生素 D 减少尿磷排泄。此外血液浓度、机体酸碱平衡状况也影响肾对磷的重吸收。

3. 磷的缺乏及过量　由于磷的食物来源广泛，因此人类缺磷一般比较少见。但在一些特殊情况下也有例外。如早产儿若仅喂以母乳，因人乳含磷量比其他动物乳低，不足以满足早产儿骨磷沉积的需要，可发生磷缺乏。

在严重磷缺乏和磷耗竭即血清有机磷浓度低于 0.83mmol/L（25mg/L）时，可发生低磷血症。其症状包括食欲缺乏、贫血、肌无力、骨痛、佝偻病和骨软化、全身虚弱、对传染病的易感性增加、感觉异常、精神错乱甚至死亡。低磷血症还可见于过度使用静脉营养的患者，肾小管再吸收磷障碍也可引起低磷血症。

一般情况下，天然食物来源的磷不会导致磷摄入过量。但含磷添加剂或补充剂在食品工业的广泛使用，使得摄食者总磷摄入增加。对于肾功能降低的患者、透析患者及临床上大量口服、灌肠或静脉注射含磷酸盐制剂的患者，可发生高磷血症。磷摄入过量主要影响钙的代谢，造成肾性骨病以及血管、肾等非骨组织的转移性钙化等。

4. 磷的膳食参考摄入量及食物来源　由于大多数食物中磷的含量较为丰富，很少因为膳食原因引起营养性磷缺乏，因此以前少有关于磷需要量的研究，磷需要量的指标也比较缺乏。中国营养学会在 2023 年发布的《中国居民膳食营养素参考摄入量》中对磷的参考摄入量作了规定：成人磷的 RNI 为 710～720mg/d。妊娠期由于机体对磷的吸收增加，而哺乳期又无须增加磷摄入量，因此孕妇和哺乳期妇女磷的 RNI 仍为 710～720mg/d。另外，膳食中钙磷比例不宜低于 0.5，理论上两者的比例维持在（1.0～1.5）：1.0，但目前也不过分强调两者的比值关系。

磷在食物中分布很广泛，如瘦肉、蛋、奶、动物的肝和肾等都是含磷量较高的食物，海带、紫菜、芝麻酱、花生、干豆类、坚果、粗粮含磷也较丰富。但粮谷中的磷主要以植酸磷形式存在，如果不经过加工处理，吸收利用率较低。

（三）钾

钾（potassium，K），原子序数 19，原子量 39.0983，属周期系ⅠA族，为碱金属成员。熔点 63.25℃，沸点 760℃，密度 0.86g/cm（20℃）。正常人体内约含钾 175g，其中 98% 的钾贮存于细胞液内，是细胞内最主要的阳离子。其中肝中钾含量为 16 000mg/kg，肌肉中为 16 000mg/kg，血液中为 1620mg/dm³，骨骼中为 2100mg/kg；钾的日摄入量为 1400～2000mg。

1. 钾的生理功能

（1）维持碳水化合物、蛋白质的正常代谢：葡萄糖和氨基酸经过细胞膜进入细胞合成糖原和蛋白质时，必须有适量的钾离子参与，ATP 的生成也需要一定量的钾。

（2）维持细胞内正常渗透压：由于钾主要存在于细胞内，因此对维持细胞内渗透压起重要作用。

（3）维持神经肌肉的应激性和正常功能：细胞内的钾离子和细胞外的钠离子联合作用，可激活 Na^+，K^+ – ATP 酶。

（4）维持心肌的正常功能：心肌细胞内外的钾离子浓度与心肌的自律性、传导性和兴奋性有密切关系。钾缺乏时，心肌兴奋性增高；钾过高时，又使心肌自律性、传导性和兴奋性受抑制，二者均可引起心律失常。

（5）维持细胞内外酸碱平衡和电解质平衡：当细胞失钾时，细胞外液中钠离子与氢离子进入细胞内，引起细胞内酸中毒和细胞外碱中毒。反之，高钾时细胞外钾离子内移，细胞内氢离子外移，可引起细胞内碱中毒与细胞外酸中毒。

2. 钾的吸收及排泄　膳食中的钾大部分由小肠吸收，吸收率约为 90%。吸收的钾通过钠泵转入细胞内，使细胞内保持高钾。肾是维持钾平衡的主要调节器官，进入人体的钾约 90% 由肾排出，每日排出量为 2800～3600mg。影响肾小管排钾的因素有醛固酮、血 pH 和血容量。除肾外，也可经粪便和汗液排出少量钾。

3. 钾的缺乏及过量　正常进食的人一般不会发生钾缺乏。临床上缺钾的常见原因是膳食钾摄入不足、丢失过多（如频繁呕吐、腹泻、使用有排钾作用的药物等）、静脉补液中少钾或无钾。血钾浓度低于 3.5mmol/L 即为低钾血症，可出现神经肌肉、消化、心血管、泌尿、中枢神经等系统的功能性或病理性改变。

当血钾浓度高于 5.5mmol/L 时，机体发生高钾血症，主要表现为极度疲乏软弱，四肢无力，下肢为重。临床常见原因是大量或快速输入含钾药物或口服钾制剂、严重肾衰竭。此外，酸中毒、缺氧、大量溶血、严重创伤、中毒等也可使细胞内钾外移，出现高钾血症。

4. 钾的膳食参考摄入量及食物来源　我国居民 15 岁以上人群膳食钾的 AI 为 2000mg/d，乳母为 2400mg/d。蔬菜和水果是钾的最好食物来源，如赤豆、杏干、蚕豆、扁豆、冬菇、黄豆、竹笋、紫菜等。

（四）钠

钠（sodium，Na），原子序数 11，原子量 22.990，熔点 98℃，沸点 883℃。钠在人体体液中以盐的形式存在。肝中钠含量为 2000～4000mg/kg，肌肉中为 2600～7800mg/kg，血液中为 1970mg/dm³，骨骼中为 2100mg/kg；钠的日摄入量为 1500mg 左右。

1. 钠的生理功能

（1）调节体内水分：钠是细胞外液中的主要阳离子，构成细胞外液渗透压，调节与维持体内水的恒定。钠含量升高时，水量也增加；反之，钠含量降低时，水量减少。

（2）维持酸碱平衡：钠在肾小管重吸收时，与 H^+ 交换，清除体内酸性代谢产物（如 CO_2），保持体液的酸碱平衡。

（3）维持渗透压平衡：钠离子在 Na^+,K^+-ATP 酶驱动下主动从细胞内排出，以维持细胞内外渗透压平衡。

（4）维持血压正常：人群调查与干预研究证实，膳食钠的摄入量与血压有关。血压随年龄增高而增高，其中 20% 可能归因于膳食中食盐的摄入量。减少膳食钠的摄入量，可使高血压患者血压下降。

（5）增强神经肌肉兴奋性：钠和钾、钙、镁等离子的平衡对于维持神经肌肉的应激性，增强神经肌肉的兴奋性都是必需的。

此外，糖代谢、氧的利用、ATP 的生成和利用都需要钠的参与。

2. 钠的吸收及排泄　钠在小肠上部几乎可全部被吸收。被吸收的钠通过血液输送到胃液、肠液、胆汁及汗液中。98% 以上的钠从肾排出，排出量为 2300～3220mg/d，每日经粪便排出的钠不足 10mg。人体对钠的调节能力强，肾可适应大范围的钠摄入量及其突然改变。这种稳态平衡主要是通过肾素－血管紧张素－醛固酮系统、血管升压素、心房钠尿肽、肠血管活性肽等调节，控制肾小球的滤过率、肾小管的重吸收、远曲小管的离子交换作用以及激素的分泌，进而调节钠的排泄量，保持钠平衡。

3. 钠的缺乏及过量　人体一般不易发生钠缺乏。当摄入量低时，如禁食、少食，膳食钠限制过严、补充液体时未补钠等；或钠丢失过多，如过量出汗、反复呕吐、严重腹泻、使用排钠利尿药等；或某些疾病引起肾不能有效保留钠时，均可造成体内钠含量降低，引起钠缺乏。钠缺乏早期症状不明显，血钠持续过低，渗透压下降，细胞肿胀，可出现恶心、呕吐、视物模糊、心率加速、脉搏细弱、血压下降、肌肉痉挛、疼痛反射消失，以致淡漠、木僵、昏迷、外周循环衰竭、休克、急性肾衰竭甚至死亡。过量钠摄入可对肾功能不全患者产生毒性作用，高钠血症时可出现口渴、面部潮红、软弱无力、烦躁不安、精神恍惚、昏迷，甚至死亡。

4. 钠的膳食参考摄入量及食物来源　钠广泛存在于各种食物中。一般动物性食物钠含量高于植物性食物。人体膳食中钠的摄入主要来源于食盐、加工处理时加入的盐或含钠的复合物（如谷氨酸钠、碳酸氢钠等）以及酱油、腌制或盐渍食品、发酵豆制品、咸味休闲食品等。饮用水也含有钠，但一般饮用水提供的钠含量 <20mg/L。

（五）镁

镁（magnesium，Mg），原子序数 12，原子量 24.3050。熔点 649℃，沸点 1090℃。镁占人体体重的 0.05%，其中约 60% 以磷酸盐的形式存在于骨骼和牙齿中，38% 与蛋白质结合成络合物存在于软组织中，2%存在于血浆和血清中。肝中镁含量为590mg/kg，肌肉中为900mg/kg，血液中为$37.8mg/dm^3$，骨骼中为700～1800mg/kg；镁的日摄入量为250～320mg。

1. 镁的生理功能

（1）激活多种酶的活性：镁作为酶的激活剂参与300余种酶促反应，能与细胞内ATP等形成复合物而激活酶系，或直接作为酶的激活剂激活酶系。

（2）参与骨骼的构成和生长：镁是骨细胞结构和功能必需的元素，对于促进骨骼生长和维持骨骼的正常功能具有重要作用。

（3）维持神经肌肉的兴奋性：镁调节神经肌肉的兴奋性，镁耗竭可引起肌肉痉挛、血压升高及冠状血管与脑血管痉挛。

（4）对激素分泌的作用：镁可直接影响甲状旁腺激素的分泌，当血浆镁水平升高时，可抑制甲状旁腺激素的分泌；血浆镁水平下降时，可兴奋甲状旁腺，促使镁从骨骼、肾、肠道转移到血中。

2. 镁的吸收及排泄　食物中的镁在整个肠道均可被吸收，主要在空肠末端与回肠，吸收率一般为30%。镁通过被动扩散和主动吸收两种机制被吸收。膳食中促进镁吸收的成分主要有氨基酸（可增加难溶性镁盐的溶解度）、乳糖等。抑制镁吸收的成分主要有高磷膳食、草酸、植酸和膳食纤维等。镁与钙的吸收途径相同，二者在肠道竞争吸收，相互干扰。体内镁大部分由胆汁、胰液和肠液分泌到肠道，大部分被重吸收，少量内源性镁随粪便排出，也有一部分随汗液和脱落的皮肤细胞及尿液排出。

3. 镁的缺乏及过量　健康人一般不会发生镁缺乏，镁缺乏多与饥饿、疾病、肠外营养不当、药物治疗或特殊治疗等因素有关。镁缺乏对机体有很大影响，如引起血清钙浓度降低、神经肌肉兴奋性增强及亢进、胰岛素敏感性降低，还可能导致骨质疏松症及心血管疾病等退行性病变。在正常情况下，肠、肾及甲状旁腺等都能调节镁代谢，不易发生镁中毒。肾功能不全尤其是少尿者，在接受镁剂治疗时易发生镁中毒；糖尿病多尿症状明显者，由于脱水引起镁从细胞内溢出到细胞外，可使血镁升高；意外大量注射或口服镁盐也可引起高镁血症。过量的镁可引起腹泻，因而腹泻可作为评价镁毒性的敏感指标。过量镁可引起恶心、胃肠痉挛等胃肠道反应，重者可出现嗜睡、肌无力、膝腱反射弱、肌麻痹等临床症状。

4. 镁的膳食参考摄入量及食物来源　我国居民成人膳食镁的RNI为320～330mg/d。绿叶蔬菜、大麦、黑米、荞麦、麸皮、苋菜、口蘑、木耳、香菇等食物含镁较丰富。糙粮、坚果也含有丰富的镁，肉类、淀粉类、奶类食物镁含量属中等。除食物之外，从饮用水中也可以获得少量的镁，硬水中含有较高的镁盐。

二、微量元素

（一）铁

铁（iron，Fe），原子序数26，原子量55.847，属周期系Ⅷ族。熔点1535℃，沸点2750℃。铁是人体需要量最多的微量元素，健康成年人体内含铁0.004%，3～5g，其中60%～70%存在于血红蛋白内，约3%在肌红蛋白中，各种酶系统（细胞色素酶、细胞色素氧化酶、过氧化物酶与过氧化氢酶等）中不到1%，约30%的铁以铁蛋白（ferritin）和含铁血黄素（hemosiderin）形式存在于肝、脾与骨髓中，还有一小部分存在于血液转铁蛋白中。肝中铁含量为 $250 \sim 1400mg/kg$，肌肉中为 $180mg/kg$，血液中为 $447mg/dm^3$，骨骼中为 $3 \sim 380mg/kg$；铁的日摄入量为 $6 \sim 40mg$。

1. 铁的生理功能

（1）构成血红蛋白和肌红蛋白：铁与红细胞的形成与成熟有关，铁通过受体进入幼红细胞，与原卟啉结合生成血红素，后者再与珠蛋白结合生成血红蛋白。铁作为血红蛋白和肌红蛋白的成分，参与体内氧与二氧化碳的转运、交换和储存。

（2）参与酶的构成：铁参与细胞色素、细胞色素氧化酶、过氧化氢酶和过氧化物酶等酶的构成，在组织呼吸和能量代谢方面具有非常重要的作用。

（3）其他：铁促进 β-胡萝卜素转化成维生素 A，参与嘌呤和胶原的合成，参与抗体的产生，参与脂类的转运以及药物在肝的解毒过程等。铁还与机体维持正常的免疫功能有关，研究发现缺铁可引起淋巴细胞减少和自然杀伤细胞活性降低。而当发生感染时，过量铁往往促进细菌的生长，对抵御感染不利。

2. 铁的吸收　膳食中铁的吸收主要在小肠，其吸收率高低与机体的铁营养状况、膳食中铁的含量和存在形式以及膳食中影响铁吸收的因素有关。膳食中的铁可分为血红素铁和非血红素铁。肉、禽、鱼类食物中的铁大约 40% 为血红素铁，可直接被肠黏膜细胞摄取，故其吸收不受膳食因素的影响。而非血红素铁，必须先由 Fe^{3+} 转化为 Fe^{2+}，或与有机酸形成络合物，提高离子化程度后才可被吸收，因而其吸收易受膳食成分等因素的影响。

（1）阻碍铁吸收的因素：粮谷中的植酸、蔬菜中的草酸、茶叶中的鞣酸均可与铁形成不溶性盐，影响铁的吸收，咖啡中的多酚类物质也可抑制铁的吸收；膳食纤维能结合铁离子，过量摄入时可干扰铁的吸收；无机锌与无机铁之间有较强的竞争作用，互有干扰吸收作用；大量的钙可明显抑制铁的吸收；胃酸缺乏或服用抑酸剂时不利于 Fe^{2+} 的释出，阻碍铁吸收。

（2）促进铁吸收的因素：维生素 C 及其他有机酸可促进非血红素铁吸收；某些氨基酸如赖氨酸、组氨酸、胱氨酸等有利于铁的吸收，其原因可能与它们和铁螯合成小分子的可溶性单体有关；核黄素有利于铁的代谢，当核黄素缺乏时，铁的吸收、转运与储存均受影响；乳糖、蔗糖和葡萄糖等有利于铁的吸收。

3. 铁的缺乏及过量　缺铁性贫血是世界范围内最常见的营养性疾病之一，多见于婴幼儿、孕妇及乳母。患者常有头晕、气短、心悸、乏力、注意力不集中、脸色苍白等临床表现。铁缺乏也会造成儿童心理活动和智力发育损害、行为改变、免疫力低下、体温调节能力差等。铁摄入过量主要由于大量服用铁制剂和大量输血造成。由于机体无主动排铁功能，所以铁能在体内长期蓄积，但储存铁过多会损伤各器官，是促发动脉粥样硬化、肝纤维化/肝硬化、糖尿病以及多种器官肿瘤的危险因素。

4. 铁的膳食摄入量及食物来源　根据生理发育特点，我国 12~15 岁居民膳食铁的 RNI 分别为男性 16mg/d、女性 18mg/d，15 岁以上男女分别是 12mg/d、18mg/d，妊娠早期 18mg/d、妊娠中期 25mg/d、妊娠后期 39mg/d、乳母 24mg/d。动物性食物如瘦肉、内脏、动物全血、禽类、鱼类等含有丰富的铁（如表 2-17）。蔬菜、牛奶及奶制品中含铁量不高且生物利用率低。

表 2－17　常见食物中的铁含量　　　　　单位：mg/100g 可食部分

食物	铁含量	食物	铁含量	食物	铁含量
稻米	2.3	黑木耳（干）	97.4	芹菜	0.8
标准粉	3.5	猪肉（瘦）	3.0	大油菜	7.0
小米	5.1	猪肝	22.6	大白菜	4.4
玉米（鲜）	1.1	鸡肝	8.2	菠菜	2.5
大豆	8.2	鸡蛋	2.0	干红枣	1.6
红小豆	7.4	虾米	11.0	葡萄干	0.4
绿豆	6.5	海带（干）	4.7	核桃仁	3.5
芝麻酱	58.0	带鱼	1.2	桂圆	44.0

（二）锌

锌（zinc，Zn），原子序数 30，原子量 65.39，熔点 419.73℃，沸点 907℃。在人体中锌的含量约为铁的 1/2（1.4～2.3g），广泛分布在神经、免疫、血液、骨骼、消化系统中，其中骨骼与皮肤中较多。红细胞膜上锌浓度也较高，锌主要以金属酶和碳酸酐酶、碱性磷酸酶的组分存在；血浆中的锌主要与蛋白质相结合，游离的锌含量很少。头发中锌的含量可以反映膳食锌的长期供应水平和人体锌的营养状况。肝中锌含量为 240mg/kg，肌肉中为 240mg/kg，血液中为 $7mg/dm^3$，骨骼中为 75～170mg/kg；锌的日摄入量为 5～40mg。

1. 锌的生理功能

（1）酶的组成成分或激活剂：锌是人体许多重要酶的组成成分，其中主要的含锌酶有超氧化物歧化酶、苹果酸脱氢酶、碱性磷酸酶、乳酸脱氢酶等，这些酶在参与组织呼吸、能量代谢及抗氧化过程中发挥重要作用。

（2）促进生长发育：锌参与蛋白质合成、细胞生长、分裂和分化等过程。锌的缺乏可引起 RNA、DNA 及蛋白质的合成障碍，细胞分裂减少，导致生长停止。锌对胎儿生长发育、性器官和性功能发育均具有重要调节作用。

（3）促进食欲：锌参与构成味觉，影响味觉与食欲。

（4）维持生物膜的结构和功能：锌可维持细胞膜稳定，影响膜的屏障功能、转运功能及膜受体结合。

（5）参与免疫功能：锌是保证免疫系统完整性所必需的微量元素。锌能直接影响胸腺细胞的增殖，使胸腺素分泌正常。缺锌可引起胸腺萎缩、胸腺激素减少、T 细胞功能受损及细胞介导免疫功能改变。

2. 锌的吸收及排泄　锌与小分子肽结合生成复合物，以主动运输方式被吸收，主要吸收场所是十二指肠和近侧小肠。吸收的锌与血浆中清蛋白或运铁蛋白结合，随血液进入门脉循环，分布于各器官组织。锌的吸收率可受膳食中含磷化合物（如植酸）的影响而降低。过量纤维素及某些微量元素也影响锌吸收，如高剂量的铁和钙对锌的吸收有拮抗作用。此外，体内锌的营养状况也影响锌的吸收。锌的吸收率一般为 20%～30%。体内锌约 90% 由肠道排出，其余由尿、汗、头发中排出或丢失。排出锌中包括膳食锌和内源锌，其中内源锌的排泄量随肠道吸收和代谢需要而变化，以保持体内锌平衡。

3. 锌的缺乏及过量　锌缺乏可影响细胞核酸蛋白的合成、味蕾细胞更新、黏膜增生，从而导致食欲缺乏、异食癖、生长发育停滞、皮肤创伤愈合不良等症状，儿童长期缺锌可导致侏儒症。成人长期缺锌可导致性功能减退、精子数减少、胎儿畸形、皮肤粗糙、免疫力降低等症状。

锌的正常量和有害量之间范围相对较宽，并且人体有锌平衡机制，一般不易发生锌过量，临床治疗中盲目过量补锌、食用因镀锌罐头造成锌污染的食物和饮料可引起锌过量或锌中毒。过量的锌可干扰铜、铁和其他微量元素的吸收和利用，影响中性粒细胞和巨噬细胞活力，抑制细胞杀伤能力，损害免疫功能。

4. 锌的膳食摄入量及食物来源　根据生理发育特点，我国12岁居民膳食锌的 RNI 分别为男性8.5mg/d、女性7.5mg/d，12岁以上男女分别为12mg/d、8.5mg/d，妊娠早期为10.5mg/d、妊娠中后期为10.5mg/d、乳母为13mg/d。贝壳类海产品（如牡蛎、海蛎肉、蛏干、扇贝）、红色肉类及其内脏均为锌的良好来源。蛋类、豆类、谷类胚芽、燕麦、花生等也富含锌。蔬菜及水果类锌含量较低。

（三）碘

碘（iodine，I），原子序数53，原子量126.904，属周期系ⅦA族，为卤素的成员。熔点113.5℃，沸点184.35℃，密度4.93g/cm³。人体内约含碘25mg，其中约15mg存在于甲状腺中，其他则分布在肌肉、皮肤、骨骼中以及其他内分泌腺和中枢神经系统中。肝中碘含量为0.7mg/kg，肌肉中为0.05～0.50mg/kg，血液中为0.057mg/dm³，骨骼中为0.27mg/kg；碘的日摄入量为0.1～0.2mg。

1. 碘的生理功能　碘在体内主要参加甲状腺素的合成，其生理功能也通过甲状腺素的生理作用而显示出来。甲状腺素在体内促进和调节物质代谢及生长发育，包括以下几方面。

（1）促进生物氧化，协调氧化磷酸化过程，调节能量转化。

（2）促进蛋白质合成，调节蛋白质的合成和分解。

（3）促进碳水化合物和脂肪代谢：甲状腺素能促进糖的吸收、肝糖原分解及糖的利用；还可通过肾上腺素促进脂肪的分解和氧化，调节血清中胆固醇和磷脂的浓度等。

（4）调节组织中的水钠代谢：缺乏甲状腺素可引起组织水钠潴留并发黏液性水肿。

（5）促进维生素的吸收和利用：如促进胡萝卜素转化为维生素 A，有助于烟酸的吸收和利用。

（6）活化体内许多酶：如细胞色素酶系、琥珀酸氧化酶系和碱性磷酸酶等。这些酶能促进生物氧化和物质代谢过程。

（7）促进神经系统的发育、组织的发育和分化及蛋白质的合成，在胚胎发育期和出生后早期，这些作用尤为重要。

2. 碘的吸收及排泄　体内大部分的碘都来自食物，其余来自饮水和空气。食物中的无机碘极易被吸收，进入胃肠道后1小时内大部分被吸收，3小时完全吸收。有机碘在肠道内脱碘后，以无机碘形式被吸收，但与氨基酸结合的有机碘可直接被吸收。吸收的碘被迅速转运至血浆，遍布各组织中，仅在甲状腺中的部分被合成为甲状腺素，并在甲状腺内贮存。体内的碘主要经肾排泄，约90%的碘随尿排出，10%由粪便排出，极少随汗液排出。

3. 碘的缺乏及过量　碘缺乏易造成甲状腺激素合成不足，导致垂体促甲状腺激素分泌增加，引起甲状腺代偿性增生、肥大。由于环境和食物造成的缺碘有地区性分布特征，故称为地方性甲状腺肿。孕妇严重缺碘可影响胎儿神经、肌肉的发育及引起胚胎期和围生期死亡率上升；婴幼儿缺碘可引起生长发育迟缓、智力低下，严重者发生呆小症（克汀病）。患儿表现为生长发育迟缓，智力低下。膳食蛋白质不足，钙、锰、氟过高或钴、钼不足等对甲状腺素的合成也有一定影响。摄入含碘量高的食物或过量的碘剂能导致碘中毒，限制其摄入量即可防治。

4. 碘的膳食摄入量及食物来源　15 岁以上人群膳食碘的 RNI 为 120μg/d，孕妇需要量为 230μg/d，母乳需要量为 240μg/d。海产品含碘较丰富，如海带、紫菜、蛤干、蚶干、干贝、淡菜、海参、海蜇等是碘良好的食物来源。为改善人群碘缺乏状况，我国采取食盐加碘的防治措施，经多年实践已取得良好效果，碘盐是体内碘的主要来源。

（四）硒

硒（selenium，Se），原子序数 34，原子量 78.96，熔点 221℃，沸点 685℃。人体内硒的含量为 14~21mg，广泛分布于所有组织和器官中。指甲中最多，其次为肝和肾，肌肉和血液中含硒量约为肝的 1/2 或肾的 1/4。肝中硒含量为 0.35~2.40mg/kg，肌肉中为 0.42~1.90mg/kg，血液中为 0.171mg/dm³，骨骼中为 1~9mg/kg；硒的日摄入量为 0.006~0.200mg。

1. 硒的生理功能

（1）组成谷胱甘肽过氧化物酶（glutathione peroxidase，GSH-Px）：GSH-Px 在体内催化还原型谷胱甘肽与过氧化物的氧化还原反应，保护生物膜，维持细胞正常功能。

（2）解除重金属毒性作用：硒与金属有很强亲和力，可与汞、甲基汞、镉及铅等金属结合，形成金属硒蛋白复合物而解毒，并将其排出体外。

（3）保护心血管、维护心肌健康：硒有很强的抗氧化作用，能防止脂质过氧化物对心肌细胞的损害，或促进损伤心肌修复、再生，对心血管疾病有重要的防治作用。

（4）其他：硒还有维持正常免疫功能、保护视觉器官及抗癌等作用。

2. 硒的吸收及排泄　硒在十二指肠和小肠被吸收，吸收率与化学结构、溶解度有关，吸收率多在 50% 以上。硒被吸收后，多与蛋白质结合，称为含硒蛋白，具有生物学功能。大部分硒经尿排出，粪中的硒多为未被吸收的食物硒，少量硒随胆汁、胰液、肠液分泌到肠腔，硒也可从汗液、呼气中排出。

3. 硒的缺乏及过量　我国学者首先证实了缺硒是发生克山病的重要因素。克山病最初发生于我国黑龙江省克山地区，其易感人群为 2~6 岁的儿童和育龄妇女，主要症状为心脏扩大、心功能失代偿、心力衰竭或心源性休克、心律失常、心动过速或过缓。心电图检查可见 ST-T 波改变，严重时可发生房室传导阻滞等。生化检查可见血浆硒浓度下降，红细胞 GSH-Px 活力下降。另外，缺硒也是发生大骨节病的重要原因。

生活在高硒地区或摄入大剂量的硒可导致硒中毒，曾见于我国湖北恩施，致病原因是当地水土中硒含量过高，导致作物中硒含量亦高。主要表现为头发变干、易断裂及脱落，还可见于眉毛、胡须及腋毛，甚至有肢端麻木、指甲变形、偏瘫，严重时可致死亡。

4. 硒的膳食摄入量及食物来源　我国居民 12 岁以上人群膳食硒的 RNI 为 60μg/d。海产品和动物内脏是硒的良好食物来源，如鱼子酱、海参、牡蛎、蛤蜊和猪肾等。食物含硒量随地域不同而异，特别是植物性食物的硒含量与地表土壤层中硒元素的水平有关。

（五）铜

铜（copper，Cu），原子序数为29，原子量为63.55，熔点1084.6℃，沸点2567℃。人体内含铜量50~100mg，广泛分布于各器官、组织中，肝、肾、心脏、头发和大脑中的铜含量最高。肝中铜含量约占人体总铜的15%，脑占10%左右，肌肉中浓度较低，但含量占人体铜总量的40%左右。肝和脾是铜的贮存器官，婴幼儿肝脾铜含量相对较成人高。血清中铜水平为10~24μmol/L，与红细胞中含量非常接近。

1. 铜的生理功能

（1）维持正常的造血功能：铜蓝蛋白能催化Fe^{2+}氧化成Fe^{3+}，从而促进运铁蛋白的生成、铁的吸收和转运。铜蓝蛋白还能与细胞色素氧化酶一起促进血红素和血红蛋白的合成。因此，缺铜时红细胞生成障碍，可引起缺铁性贫血。

（2）促进骨骼、血管和皮肤健康：含铜的赖氨酰氧化酶是促进骨骼、血管和皮肤中胶原蛋白和弹性蛋白的交联所必需的酶。缺铜时，赖氨酰氧化酶活性降低，上述交联形成障碍，导致骨骼结构疏松易碎，脆性增加，血管和皮肤弹性降低。

（3）维护中枢神经系统的完整性：神经髓鞘的形成和维持需要含铜的细胞色素氧化酶，神经递质儿茶酚胺的生物合成需要含铜的多巴胺-β-羟化酶和酪氨酸酶。缺铜时可引起神经元减少、脑组织萎缩、灰质和白质变性等症状，导致神经系统功能异常，如精神发育停滞、嗜睡、运动障碍等。

（4）抗氧化作用：铜是超氧化物歧化酶的组成成分，也是该酶的活性中心结构。超氧化物歧化酶能催化超氧阴离子成为氧和氢过氧化物，过氧化物可通过过氧化氢酶或谷胱甘肽过氧化物酶作用转变为水，从而保护细胞免受超氧自由基引起的损害。

（5）促进正常色素形成及保护毛发正常结构：含铜的酪氨氧化酶能催化酪氨酸转化为多巴，并进而转化为黑色素。铜缺乏时，黑色素生成障碍，以致毛发脱色。酪氨酸酶先天缺乏引起的毛发脱色，临床上称为白化病。硫氢基氧化酶具有维护毛发结构正常和防止其角化的作用。该酶亦是含铜的酶。铜缺乏时，可引起毛发角化，出现具有钢丝样头发的卷发症（门克斯病）。

（6）其他功能：铜与葡萄糖代谢、脂质代谢、心肌细胞氧化代谢、免疫功能、激素分泌等也有关。如缺铜可引起葡萄糖耐量降低及血浆甘油三酯、胆固醇、磷脂水平升高，但铜过量又可引起脂质代谢紊乱。

2. 铜的吸收及排泄　铜主要在小肠被吸收、少量由胃吸收，吸收率约为40%。膳食中铜被吸收后通过门静脉血运送到肝、骨骼等部位，参与铜蓝蛋白、铜酶、血红素及血红蛋白的合成。机体对其吸收有自动调节作用，即铜缺乏时吸收多，而铜充足时吸收少。膳食中大量的其他成分如铁、锌、植酸、纤维素、维生素C等均可干扰铜的吸收利用，蔗糖、果糖摄入量高时对铜也有影响。

铜内环境的稳定主要是通过排泄作用来调节的。正常人体每日从各种途径排出的铜为1.0~3.6mg。其中约80%的铜经胆汁由肠道粪便排出；尿液排泄的铜很少，每日10~15μg；其他排泄途径还有皮肤、指甲、头发等。

3. 铜的缺乏及过量　人体一般能从正常膳食中获得需要量的铜，所以不易发生铜缺乏。但早产儿、长期腹泻或长期使用螯合剂的患者、营养不良或伴小肠吸收不良的患者等可见铜摄入不足，引起铜缺乏。缺铜对机体功能影响很大，可引起小细胞低色素性贫血、心血管系统的缺陷、中枢神经受损、骨质疏松、皮肤粗糙无光泽等。

铜过量可引起急、慢性中毒，急性铜中毒主要是由食用与铜容器或铜管接触的食物或饮料以及误食大量铜盐引起。慢性铜中毒可见于用铜管做血液透析几个月后的患者以及用铜化合物作杀虫剂的葡萄园工作人员。

4. 铜的膳食摄入量及食物来源　中国营养学会推荐我国成人铜的 RNI 为 0.8mg/d。铜的食物来源广泛，牡蛎、贝类海产品、坚果、谷类、豆类、动物的肝和肾等含铜量都较丰富，而蔬菜、奶及奶制品中含铜量较低。

第四节　维　生　素

维生素也称"维他命"，即维持生命的物质。维生素是人和动物为维持正常的生理功能而必须从食物中获得的一类微量有机物质，在人体生长、代谢、发育过程中发挥着重要的作用。维生素既不参与构成人体细胞，也不能为人体提供能量。

由于维生素的化学结构复杂，对它们的分类无法采用化学结构分类法，也无法根据其生理作用进行分类。一般根据它们的溶解性特征，将其分为两大类：脂溶性维生素和水溶性维生素。脂溶性维生素有维生素 A、维生素 D、维生素 E、维生素 K；而水溶性维生素则有维生素 B_1、维生素 B_2、泛酸（维生素 B_5）、维生素 B_6、维生素 B_{12}、烟酸、维生素 C、叶酸和生物素。水溶性维生素在食品加工过程中的稳定性较差，较容易损失，而脂溶性维生素的稳定性较高。

一、脂溶性维生素

（一）维生素 A

维生素 A 是指具有视黄醇生物活性的一大类物质。来源于动物体内的维生素 A 称已形成的维生素 A，包括视黄醇、视黄醛、视黄酸。存在于植物中、在体内可以转化成维生素 A 的类胡萝卜素称为维生素 A 原，如 α–胡萝卜素、β–胡萝卜素、γ–胡萝卜素等。维生素 A 和维生素 A 原对碱和热稳定，但易被氧化和被紫外线破坏，当食物中含有磷脂、维生素 E、维生素 C 和其他抗氧化剂时，视黄醇和胡萝卜素较为稳定，密封、低温冷冻组织中的维生素 A 可以稳定存在数年。

1. 维生素 A 的生理功能

（1）构成视觉细胞内感光物质：人视网膜的视杆细胞内含有感光物质视紫红质，它由11–顺式视黄醛和视蛋白结合而成，对维持眼的视觉功能尤其是暗视觉十分重要。

（2）调节上皮细胞的增殖和分化：维生素 A 能保证上皮细胞中糖蛋白的正常合成，从而促进上皮细胞正常生长和分化，维持细胞的正常结构和功能。9–顺式视黄酸和全反式视黄酸的作用尤为重要。

（3）增强免疫功能：维生素 A 可能通过增强巨噬细胞和自然杀伤细胞的活力以及改变淋巴细胞的生长或分化而提高免疫功能。此外，维生素 A 促进上皮细胞的完整性和分化也有助于抵抗致病因子的侵袭。

（4）促进生长发育：维生素 A 参与 RNA、DNA 的合成，对细胞分化、组织更新有重要影响。视黄醇和视黄酸在胚胎发育和骨骼、牙齿形成过程中起重要作用，促进儿童正常生长。

（5）防癌抗癌：实验发现维生素 A 和 β - 胡萝卜素具有防癌抗癌作用，其机制可能与其调节细胞分化、增殖和凋亡以及其抗氧化功能有关。

2. 维生素 A 的吸收代谢　食物中的维生素 A 大多数以酯的形式存在，在小肠中胆盐和胰脂酶的作用下，水解成视黄醇、类胡萝卜素和相应的脂肪酸，然后再与其他脂溶性成分形成胶团，在小肠被吸收。被吸收的视黄醇大部分在小肠黏膜细胞内酯化，并与少量未经酯化的视黄醇、胡萝卜素一起参与形成乳糜微粒，通过淋巴系统进入血液循环，转运至肝后主要以酯的形式贮存在肝实质细胞和星状细胞中。

维生素 A 在体内依次被氧化成视黄醛、视黄酸，然后分解为其他代谢产物，排出体外。视黄醛还可还原成视黄醇，但视黄酸无法还原成视黄醛。维生素 A 在体内被氧化成的代谢产物与葡萄糖醛苷结合后由胆汁进入肠道随粪便排出。大约 30% 的代谢产物由肾排泄。类胡萝卜素主要由胆汁排泄。

3. 维生素 A 的缺乏及过量　维生素 A 缺乏是发展中国家常见的营养问题。早期症状是暗适应能力降低，严重者可导致夜盲症和眼干燥症，后者表现为眼干燥、怕光、流泪，眼结膜和角膜干燥，溃疡、穿孔甚至失明。维生素 A 缺乏还可以引起其他组织上皮增生和角化，出现皮肤干燥、毛囊丘疹、黏膜尤其是呼吸道容易发生感染等。

过量摄入维生素 A 可引起中毒和致畸毒性，表现为恶心、呕吐、眩晕、视物模糊、肌肉活动失调，继而出现食欲缺乏、乏力、嗜睡等症状。大量摄入富含胡萝卜素的食物，可引起皮肤黄染，血浆类胡萝卜素含量升高，停止食用后，症状消失。

4. 维生素 A 的膳食摄入量及食物来源　食物中全部具有维生素 A 活性的物质常用视黄醇当量（retinol equivalents，RE）表示，包括已形成的维生素 A 和维生素 A 原的总量（μg）。

（1）1μg 视黄醇 = 0.0035μmol 视黄醇 = 1μg 视黄醇当量。

（2）μgβ - 胡萝卜素 = 0.167μg 视黄醇当量。

（3）1μg 其他维生素 A 原 = 0.084μg 视黄醇当量。

（4）膳食或食物中总视黄醇当量（μg RE）= 视黄醇（μg）+ β - 胡萝卜素（μg）× 0.167 + 其他维生素 A 原（μg）× 0.084。

（5）1IU 维生素 A = 0.3μg 视黄醇 = 0.334μg 醋酸维生素 A 酯 = 0.55μg 棕榈酸维生素 A 酯。

我国居民膳食维生素 A 的 RNI 为成年男性 770μgRE/d、女性 660μgRE/d。维生素 A 最好的食物来源是动物肝。乳制品、鸡蛋、鱼油等也含有较丰富的维生素 A。维生素 A 原的良好来源是胡萝卜、红薯、深绿色蔬菜、玉米、芒果和柑橘等。

（二）维生素 D

维生素 D 是指具有钙化醇生物活性的一类物质的总称，可分为维生素 D_2（ergocalciferol，麦角钙化醇）和维生素 D_3（cholecalciferol，胆钙化醇）。维生素 D_2 可由植物中的麦角固醇在紫外线作用下转化生成。人体在晒太阳时，皮肤中的 7 - 脱氢胆固醇可被紫外线转化为维生素 D_3。维生素 D 溶于脂肪和有机溶剂，化学性质比较稳定，在中性和碱性溶液中耐热，但在酸性溶液中则逐渐分解。

1. 维生素 D 的生理功能 维生素 D 在体内肝和肾羟化后形成其活性形式 $1,25\text{-}(OH)_2\text{-}D_3$，并被运输至小肠、肾、骨等靶器官以发挥其生理功能。

（1）促进小肠对钙吸收：转运至小肠的维生素 D 可以促进小肠黏膜上皮中钙结合蛋白的合成，促进钙的吸收。

（2）促使骨、软骨及牙齿的矿化作用：维生素 D 可以增加机体对钙、磷的利用，促进骨、软骨及牙齿的矿化，维持正常生长发育。

（3）维持血钙水平：$1,25\text{-}(OH)_2\text{-}D_3$ 与甲状旁腺素、钙、磷共同调节机体血钙平衡。当血钙水平低下时，甲状旁腺素水平升高，$1,25\text{-}(OH)_2\text{-}D_3$ 生成增加，通过其对靶器官的作用以增高血钙水平；当血钙过高时，促使甲状旁腺产生降钙素，阻止钙从骨中动员，增加钙、磷从尿中的排出。

（4）促进肾对钙、磷的重吸收：$1,25\text{-}(OH)_2\text{-}D_3$ 能直接作用于肾，促进肾小管对钙、磷的重吸收，减少丢失。

2. 维生素 D 的吸收代谢 食物中的维生素 D 进入小肠后，在胆汁的作用下与其他脂溶性物质一起形成胶团被动吸收入小肠黏膜细胞。吸收后的维生素 D 掺入乳糜微粒经淋巴进入血液循环。在皮肤中产生的维生素 D_3 缓慢扩散进入血液。从两种途径获得的维生素 D_3 在肝内经维生素 $D_3\text{-}25\text{-}$羟化酶催化生成 $25\text{-}OH\text{-}D_3$；然后再被转运至肾，进一步羟化产生 $1,25\text{-}(OH)_2\text{-}D_3$ 和 $24,25\text{-}(OH)_2\text{-}D_3$。这两种羟基代谢物及其所有代谢产物经血液转运至靶器官，表达各种生理功能。

维生素 D 在体内主要分布于脂肪组织中，其次为肝等。维生素 D 主要在肝代谢，形成极性较强的代谢产物与葡萄糖苷酸结合后，随胆汁入肠排出。

3. 维生素 D 的缺乏及过量 维生素 D 缺乏可引起肠道钙和磷吸收减少，肾小管对钙和磷的重吸收减少，造成骨骼和牙齿的矿化异常、骨骼畸形等病症。

（1）佝偻病：在婴幼儿期，容易引起骨骼变软和弯曲变形，导致膝内翻或膝外翻。

（2）骨质软化症：孕妇、乳母和老年人主要表现为骨质软化，容易变形，如孕妇骨盆变形可致难产。

（3）手足抽搐症：血清钙水平降低时可引起肌肉痉挛、小腿抽筋、惊厥等。

（4）骨质疏松症：老年人由于体内维生素 D 水平低，常发生骨质疏松及骨折，是威胁老年人健康的主要疾病之一。

维生素 D 具有潜在的毒性，特别是对年幼儿童。过量摄入维生素 D 可以引起高钙血症和高钙尿症，中毒症状包括食欲缺乏、体重减轻、恶心、呕吐、腹泻、头痛、多尿、烦渴、发热等，以致发展成动脉、心肌、肺、肾、气管等软组织转移性钙化和肾结石，严重的维生素 D 中毒可导致死亡。预防维生素 D 中毒最有效的方法是避免滥用。

4. 维生素 D 的膳食摄入量及食物来源 我国居民膳食维生素 D 的 RNI 为 50 岁以下者 $10\mu g/d$、65 岁以上者 $15\mu g/d$，妊娠期及乳母 $10\mu g/d$。维生素 D 的量可以用 IU 或 μg 表示，它们的换算关系是：1IU 维生素 $D_3 = 0.025\mu g$ 维生素 D_3，即 $1\mu g$ 维生素 $D_3 = 40IU$ 维生素 D_3。

鱼肝油含有丰富的维生素 D，其制剂可作为婴幼儿维生素 D 的补充剂。动物性食物是天然维生素 D 的主要来源，如含脂肪高的海鱼和鱼卵，其他如肝、蛋黄、奶油和乳酪中维生素 D 的含量也相对较多。瘦肉、坚果、人乳和牛乳中维生素 D 含量较低。

（三）维生素 E

由于维生素 E 与动物的生育有关，同时也具有酚的性质，故又称为生育酚（tocopherol）。目前，已有 8 种具有维生素 E 活性的化合物从植物中分离出来，包括 4 种生育酚和 4 种生育三烯酚。其中 α-生育酚的生理活性最高，故通常以 α-生育酚作为维生素 E 的代表进行研究。α-生育酚是黄色油状液体，对热和酸稳定，对氧十分敏感，在油脂酸败时易被破坏。烹调对食物中维生素 E 的破坏一般不大。

1. 维生素 E 的生理功能

（1）抗氧化作用：维生素 E 是一种强抗氧化剂，可保护细胞膜上的多不饱和脂肪酸、细胞骨架及蛋白质的巯基免受自由基的攻击。生育酚分子与自由基反应后，自身被氧化成生育酚羟自由基，即氧化型维生素 E。氧化型维生素 E 在维生素 C、谷胱甘肽和 NADPH 的参与下重新还原生成还原型生育酚。体内抗氧化功能是由复杂的体系共同完成的，维生素 E 是抗氧化体系的重要组成成分。

（2）维持动物的生殖功能：维生素 E 是维持动物生殖功能的必需物质。维生素 E 缺乏时，实验动物可出现睾丸萎缩、上皮细胞变性、孕育异常。但在人类尚未发现因维生素 E 缺乏而出现的不孕症。

（3）预防衰老：随着年龄的增长，体内细胞中某些成分被氧化分解后沉积的脂褐质不断增加，形成所谓老年斑。补充维生素 E 可减少细胞中的脂褐质形成，改善皮肤弹性，使性腺萎缩减轻，提高免疫能力。因此，维生素 E 在预防衰老中的作用日益受到重视。

（4）增强机体免疫功能和抑制肿瘤发生：维生素 E 可维持淋巴细胞的正常功能，增强机体免疫能力；维生素 E 能阻断胃中亚硝胺的合成；维生素 E 还能保护细胞膜、细胞核和染色体免受致癌物的作用。

2. 维生素 E 的吸收代谢 维生素 E 在小肠吸收，吸收率为 20% ~ 40%。影响脂肪吸收的因素也可影响维生素 E 的吸收。吸收后的维生素 E 主要经乳糜微粒转运至肝，储存在肝、脂肪和肌肉组织。维生素 E 主要经胆汁排出，部分代谢产物可经尿排泄。

3. 维生素 E 的缺乏及过量 维生素 E 缺乏在人类很少见，但可出现在低体重的早产儿、脂肪吸收障碍的患者。缺乏维生素 E 时，可出现视网膜退行性改变、蜡样质色素积聚、溶血性贫血、肌无力、神经退行性病变、小脑共济失调等。维生素 E 的毒性相对较小，但补充维生素 E 制剂应以每天不超过 400mg 为宜。

4. 维生素 E 的膳食摄入量及食物来源 维生素 E 的活性常用 α-生育酚当量（α-tocopherol equivalent，α-TE）表示。我国居民 15 岁以上人群膳食维生素 E 的 AI 为 14mg α-TE/d。维生素 E 含量丰富的食物有植物油、麦胚、坚果、豆类和谷类；肉类、鱼类等动物性食品和水果、蔬菜中含量很少。

二、水溶性维生素

（一）维生素 B_1

维生素 B_1 又称硫胺素（thiamine）、抗神经炎因子、抗脚气病因子，可溶于水，在酸性环境中较稳定，碱性环境中不稳定，易被氧化而失去活性，在一般的烹调温度下损失不多。

1. 维生素 B$_1$ 的生理功能

（1）参与碳水化合物及能量的代谢：维生素 B$_1$ 在体内以硫胺素焦磷酸（thiamine pyrophosphate，TPP）的活性形式，作为丙酮酸脱氢酶系和转酮醇酶的辅酶，参与碳水化合物代谢和能量的生成。

（2）促进胃肠道蠕动和增进食欲：乙酰胆碱有促进胃肠蠕动和腺体分泌的作用。维生素 B$_1$ 能抑制胆碱酯酶的活性，减少乙酰胆碱的水解，有利于维持胃肠道功能，引起食欲。

（3）对神经系统的影响：TPP 在神经元细胞内浓集，可能通过改变大脑细胞膜的通透性、调节大脑的氯化物及水解作用；TPP 还可影响神经系统碳水化合物的代谢和能量供应。

2. 维生素 B$_1$ 的吸收代谢　维生素 B$_1$ 主要在空肠和回肠吸收。进入人体后，在硫胺素焦磷酸激酶、TPP – ATP 磷酸转移酶及硫胺素焦磷酸酶的参与下形成硫胺素磷酸化合物，其中大约 80% 为 TPP。维生素 B$_1$ 主要通过尿液排出，汗液中排泄量极少。

3. 维生素 B$_1$ 的缺乏及过量　维生素 B$_1$ 摄入不足可出现下肢软弱无力、恶心、食欲差、淡漠、沮丧、心电图异常等症状，长期缺乏则可导致脚气病，有以下几种类型。

（1）干性脚气病：以神经系统的周围神经炎症状为主，表现为指（趾）端麻木、肌肉酸痛、压痛，以腓肠肌为甚。膝反射先亢进后减弱甚至消失。甚至出现垂腕、垂足。

（2）湿性脚气病：最突出的症状是水肿，由下肢开始遍及全身，严重者出现心包积液、右心室扩大、心悸、心动过速、心力衰竭，甚至死亡等。

（3）婴儿脚气病：多由于孕妇、乳母缺乏维生素 B$_1$ 而引起，常发生于 2～5 月龄婴儿。发病急，病情重，发病初期可出现食欲缺乏、呕吐、便秘或腹泻；晚期则表现为心血管症状，可出现发绀、心脏扩大、肝充血淤血，严重时可发生强直性痉挛、昏迷甚至死亡。

因过量摄入维生素 B$_1$ 所导致的毒性反应尚不多见。

4. 维生素 B$_1$ 的膳食摄入量及食物来源　我国居民膳食维生素 B$_1$ 的 RNI 为成年男性 1.4mg/d、女性 1.2mg/d，孕妇 1.4～1.5mg/d、乳母 1.5mg/d。维生素 B$_1$ 在天然食物中广泛存在，动物内脏、肉类及未加工的粮谷类中含量丰富，而蛋类、乳类、水果蔬菜中含量较低。

（二）维生素 B$_2$

维生素 B$_2$ 又称核黄素（riboflavin），在酸性及中性环境中对热稳定，但在碱性环境中易被热和紫外线破坏。食物中的维生素 B$_2$ 以结合及游离两种形式存在，游离状态的维生素 B$_2$ 容易被日光和热破坏，而结合状态比较稳定。

1. 维生素 B$_2$ 的生理功能

（1）参与体内生物氧化与能量代谢：维生素 B$_2$ 以黄素单核苷酸（flavin mononucleotide，FMN）和黄素腺嘌呤二核苷酸（flavin adenine dinucleotide，FAD）辅酶形式参与许多代谢的氧化还原反应，参与电子传递过程，在氨基酸、脂肪酸、碳水化合物的代谢中均发挥重要作用，使其逐步释放能量供细胞利用，维护皮肤和黏膜的完整性。

（2）参与维生素 B$_6$ 和烟酸的代谢：FAD 和 FMN 分别作为辅酶参与色氨酸转变为烟酸、维生素 B$_6$ 转变为磷酸吡哆醛的过程。

（3）其他：FAD 作为谷胱甘肽还原酶的辅酶，参与体内的抗氧化防御系统，维持还原型谷胱甘肽的浓度；FAD 与细胞色素 P450 结合，参与药物代谢；提高机体对环境应激的适应能力等。

2. 维生素 B_2 的吸收代谢　食物中的维生素 B_2 主要与黄素蛋白结合生成复合物，经焦磷酸酶、蛋白酶水解后，主要在小肠上部吸收。胃酸是影响其吸收的重要因素。维生素 B_2 很少在体内贮存，主要随尿液排出。

3. 维生素 B_2 的缺乏及过量　维生素 B_2 缺乏主要表现为眼、口腔和皮肤的炎症反应。

（1）眼：畏光、流泪、视物模糊、球结膜充血、角膜周围血管增生、睑缘炎。

（2）口腔：多表现为唇炎、口角炎、舌炎等。

（3）皮肤：常见脂溢性皮炎，多见于皮脂分泌旺盛部位如鼻翼窝、耳后、眼外眦、乳房下、腋下、腹股沟等处。患处可出现轻度红斑，覆盖黄色脂状鳞片。

（4）其他：维生素 B_2 缺乏还可导致缺铁性贫血，影响生长发育，妊娠期缺乏可导致胎儿骨骼畸形。

维生素 B_2 溶解度小，肠道吸收有限，体内又不能大量贮存，故几乎无毒性。

4. 维生素 B_2 的膳食摄入量及食物来源　我国居民膳食维生素 B_2 的 RNI 为成年男性 1.4mg/d、成年女性 1.2mg/d、妊娠中期 1.3mg/d、妊娠晚期 1.4mg/d、乳母 1.7mg/d。不同食物中维生素 B_2 含量差异较大，动物性食品中含量高于植物性食品，动物肝、肾、心脏、乳汁及蛋类中含量尤为丰富。

（三）烟酸

烟酸又称尼克酸（niacin）、维生素 B_3，与烟酰胺一起合称为维素 PP。烟酸结晶为白色，溶于水和醇，不溶于醚，是理化性质最稳定的维生素。

1. 烟酸的生理功能

（1）参与体内生物氧化与能量代谢：烟酸被机体吸收后转化为辅酶Ⅰ（NAD）和辅酶Ⅱ（NADP），作为氢的受体或供体参与体内生物氧化还原反应，在蛋白质、脂肪和碳水化合物的能量释放过程中起着重要作用。同时，它们还可与维生素 B_6、泛酸和生物素共同参与脂肪、蛋白质和核酸的合成。

（2）构成葡萄糖耐量因子：由烟酸和三价铬离子（Cr^{3+}）、谷胱甘肽组成的葡萄糖耐量因子（glucose tolerance factor，GTF）是胰岛素的辅助因子，有助于胰岛素充分发挥作用，增加葡萄糖的氧化利用，并促进葡萄糖转变成脂肪。烟酸在其中的作用尚不清楚。

2. 烟酸的吸收代谢　膳食中的烟酸和烟酰胺在胃肠道内迅速被吸收，主要分为主动吸收和被动扩散方式吸收。烟酸和烟酰胺被吸收后经门静脉进入肝，转化为辅酶Ⅰ和辅酶Ⅱ。肌肉、肝及其他组织中辅酶的水平与食物中烟酸的摄入量有关。人体组织细胞还可利用色氨酸合成烟酸，转化比例大约是 60∶1。烟酸在肝代谢后主要以 N－甲基烟酰胺的形式随尿排出体外。

3. 烟酸的缺乏及过量　烟酸广泛存在于各种动植物性食物中，所以由烟酸缺乏引起的癞皮病现在几乎见不到。癞皮病的典型表现为皮炎、腹泻和痴呆。皮炎多对称分布于身体暴露部位及易受摩擦部位，初期如同过度日晒引起的灼伤，皮肤出现红肿、水疱、溃疡等，随后病变部位可转为红棕色、粗糙、脱屑、过度角化、色素沉着等。胃肠道症状表现为食欲缺乏、恶心、呕吐、腹痛、腹泻等，可出现口腔炎、杨梅舌等。持续严重缺乏可致神经精神症状，如急躁、抑郁、记忆力减退、失眠、嗜睡、昏睡甚至痴呆等。过量摄入烟酸的不良反应主要表现为血管扩张、皮肤发红、血压骤降、眼部不适、恶心、呕吐、高尿酸血症、肝功能异常等。

4. 烟酸的膳食摄入量及食物来源 膳食中烟酸用烟酸当量（niacin equivalent，NE）表示：NE（mg）= 烟酸（mg）+ 色氨酸（mg）× 1/60。我国居民膳食烟酸的 RNI 为成年男性 15mgNE/d、女性 12mgNE/d，乳母 16mgNE/d。植物性食物中存在的主要是烟酸，动物性食物中以烟酰胺为主。烟酸和烟酰胺在肝、肾、瘦禽肉、鱼以及坚果类中含量丰富；乳和蛋中的烟酸含量虽低，但色氨酸含量较高，在体内可转化为烟酸。

（四）维生素 B₆

维生素 B₆ 包括三种天然存在形式，即吡哆醇（pyridoxine，PN）、吡哆醛（pyridoxal，PL）、吡哆胺（pyridoxamine，PM），这三种化学形式可以相互转换。它们易溶于水和乙醇，在空气中稳定。对光和碱敏感，高温下可被破坏。

1. 维生素 B₆ 的生理功能 维生素 B₆ 在体内被磷酸化形成磷酸吡哆醇、磷酸吡哆醛和磷酸吡哆胺三种活性辅酶形式，其中磷酸吡哆醛是氨基酸代谢中需要的 100 多种酶的辅酶，参与体内氨基酸、糖原和脂肪的代谢，还参与内分泌腺功能调节、辅酶 A 的生物合成等过程。维生素 B₆ 还在维持机体免疫功能方面发挥作用。

2. 维生素 B₆ 的吸收代谢 食物中维生素 B₆ 在小肠上部吸收，此外人体肠道内微生物也可以合成部分维生素 B₆。维生素 B₆ 以磷酸吡哆醛形式与多种蛋白质（主要是清蛋白）结合，蓄积在组织中。磷酸吡哆醛分解代谢为 4 – 吡哆酸主要从尿中排出，少量从粪便排泄。

3. 维生素 B₆ 的缺乏及过量 通常维生素 B₆ 缺乏往往伴有其他维生素的缺乏。人体缺乏维生素 B₆ 可使皮脂分泌旺盛部位出现脂溢性皮炎，初见于眼、鼻、口周，严重者可至面部、前额、耳后、阴囊和会阴等处，并可出现前臂和膝部色素沉着、唇口裂、口舌炎、偶见小细胞低色素性贫血等。部分患者出现神经精神症状，易受刺激、抑郁以及神志错乱等。维生素 B₆ 缺乏还可引起体液和细胞介导的免疫功能受损、出现高半胱氨酸血症和黄尿酸血症。

维生素 B₆ 毒副作用相对较低，经食物摄入一般不会发生摄入过量。但过量服用维生素 B₆ 可引起中毒，表现为周围感觉神经症状及腕管综合征。每日摄入量达到 500mg 时可引起严重不良反应，出现抑郁、疲劳、易怒、头痛、麻木、肌肉无力无法行走及抽搐等神经毒性症状和皮肤损伤等光敏感性反应。

4. 维生素 B₆ 的膳食摄入量及食物来源 我国居民膳食维生素 B₆ 的 RNI 为成人 1.4mg/d、50 岁以上人群 1.6mg/d，孕妇 2.2mg/d、乳母 1.7mg/d。维生素 B₆ 广泛存在于各种食物中，含量高的食物为白色肉类（如鸡肉和鱼肉），其次为动物肝、豆类、坚果类和蛋黄等。有些水果和蔬菜中维生素 B₆ 含量也较多。

（五）叶酸

叶酸（folic acid，FA）又称蝶酰谷氨酸，为淡黄色结晶，微溶于水，其钠盐易溶于水，酸性环境中不稳定，在中性和碱性溶液中耐热，对光照射敏感。在食物贮存和烹调过程中，叶酸损失率高达 50% ~ 70%。

1. 叶酸的生理功能 在叶酸还原酶作用下，叶酸被还原成具有生理活性的四氢叶酸（tetra-hydrofolic acid，THFA）。THFA 是一碳单位转移酶系统中的辅酶，可作为一碳单位的载体，参与合成体内多种物质。在代谢过程中，组氨酸、丝氨酸、甘氨酸、甲硫氨酸可分别供给一碳单位亚氨甲基（—CH = NH）、羟甲基（—CH$_2$—OH）、亚甲基（—CH$_2$—）和甲酰基（—CHO）、甲基（—CH$_3$）。携带一碳单位的 FH$_4$ 主要参与如下化合物的生成和代谢。

（1）参与嘌呤、胸腺嘧啶的合成：直接影响 DNA 的合成。

（2）参与氨基酸之间的相互代谢转化：如丝氨酸与甘氨酸之间的互相转换、组氨酸转化为谷氨酸、同型半胱氨酸与甲硫氨酸之间的互相转换等。

（3）参与血红蛋白和其他甲基化合物的合成：如肾上腺素、胆碱、肌酸等。

2. 叶酸的吸收代谢　自然界中的叶酸大部分为多谷氨酸形式，它们须经 γ - 谷氨酸酰基水解酶水解为单谷氨酸叶酸，才可被小肠吸收，葡萄糖与抗坏血酸可促进其吸收。叶酸在肠道中进一步被叶酸还原酶还原成具有生理作用的 THFA，大部分贮存于肝中。叶酸主要以其代谢产物乙酰氨基苯甲酰谷氨酸的形式随尿排出，少量随胆汁排入肠道，部分在小肠可被重吸收。

3. 叶酸的缺乏及过量　叶酸缺乏对细胞分裂增殖、组织生长以及神经介质的合成均产生重要影响，首先影响细胞增殖速度较快的组织，如红细胞。

（1）巨幼红细胞贫血：叶酸缺乏影响胸腺嘧啶核苷酸的合成进而影响核酸代谢，以致骨髓中幼红细胞分裂速度减慢，停留在巨幼红细胞阶段而成熟受阻，同时血红蛋白合成减少。骨髓和周围血中这种体积巨大的、核内染色质疏松的不成熟红细胞比例增大。患者表现为头晕、乏力、精神萎靡、面色苍白，并伴有食欲缺乏等消化系统症状。

（2）胎儿神经管畸形：叶酸携带和提供一碳单位，参与神经鞘和神经递质的合成。神经管闭合是在胚胎发育的第 3~4 周，孕妇妊娠早期缺乏叶酸会影响胎儿神经系统的发育，导致胎儿发生神经管畸形，主要表现为脊柱裂和无脑畸形等中枢神经系统发育异常。妊娠早期及时补充叶酸可以明显降低胎儿神经管畸形的发生率。另外，孕妇缺乏叶酸还可增加先兆子痫、胎盘早剥、胎盘发育不良所致自发性流产的发生率。

（3）高同型半胱氨酸血症：叶酸缺乏影响 S - 腺苷甲硫氨酸循环，即不能通过 5 - 甲基四氢叶酸有效地提供甲基，进而使同型半胱氨酸甲基化后形成甲硫氨酸，以致血液中同型半胱氨酸堆积，出现高同型半胱氨酸血症。血液中高浓度的同型半胱氨酸不仅损害血管内皮细胞，促进自由基的形成，加速低密度脂蛋白的氧化，激活血小板的黏附和聚集，成为促发动脉粥样硬化的危险因素，而且还可能对脑细胞产生毒性而损伤神经系统。

（4）叶酸与某些癌症：研究发现，人类患结肠癌、前列腺癌及子宫颈癌与膳食中缺乏叶酸有关。结肠癌患者的叶酸摄入量明显低于正常人，叶酸摄入不足的女性，其结肠癌发病率是正常人的 5 倍。

大剂量服用叶酸有可能产生毒副作用，如干扰抗惊厥药物的作用而引起患者惊厥发作，影响锌的吸收等。大剂量叶酸还可能掩盖维生素 B$_{12}$ 缺乏的症状，从而导致严重的、不可逆的神经损害。

4. 叶酸的膳食摄入量及食物来源　膳食中叶酸用膳食叶酸当量（dietary folate equivalent，DFE）表示：DFE（μg）= 膳食叶酸（μg）+ 1.7 × 叶酸补充剂（μg）。

我国居民叶酸的 RNI 为 15 岁以上人群 400μgDFE/d，孕妇、乳母分别为 600μgDFE/d、550μgDFE/d。叶酸广泛存在于动植物食品中，其良好的食物来源有动物肝和肾、蛋、梨、蚕豆、芹菜、花椰菜、莴苣、柑橘和香蕉及其他坚果类。

（六）维生素 C

维生素 C 又称抗坏血酸（ascorbic acid），具有较高的还原性。在自然界中存在 L - 型和 D - 型两种形式，后者无生物活性。维生素 C 是白色的片状结晶，有酸味，极易溶于水，微溶于乙醇，不溶于有机溶剂。维生素 C 极不稳定，遇空气中氧、热、光和碱性物质，特别是当氧化酶及微量铜、铁等重金属离子存在时，很容易被氧化。

食物中维生素 C 有还原型与氧化型两种，两者可通过氧化还原互变，均具生物活性。当氧化型维生素 C 被氧化或加水分解变成二酮古洛糖酸或其他氧化产物时，则丧失其活性。一般食物在贮存过程中，维生素 C 都有不同程度的损失。

1. 维生素 C 的生理功能

（1）抗氧化作用：维生素 C 是机体内一种很强的抗氧化剂，可直接与氧化剂作用。在组织中可被氧化型谷胱甘肽氧化成去氢维生素 C，然后又被还原型谷胱甘肽还原，保持二者之间的平衡，使体内氧化还原过程正常进行。维生素 C 可还原超氧化物、羟基、次氯酸以及其他活性氧化剂，这类氧化剂可能影响 DNA 的转录或损伤 DNA、蛋白质或膜结构。维生素 C 是一种重要的自由基清除剂，它通过逐级供给电子而变成去氢维生素 C，发挥清除自由基、抗衰老和防病的作用。维生素 C 还可防止维生素 A、维生素 E、不饱和脂肪酸等的氧化。

（2）发挥还原作用：维生素 C 作为强还原剂，可保持巯基酶的活性和谷胱甘肽的还原状态，从而发挥解毒作用；还原高铁血红蛋白，恢复其携氧能力；把食物中 Fe^{3+} 还原为 Fe^{2+}，促进铁的吸收利用；将叶酸还原为四氢叶酸，参与一碳单位代谢；使尿黑酸氧化酶、脯氨酸羟化酶、赖氨酸羟化酶中的铁维持在还原状态，借以发挥催化作用等。

（3）参加羟化反应：羟化反应是体内许多重要物质合成或分解的必要步骤。维生素 C 参与的羟化反应包括使脯氨酸、赖氨酸羟化为羟脯氨酸和羟赖氨酸，促进胶原蛋白合成，维持毛细血管的正常结构和功能，加快创伤愈合；促进胆固醇羟化为胆酸，降低血液胆固醇水平，防治动脉粥样硬化；参与大脑中神经递质去甲肾上腺素和 5 - 羟色胺的合成过程；促进药物和毒物羟化解毒等。

（4）增强免疫功能：维生素 C 能促进免疫球蛋白的合成，增加 T 淋巴细胞的数量和活力，增强机体对疾病的抵抗力。

（5）防癌作用：维生素 C 可阻断胃中亚硝胺的形成，降低食管癌、胃癌等的发病率；通过促进机体合成透明质酸酶抑制物，阻止癌细胞的扩散。

2. 维生素 C 的吸收代谢　食物中的维生素 C 在小肠被吸收，其吸收率随摄入量的增加而降低。维生素 C 在吸收前可被氧化成去氢维生素 C，去氢维生素 C 比维生素 C 以更快的速度通过细胞膜。维生素 C 一旦进入小肠黏膜细胞或其他组织细胞，在去氢维生素 C 还原酶的作用下很快还原成维生素 C。胃酸缺乏时，维生素 C 的吸收减少。吸收后的维生素 C 分布在体内所有水溶性结构中，保持一定的贮存量。绝大部分维生素 C 代谢分解为草酸或与硫酸结合由尿液排出，另一部分以原形直接随尿排出体外，汗、粪便中也有少量排出。

3. 维生素 C 的缺乏及过量　维生素 C 缺乏可导致维生素 C 缺乏症（坏血病）。它是一种以胶原结构受损害、合并毛细血管广泛出血为特征的严重疾病。早期症状为倦怠、疲乏、呼吸急促、牙龈出血、伤口愈合不良等。严重者可出现牙龈红肿、溃烂、牙齿松动、皮下毛细血管破裂出血导致皮下组织、肌肉、关节和腱鞘等处出血，甚至形成血肿或瘀斑。部分患者也可出现贫血、肌肉纤维衰退、心力衰竭、严重内出血等。骨骼因有机质形成不良可导致骨质疏松症。

维生素 C 摄取过多可出现恶心、腹泻、腹胀、铁吸收过度、红细胞破坏及泌尿道结石等不良反应。

4. 维生素 C 的膳食摄入量及食物来源　我国居民膳食维生素 C 的 RNI 为成人 100mg/d，孕妇 115mg/d、乳母 150mg/d。维生素 C 主要来源为新鲜蔬菜和水果，一般是叶菜类含量比根茎类多，酸味水果比无酸味水果含量多。含量较丰富的蔬菜有辣椒、油菜、菠菜、卷心菜、菜花、西兰花、芥菜、苋菜、蒜苗、豌豆苗、苦瓜等。含量较多的水果有柑橘、柠檬、柚子、鲜枣、山楂和草莓等，而苹果、梨、桃和香蕉中含量很少。某些野果中维生素 C 含量尤为丰富，如刺梨、沙棘、猕猴桃和酸枣等。

第五节　其他膳食成分

一、水

水（water）是营养素，它虽不提供人体所需的能量，却是人体维持生命活动不可缺少的物质之一。

（一）体内的水含量与分布

水是人体成分中含量最多的。人体内水含量因年龄、性别、体型、职业不同而不同，一般来讲，随年龄的增加，水含量下降。如胎儿体内含水量达 90% 以上，婴儿体内约含水 75%，成人体内含水量为 55% ~65%。女性含水量比男性低，运动员的含水量高于普通人。水广泛分布于细胞内、外液和身体的固态支持组织中，但不同细胞和组织的含水量有较大的差异。代谢活跃的组织细胞中水含量较高，反之则较低，如骨骼含水 12% ~15%，皮肤含水 60% ~70%，肌肉与肝、肾、脑等内脏器官含水 70% ~80%，脂肪组织含水 20% ~35%，而血液含水在 80% 以上。

（二）水的生理功能

水是组成体液的主要成分，体内水的平衡对于体温调节、将营养素或激素输送到各个细胞、将废物从细胞中带出以及润滑和催化生理化学反应，具有重要的意义。

1. 是人体的基本组成成分　水是维持生命、保持细胞和组织的正常外形、构成各种体液所必需的物质。蛋白胶体中的水直接参与构成细胞和组织，这种结合水还可使组织具有一定的形态、硬度和弹性。

2. 参与体内物质运输与代谢　水具有很强的溶解性，可使各种水溶性有机物和无机物溶于其中，某些低水溶性甚至非水溶性的物质如蛋白质和脂肪等也能在适当的条件下分散于水中，形成乳浊液或胶体溶液。水的流动性很强，可作为体内许多物质的载体，尤其对于各种营养素的吸收与转运、气体的运输与交换以及代谢产物的运输和排泄等有重要的作用。水不仅可以作为多种物质的溶媒和体内许多生化反应的媒介，参与细胞代谢，也可以作为反应物参与体内的许多生化反应，并参与构成细胞赖以生存的外环境条件。

3. 调节体温 水的比热高，在代谢过程中产生的热能大多可以被水吸收，有利于维持体温的恒定；水的蒸发热大，通过出汗可以散发体内贮存的热量；水的导热性强，可以使体内各组织器官间的温度趋于一致。

4. 润滑作用 水的黏度小，可以对体内许多重要的易摩擦部位起到良好的滑润作用，以减少磨损，如关节腔内的润滑液可减少关节转动时的摩擦，唾液能使食物便于吞咽，韧带、肌肉、被膜等组织器官的活动等也都常以水作为润滑剂。水可维持腺体组织和细胞的正常分泌，保持肌肤柔软及适当的弹性。此外，水还可以起到滋润机体组织细胞，使其保持湿润状态的作用。

5. 维持良好的消化吸收功能 食物进入胃肠道，必须依靠消化道器官分泌的消化液进行消化，包括唾液、胃液、肠液、胰液和胆汁，而这些消化液含水量高达90%。

（三）水的吸收与代谢

水的吸收主要在小肠，小肠对水的吸收主要取决于渗透压的差异，即小肠在吸收所消化的固体食物后导致肠壁的渗透压增高，从而促进小肠对水的吸收。体内缺水可导致组织细胞水含量降低，渗透压增加，也可使水的吸收增加。此外，水亦可伴随钠离子和其他物质的主动转运过程被人体吸收。

体内水排出的途径：经肾以尿液的形式排出，约占总排出量的50%；经皮肤以汗液的形式排出，约占30%；经呼吸道排出，约占15%；经肠道以粪便的形式排出，约占5%。正常情况下，人体对水的吸收与排出保持相对平衡状态，从肾小球滤出的水大部分可被重吸收，仅小部分生成尿液排出体外。运动和环境温度较高时，通过皮肤蒸发而排出的水增加。腹泻时，通过粪便排出的水增加。

（四）水的缺乏与过量

1. 水缺乏 水摄入不足或因腹泻、呕吐、排汗过多或发热等造成机体水丢失增加，均可导致机体发生水缺乏，重者可导致脱水（dehydration）。缺水或长期饮水不足造成的脱水对人体健康有严重的危害。动物实验表明，当体内水分减少8%，即会出现严重的干渴感觉、食欲丧失、消化作用减慢，并因黏膜的干燥而降低对传染病的抵抗力。长期饮水不足可使血液变得黏稠。此外，缺水可使机体组织中的蛋白质和脂肪分解增加，氮和钠、钾离子排出增加。缺水比饥饿更难维持生命，饥饿时消耗体内绝大部分的脂肪和一半以上的蛋白质仍可生存，但人体失去水分占体重的2%时，就会感到口渴和尿少；失水达体重的6%就会全身乏力、抑郁、无尿；失水达体重的10%则会导致严重的代谢紊乱，出现烦躁不安、眼球内陷、皮肤失去弹性、全身乏力、体温升高、脉搏加快和血压下降；如果失水超过体重的20%则会导致死亡。高温季节的缺水后果比低温时更加严重。

根据水和电解质丢失的比例不同，可将脱水分为3种类型。

（1）高渗性脱水：特点是以水丢失为主，电解质丢失相对较少。当失水量占体重的2%～4%时，为轻度脱水，表现为口渴、尿少、尿比重增高及工作效率降低等；失水量占体重的4%～8%时，为中度脱水，除上述症状外，可出现皮肤干燥、口舌干裂、声音嘶哑及全身软弱无力等表现；失水量超过体重的8%时，为重度脱水，可出现皮肤黏膜干燥、高热、烦躁、精神恍惚等，严重可危及生命。

（2）低渗性脱水：以电解质丢失为主，水丢失较少，这一类型脱水的特点是循环血量下降，血浆蛋白质浓度升高，细胞外液低渗，可引起脑细胞水肿，肌肉细胞内水过多并导致肌肉痉挛。早期多尿，晚期少尿甚至无尿，尿比重低，尿钠离子和氯离子降低或缺乏。

（3）等渗性脱水：此类型脱水是水和电解质按比例丢失，体液渗透压不变，临床上较为常见。其特点为细胞外液减少，细胞内液一般不减少，血浆钠离子浓度正常，兼有上述两型脱水的特点，有口渴和少尿表现。

2. 水过量或水中毒 大量饮水而电解质摄入不足或者水在体内的异常滞留和分布可能会导致水中毒（water intoxication）。

如果人体的水摄入量超过水排出量，也可出现体内水潴留过多，细胞外液低渗，超过机体的代谢能力，导致细胞内水含量过多（细胞水肿）而引起细胞功能紊乱和体内电解质紊乱。患者可出现头昏目眩、虚弱无力、心搏加快等症状，当大脑细胞发生水中毒时可出现痉挛、意识障碍和昏迷，严重时甚至可危及生命。但正常情况下，水的摄入和排出受中枢神经系统控制，可通过多种途径来调节体液平衡，故正常人一般不会出现水过量和水中毒。水过量和水中毒主要见于患某些疾病（如肾、肝、心脏疾病）的患者。此外，在严重脱水后，如补水方法不当（如短时大量补淡水或低渗液），也可以发生水过量和水中毒。

（五）水的膳食摄入量及食物来源

1. 人体水的需要量 人体对水的需求受年龄、体力活动、环境温度、膳食、疾病和损伤等多方面的影响。一般情况下人体最低需水量是 1500ml/d，随年龄增长，水的相对需要量（即每千克体重的需水量）下降。随着体力活动的增加或环境温度的升高，通过汗液蒸发和呼吸所排出的水分也相应增加，需水量增加。高蛋白膳食可增加尿氮的排出，排尿量也相应增加，故高蛋白膳食者应注意补水，尤其应注意摄入高蛋白饮食的婴儿对水的需求。长期腹泻、连续呕吐以及高热等均可导致水的大量丢失。相反，充血性心脏病、肝硬化和肾炎等疾病可致体内水钠潴留，容易发生水肿。烧伤和手术等引起的损伤可导致大量失水，如不及时补充，可引发一系列严重的病变，甚至导致死亡。

《中国居民膳食指南2023》建议在温和气候条件下生活的轻体力活动的成年男性每日饮用水适宜摄入量为1700ml，成年女性每日饮用水适宜摄入量为1500ml，孕妇和乳母等特殊人群的每日供水量也应适当增加。

2. 人体水的来源 主要有三个途径，即饮用水、食物含有的水以及体内物质代谢生成的水（代谢水）。

（1）饮用水：包括各种饮料，通常占人体所需水量的一半以上。饮用水除经过滤、消毒等处理的自来水（管道水或管网水）、泉水和井水外，还包括市售瓶（桶）装水。瓶（桶）装水主要包括两大类，即纯净水和矿泉水，前者指使用蒸馏、过滤（超滤、反渗透、离子交换）等技术生产的纯度较高（杂质和微生物含量控制在极低水平）的水；而后者指天然形成的、含某些矿物质较多的泉水。

酒精性饮料、茶以及咖啡等虽然也是饮用水的来源之一，但这些饮料具有利尿作用，可促进水从肾的排出。

（2）食物水：大多数食物（如米、面等主食以及蔬菜水果等）中也含有一定量的水。这些水一部分以结晶水的形式存在，另一部分则以结合水的形式存在，二者都可被人体吸收利用。故通过摄入食物而同时吸收的水分也是人体所需水分的主要来源之一，约占人体水来源的30%～40%。

（3）代谢水：蛋白质、脂类和碳水化合物等物质在体内的氧化亦可生成一定量的水。如100g碳水化合物在体内完全氧化可产生60g代谢水，100g蛋白质氧化可产生41g水，100g脂肪氧化可产生107g水。但脂肪和蛋白质在氧化过程中本身还要消耗一部分水，蛋白质的脱氨基等反应也必须有水参加，故降低了其产生代谢水的净值。此外，脂肪氧化的增强亦可使水通过肺呼吸而排出增加。在正常情况下，人体所需的水分约10%来自体内生物氧化过程产生的代谢水。

二、膳食纤维

膳食纤维（dietary fiber）是指食物中不能被人体消化、吸收、利用的物质，包括纤维素、半纤维素、果胶、树胶、抗性淀粉、不可消化寡糖及木质素，按溶解性可分为可溶性膳食纤维和不可溶性膳食纤维两类。

（一）膳食纤维的生理功能

1. 预防肥胖 膳食纤维可增加胃内容物体积而有饱腹感，减少食物的摄入；果胶能抑制脂肪的吸收，有助于预估肥胖和高脂血症的发生。

2. 促进排便 膳食纤维的吸水性可增加粪便体积，刺激肠蠕动；可被结肠细菌发酵产生短链脂肪酸和气体，刺激肠黏膜促进粪便排泄；膳食纤维可增加粪便的含水量，减少粪便硬度，利于排便。

3. 降低血糖 膳食纤维能抑制淀粉酶的作用，减缓胃排空率，延缓糖类的吸收，降低空腹和餐后血糖水平，使餐后血糖不至于升高过快，某些膳食纤维还可以提高机体对胰岛素的敏感性。

4. 降低血胆固醇 膳食纤维通过形成高黏度的可溶性膳食纤维降低血浆总胆固醇的浓度，降低LDL的浓度，而HDL的浓度几乎不变。

5. 预防心血管病和胆石症 膳食纤维中的果胶和木质素可部分阻断胆固醇和胆汁酸的肠肝循环，增加脱氧胆酸的合成，促进肠道中胆固醇和胆汁酸随粪便排出，降低血浆胆固醇浓度和胆汁中的饱和度。

（二）膳食纤维的膳食参考摄入量及食物来源

按照我国居民膳食纤维摄入的推算结果和国际组织的相关标准，建议我国成人膳食纤维的AI为25～30g/d，主要从天然食物中获取。

膳食纤维主要来源于水果、蔬菜、豆类、坚果和各种谷类。全谷类、麦麸等天然食物含量较高，加工谷类含量减少。纤维素和半纤维素等不溶性膳食纤维在根茎类蔬菜、谷类外皮和粗粮中含量较高；果胶、树胶等可溶性膳食纤维主要存在于水果和一些蔬菜中。

三、植物化学物

植物由种类繁多的化学物质组成，根据产生过程将代谢产物分为初级代谢产物（primary metabolites）和次级代谢产物（secondary metabolites）。前者是指在植物生命过程中，获得能量的代谢过程所产生的最基本的、共有的一些成分，这些成分一般是植物的营养物质，主要包括蛋白质、脂肪、碳水化合物，其主要作用是参与植物细胞的能量代谢和结构重建。次级代谢产物是植物代谢产生的多种低分子量的末端产物，通过降解或合成产生不再对代谢过程起作用的化合物。这些产物除个别是维生素的前体物（如β-胡萝卜素）外均为非营养素成分，将它们统称为植物化学物（phytochemical）。

（一）植物化学物的分类

植物化学物可按照它们的化学结构或者功能特点进行分类。几种主要的植物化学物及其分布见表2-18，从该表中可见它们的生物作用有很大区别。

表2-18 几种主要的植物化学物的分布及生物学作用

植物化学物	分布	生物学作用									
		A	B	C	D	E	F	G	H	I	J
类胡萝卜素	红色、黄色蔬菜和水果										
植物固醇	植物的种子及其油料	√		√		√			√		
皂苷	豆科植物	√	√						√		
芥子油苷	十字花科植物	√		√		√			√		
多酚	蔬菜、水果及整粒的谷物	√	√	√	√		√	√		√	
蛋白酶抑制剂	所有植物，特别是豆类、谷类等种子	√		√							
单萜类	调料类植物（薄荷、葛缕子种子、柑橘油）	√	√								
植物雌激素	大豆、大豆制品、亚麻种子和粮食制品	√	√								
硫化物	大蒜及其他球根状植物	√	√	√	√	√	√	√	√		√
植酸	谷物、粮食食物	√		√					√		

注：A 抗癌作用，B 抗微生物作用，C 抗氧化作用，D 抗血栓作用，E 免疫调节作用，F 抑制炎症过程，G 影响血压，H 降低胆固醇，I 调节血糖作用，J 促进消化作用。

1. 类胡萝卜素 是水果和蔬菜中广泛存在的植物次级代谢产物，它们的主要功能之一是使植物显示红色或黄色。通常根据极性基团的存在与否将类胡萝卜素分成无氧（oxygen-free）和含氧（oxygen-containing，如叶黄素）两种类型。在自然界存在的700多种天然类胡萝卜素中，对人体营养有意义的有40~50种。根据个人膳食特点，人类血清中含有不同比例的类胡萝卜素，主要以无氧型类胡萝卜素的形式存在，如α-胡萝卜素、β-胡萝卜素和番茄红素。而含氧型的叶黄素，如黄体素（lutein）、玉米黄素和β-隐黄素也有少量存在。在人血清中β-胡萝卜素占总类胡萝卜素含量的15%~30%。无氧型和含氧型类胡萝卜素的区别主要表现在它们对热的稳定性不同，如类胡萝卜素中的β-胡萝卜素是热稳定型的，而叶黄素（主要存在于绿色蔬菜中）则对热敏感。人体每天摄入的类胡萝卜素大约为6mg。

2. 植物固醇（phytosterols） 主要存在于植物的种子及其油料中，如β-谷固醇（β-sitosterol）、豆固醇（stigmasterol）和菜油固醇（campesterol）。从化学结构来看植物固醇与胆固醇的区别是前者增加了一个侧链。人们每日从膳食中摄入的植物固醇为150~400mg，但人体只能吸收5%左右，影响吸收率的原因目前尚不清楚。

3. 皂苷（saponin） 是一类具有苦味的化合物，它们可与蛋白质和脂类结合（如与胆固醇结合形成复合物）。在豆科植物中皂苷含量特别丰富。根据膳食习惯和特点，平均每日膳食摄入的皂苷约为 10mg，最高可达 200mg 以上。

4. 芥子油苷（glucosinolates） 存在于所有十字花科植物中，它们的降解产物具有典型的芥末、辣根和花椰菜的味道。借助于植物中一种特殊的酶，植物组织的机械性损伤可将芥子油苷转变为有实际活性的物质，即异硫氰酸盐（isothiocyanates）、硫氰酸盐（thiocyanate）和吲哚（indole）。当白菜加热时，其中的芥子油苷含量可减少 30%～60%。人体每日从膳食中摄入芥子油苷的量大致为 10～50mg，素食者每日摄入量可高达 110mg。芥子油苷的代谢产物，如硫氰酸盐可在小肠完全吸收。

5. 多酚（polyphenols） 是所有酚类衍生物的总称，主要为酚酸类（包括羟基肉桂酸）和黄酮类化合物，后者主要存在于水果和蔬菜的外层（如黄酮醇）及整粒的谷物中（如木聚素）。新鲜蔬菜中的多酚可高达 0.1%，如莴苣外面的绿叶中多酚的含量就特别高。绿叶蔬菜中黄酮类化合物的含量随着蔬菜的成熟而增高。露天蔬菜中黄酮类化合物的含量明显高于大棚蔬菜中的含量。

6. 蛋白酶抑制剂（protease inhibitors） 存在于所有植物中，豆类、谷类等种子中含量更高。哺乳动物肠道中的蛋白酶抑制剂主要阻碍内源性蛋白酶（如胰蛋白酶）的活性，促进消化酶形成复合物，阻断酶的催化位点，从而竞争性抑制蛋白酶。人体平均每日摄入的胰蛋白酶抑制剂约为 295mg，对于膳食以蔬菜、豆类和粮谷类为主的素食者来说所摄入的蛋白酶抑制剂更多。

7. 单萜类（monoterpenes） 调料类植物中所存在的植物化学物主要是典型的食物单萜类物质，如薄荷（peppermint）中的薄荷醇（menthol）、香菜种子（caraway seeds）中的香芹酮（carvone）、柑橘油（citrus oil）中的柠檬油精（limonene）。单萜类物质的每日摄入量大约为 150mg。

8. 植物雌激素（phyto‐oestrogen） 是存在于植物中，可结合到哺乳动物体内雌激素受体上并能发挥类似于内源性雌激素作用的成分。异黄酮（isoflavones）和木聚素在化学结构上均是多酚类物质，但也属于植物雌激素。异黄酮几乎全部存在于大豆和大豆制品中，木聚素在亚麻（flax）种子和粮食制品中含量较高。虽然植物雌激素所显示的作用只占人体雌激素作用的 0.1%，但在尿中植物雌激素的含量可比内源性雌激素高 10～1000 倍。因此，依据机体内源性雌激素数量和含量的不同，植物雌激素可发挥雌激素和抗雌激素两种作用。

9. 硫化物（sulphide） 植物次级代谢产物中的硫化物包括所有存在于大蒜和其他球根状植物中的有机硫化物。大蒜中的主要活性物质是氧化形式的二丙烯二硫化物（diallyl disulphide），亦称蒜素（allicin），蒜素中的基本物质是蒜苷（alliin）。

10. 植酸（phytic acid） 又称肌醇六磷酸酯（inositol hexaphosphate，IP_6），是天然存在于谷类和豆类食物中，富含磷的一种有机化合物。植酸主要存在于种子胚层和谷皮中。植酸的螯合能力较强，因此降低了某些矿物质的生物利用率。利用植酸与蛋白质结合的特性，可从天然植物中分离提取植酸。植酸在抗癌、抗氧化、调节免疫功能、抗血小板等方面的生物学活性已逐渐被证实。

（二）植物化学物的生物学作用

1. 抗癌作用 癌症是发达国家人群的第二位死因，营养是癌症危险性相关的主要外源性因素，33% 左右的各种癌症与营养因素有关。某些营养因素可促进癌症发生，但其他营养相关因素可能会降低癌症危险性。蔬菜和水果中富含的植物化学物多有防癌的潜在作用，有 30 余种植物化学物可降低人群癌症发生率，并有实际意义。欧洲某些国家坚持推荐食用蔬菜、水果和富含食物纤维的谷类食品，明显降低胃癌发生率。因植物食品有潜在防癌的生物活性，目前这些国家食品法典委员会推荐蔬菜和水果每日消费量增加 5 倍。癌症的发生是多阶段过程，植物化学物几乎在每个阶段都可抑制癌症发生。从离体、动物、人体等不同的实验系统可获得有关蔬菜、水果及提取植物化学物抗癌作用的资料。

2. 抗氧化作用　活性氧可以损伤几乎所有的细胞成分，如蛋白质、酶、DNA、RNA 等生物大分子及细胞器，甚至引起细胞的氧化应激损伤，导致细胞突变。许多与年龄相关的疾病，如心脏病和癌症都与过度的分子氧化有关。人体对这些活性物质的保护系统包括抗氧化酶系统（超氧化物歧化酶、谷胱甘肽过氧化物酶等）、内源性抗氧化物（尿酸、谷胱甘肽、a - 硫辛酸、辅酶 Q 等），以及具有抗氧化活性的必需营养素（维生素 E 和维生素 C 等）。现已发现植物化学物，如类胡萝卜素、多酚、植物雌激素、蛋白酶抑制剂和硫化物等也具有明显的抗氧化作用。

植物性食物中的抗氧化物质有多种，试验研究发现在这些抗氧化物质中多酚的抗氧化作用最强。血液中低密度脂蛋白胆固醇浓度升高是引起动脉硬化症的主要原因，但低密度脂蛋白胆固醇只有经过氧化后才会引起动脉粥样硬化。有报道红葡萄酒中的多酚提取物以及黄酮醇在离体条件下具有抗氧化作用，与等量维生素相比保护低密度脂蛋白胆固醇不被氧化的效果更好。

活性氧在癌变的发生过程中起着重要作用，氧自由基可使细胞内的 DNA、RNA、蛋白质等生物大分子发生氧化损伤，导致细胞突变和癌变发生。研究发现染料木黄酮可抑制促癌剂诱导中性粒细胞和 HL - 60 细胞内过氧化氢（H_2O_2）的生成。染料木黄酮不仅本身有抗氧化作用，还可诱导机体器官或细胞的抗氧化酶活性增高。

3. 免疫调节作用　免疫系统的主要功能是抵御病原体的入侵，对机体起一种屏障作用，同时在癌症及心血管病病理过程中也起到保护作用，适宜的营养（如能量、脂肪及某些微量营养素的数量和质量适宜）是免疫系统维持正常功能的基础。迄今为止，已进行了有关多种类胡萝卜素对免疫系统次级作用的动物实验和干预性研究，其结果均表明类胡萝卜素对免疫功能有调节作用。

4. 抗微生物作用　很久以前，某些食用性植物或调料植物就被用来处理感染。后来由于磺胺及抗生素的发现以及它们成功的抗感染作用，人们降低了从食物中寻找具有抗感染作用植物成分的兴趣。但近年来，考虑到化学合成药物的副作用，又重新掀起了从植物性食物中提取具有抗微生物作用成分的热潮。

早期研究证实球根状植物中的硫化物具有抗微生物作用。蒜素是大蒜中的硫化物，具有很强的抗微生物作用。芥子油苷的代谢物异硫氰酸盐和硫氰酸盐同样具有抗微生物活性。混合食用水芹、金莲花和辣根后，泌尿道中芥子油苷的代谢物能够起到治疗尿路感染的效果，但单独食用其中一种则不能达到满意的疗效。

5. 降胆固醇作用　动物实验和临床研究均发现，以皂苷、植物固醇、硫化物为代表的植物化学物具有降低血胆固醇水平的作用，血清胆固醇降低的程度与食物中的胆固醇和脂肪含量有关。已有实验证实，用提取的植物固醇，如 β - 谷固醇（β-sitosterol）治疗高胆固醇血症，可取得一定效果。植物化学物可抑制肝中胆固醇代谢的关键酶，其中最重要的是羟甲基戊二酸单酰 CoA 还原酶（HMG-CoA），其在动物体内可被生育三烯酚和硫化物所抑制。

本章小结

思考题

1. 患者，女性，35 岁。身高 165cm，体重 40kg。主诉近期自觉乏力怕冷，容易感冒生病，同时停经 2 个月并伴有大量脱发。患者 4 个月前开始进行节食减重，每日食用少量肉蛋类食物，大量蔬菜，限制主食，主食以红薯、南瓜为主。

（1）该患者可能出现了什么问题？

（2）如何指导该患者进行营养饮食？

2. 为什么日常饮食中提倡"粗细搭配"？

更多练习

第三章　肠内肠外营养

教学课件

学习目标

1. 素质目标

具有关心关爱患者，指导患者进行肠内肠外营养治疗的综合素养。

2. 知识目标

（1）掌握：肠内营养和肠外营养的概念、适应证和禁忌证。

（2）熟悉：常用肠内营养剂和肠外营养剂以及它们的实施途径。

（3）了解：肠内营养和肠外营养的并发症和处理方法。

3. 能力目标

能运用肠内和肠外营养知识，工作中以此指导临床营养实践和分析。

案例

【案例导入】

患者，男性，69岁。身高173cm，体重74kg。1天前因突然昏迷、摔倒入院治疗，经检查后确诊为脑梗死。既往无重大疾病，饮食正常，无食物过敏史或不耐受。目前处于昏迷状态，生命指征平稳。

【请思考】

该患者适合哪种营养支持方式？

【案例分析】

第一节　肠内营养

肠内营养（enteral nutrition，EN）指通过胃肠道提供代谢所需的营养物质及其他各种营养素的营养支持方式，是临床营养支持疗法的一种重要手段，包括经口肠内营养和经管肠内营养两种。肠内营养能够维持小肠绒毛与黏膜的完整性，进而减少细菌与毒素的移位，维持消化道功能，避免肠道黏膜失用性萎缩对全身营养代谢及免疫造成的损害。除此之外，肠内营养并发症少、价格低廉、易操作，因此是胃肠功能正常患者首选的营养支持疗法。

一、适应证和禁忌证

（一）肠内营养适应证

肠内营养的可行性主要取决于消化道对各类营养素是否具有消化吸收的功能。在临床实践中，以下几种具体情况适合肠内营养。

1. 经口摄食不足或不能经口摄食　①炎症、肿瘤（包括口腔肿瘤、咽喉肿瘤等）手术后等引起的咀嚼和吞咽障碍者，或由严重恶心、呕吐等引起的无法正常进食者。②因疾病导致营养素需要量增加，但摄食不足者，如脓毒症、甲状腺功能亢进症、恶性肿瘤及其放化疗期间、食欲缺乏、抑郁症等患者。③中枢神经系统紊乱者，如知觉丧失、脑血管意外以及咽反射丧失而不能吞咽者。

2. 胃肠道疾病　虽然胃肠道疾病可以影响消化吸收功能，妨碍患者的营养吸收，但面积较小的肠道黏膜即可吸收肠内营养提供的营养素，因此仍可进行肠内营养支持。肠内营养有利于肠道的代偿性增生与适应，具有防止肠道黏膜萎缩、改善肠道黏膜屏障功能、防止肠道菌群移位等优点，不但能够改善患者的营养状况，而且对疾病有一定的治疗作用，同时可以避免长期禁食带来的一系列并发症。即使消化道存在某些结构或功能上的病变，也可以选择合理的方式给部分有功能的肠道提供营养支持。①多种原发性胃肠道疾病者采用肠内营养对治疗有利。②不完全肠梗阻和胃排空障碍者可选择肠内营养。③肠内营养可代替流质饮食作为肠道术前准备或肠道检查的一种营养补充方式。④重度食欲缺乏合并蛋白质－能量营养不良的患者可选择肠内营养。

3. 肝衰竭　应用特定的食物配比能够纠正血浆氨基酸谱的紊乱并补充营养物质。肝衰竭的患者如长期应用肠外营养可导致肠黏膜萎缩和胆汁淤积，可通过恢复肠内营养，与肠外营养配合使用的方式对患者进行营养支持。

4. 多发性创伤及中重度烧伤　该类患者需要增加蛋白质与能量的摄入，并且胃肠道消化功能和小肠吸收功能尚可，可通过肠内营养提供营养支持。

5. 辅助肿瘤患者放、化疗　肿瘤放、化疗的副作用会使患者产生味觉改变、食欲缺乏、恶心、呕吐、腹泻、黏膜溃疡和肝损害等症状，导致营养摄入不足，肠内营养不但能够改善患者的营养状况，而且能够促进黏膜修复，支持患者完成放、化疗。

6. 代谢性疾病及慢性疾病　①慢性消耗性疾病患者，如因恶性肿瘤、艾滋病等造成的营养不良者。②先天性氨基酸代谢缺陷病患者，可以采用缺乏特定氨基酸的特殊膳食进行肠内营养，减少疾病对机体的损害。③心血管疾病患者。

7. 营养不良及某些急性病　①吸收不良的小儿及低体重早产儿。②急性胰腺炎的恢复期与胰瘘患者。

8. 其他外科疾病　肠内营养可作为围手术期患者的营养支持手段。

9. 肠外营养的补充　肠内营养可作为肠外营养的补充，使患者向正常饮食过渡。

（二）肠内营养禁忌证

以下几种情况不宜或慎用肠内营养。

（1）小肠广泛切除后早期（4周以内），应进行肠外营养，从而减少消化液的丢失。1个月后应逐渐向肠内营养过渡，以刺激肠黏膜的代偿性增生和适应。

（2）缺乏足够小肠吸收面积的空肠瘘患者，不能贸然进行肠内营养，以免加重病情。

（3）处于严重应激状态、上消化道出血、腹膜炎、顽固性呕吐或严重腹泻急性期的患者不宜行肠内营养。

（4）严重吸收不良综合征及长期少食衰弱的患者，在肠内营养以前应给予一段时间的肠外营养，以改善其小肠酶的活力及黏膜细胞的状态。

（5）急性重症胰腺炎急性期患者。

（6）休克患者。

（7）急性完全性肠梗阻、麻痹性肠梗阻、严重胃肠蠕动减慢的患者。

（8）大剂量类固醇药物治疗及糖耐量异常的患者，不能耐受肠内营养的高糖负荷。

（9）婴儿年龄 <3 个月时不能耐受高渗的肠内营养，应采用等渗液体，同时应注意可能产生的电解质紊乱。

（10）没有明显肠内营养适应证的患者。

二、常用肠内营养剂

（一）肠内营养剂的分类和组成

根据氮的来源，可将肠内营养剂分为四大类，即要素型肠内营养剂（elemental diet）、非要素型肠内营养剂（non-elemental diet）、组件型肠内营养剂（modular diet）及特殊应用型肠内营养剂。

1. 要素型肠内营养剂 也称单体膳（monomeric formulas），源于格林斯坦（Greenstein）等科学家于 1957 年为宇航员肠内营养所研制开发的膳食。它是一种营养素齐全、无须消化或稍加消化即可吸收的少渣营养剂。要素型肠内营养剂具有易吸收、无渣或少渣等优点，为人体提供必需的能量及营养素，适用于胃肠道功能低下的患者。

要素型肠内营养剂主要由氮源、脂肪、糖类、维生素和矿物质组成。

（1）氮源，要素型肠内营养剂中氮源的氨基酸（游离氨基酸或短肽）组成直接影响其营养价值，其中必需氨基酸的组成模式应与参考模式相近，包括标准含氮量型（能量比例为8%）和高含氮量型（能量比例为17%）。

（2）脂肪，有长链多不饱和脂肪酸或中链脂肪酸，常用的有玉米油、红花油、葵花籽油、大豆油或花生油，包括低脂肪型（能量比例为0.9%～2.0%）、高脂肪型（能量比例为9%～31%）、MCT型。

（3）糖类，单糖（如葡萄糖等）、二糖、寡糖、固体麦芽糖、糊精等。

（4）维生素和矿物质，按中国居民膳食营养素参考摄入量要求添加。

2. 非要素型肠内营养剂 也称多聚体膳（polymeric formulas），以未加工的整蛋白或蛋白质游离物为氮源，渗透压接近等渗（300～450mOsm/L）。非要素型肠内营养剂口感较好，口服或管饲均可，具有耐受性强、使用方便等优点，适用于胃肠道功能正常的患者。

　　（1）以整蛋白为氮源的肠内营养剂：①含牛奶配方，氮源为全奶、脱脂奶或酪蛋白，含有乳糖，以大豆分离蛋白为氮源者口感较好。②无乳糖配方，氮源为可溶性酪蛋白盐、大豆分离蛋白或鸡蛋清固体，适用于乳糖不耐受患者。③含膳食纤维配方，包括水果和蔬菜经过精细加工制成的匀浆制剂和以大豆多糖纤维的形式添加膳食纤维的非要素型肠内营养剂，适用于特定健康问题的患者群体，如葡萄糖不耐受、肾衰竭、结肠疾病、结肠传输障碍、便秘或腹泻等患者。在实际应用中，为了确保含有丰富膳食纤维的营养剂能够顺畅且有效地输送给患者，医护人员通常会建议采用内径较大的输注管。

　　（2）匀浆制剂：将天然食物捣碎并搅拌后制成，需经肠道消化后才能被人体吸收和利用，残渣量较大，适用于肠道功能正常的患者。匀浆制剂一般包括两类，即商品匀浆和自制匀浆。①商品匀浆，是工业化生产的医疗食品，具有显著的优点，如成分明确、均质液体、无菌、开袋即用，可通过细孔径鼻饲管进行管饲，方便快捷，而缺点是营养配方固定、成分不易调整、生产成本相对较高、价格昂贵。②自制匀浆，是根据患者的具体营养需求，选用多种天然食材混合、搅拌制成。自制匀浆的优点主要为营养成分明确可控，可以根据患者的营养需求，精确计算并选择合适的食材，确保蛋白质、脂肪和碳水化合物（三大营养素）以及总体液体量的供应；个体化的营养调配，可以根据患者的情况，如疾病恢复阶段、治疗期间的特殊需求或过敏情况，灵活调整配方中的营养素种类和比例，以实现最佳的营养效果；经济实惠且便捷，可以根据当天食材的新鲜程度和季节等变化随时调整。而缺点主要在于维生素和矿物质的含量不明确或波动较大，因为家庭条件下难以精确测量每种食材中维生素和矿物质的实际含量，可能导致最终匀浆中这些微量营养素的含量不明确或波动较大，可能影响患者整体的营养平衡；物理稳定性差，可能出现固体成分易于沉降或浓度较高的现象，不易通过细孔径鼻饲管进行管饲。

　　3. 组件型肠内营养剂　是指以专门提供某类或某种特定营养素为主的肠内营养剂，也称不完全型肠内营养剂。它可弥补完全型肠内营养剂在适应个体差异方面欠缺灵活的不足，对完全型肠内营养剂进行补充或强化。根据患者的个体化需求和营养状况，尤其是在患者对某些营养成分的需求量超过常规完全型肠内营养剂所提供的量，或者存在特殊代谢需求时，可采用组件型肠内营养剂，或用两种及以上的组件型肠内营养剂构成组件配方（modular formulas），以适合患者的特殊需要，从而实现更为精准和个体化的肠内营养治疗。组件型肠内营养剂包括蛋白质组件、糖类组件、脂肪组件、维生素及矿物质组件、膳食纤维组件、益生菌组件等。

　　4. 特殊应用型肠内营养剂　是针对某些特定器官障碍、疾病状态、代谢异常、营养素需要量以及年龄特殊性等因素专门设计的精细化营养产品，包括肝、肾、肺病专用制剂，创伤专用制剂，肿瘤专用制剂，应激和免疫调节制剂，糖尿病专用制剂，婴儿专用制剂等。

　　（1）肝病专用制剂：专为肝病（如肝硬化、肝炎、肝衰竭等）患者设计，其主要特点是提高支链氨基酸（branched-chain amino acids，BCAA）的含量，减少芳香族氨基酸（aromatic amino acid，AAA）的含量；降低脂肪含量；维持适当营养的同时，有利于肝功能恢复和肝细胞再生，纠正肝性脑病症状，防止或减轻肝性脑病。

　　（2）肾病专用制剂：专为肾功能不全、急性或慢性肾衰竭等肾病患者设计，其主要特点为低蛋白、低钠、低钾、低磷，氮源通常仅包含必需氨基酸，可维持氮平衡，减少尿中毒素的产生和堆积，减轻肾排泄负担以及氮质血症症状。

（3）肺病专用制剂：专为肺炎、慢性阻塞性肺疾病等肺部疾病患者设计，其主要特点是低碳水化合物、高蛋白、高能量密度、易吸收脂肪、富含氧化剂，可以减少总体液体摄入量，降低肺部水肿风险，对抗炎症反应和氧化应激，减轻呼吸肌负担，改善呼吸效率。

（4）创伤专用制剂：专为手术后、烧伤、多发性骨折、脓毒血症等创伤后超高代谢患者设计。蛋白质及 BCAA 含量较高，每 1000kcal（4.18MJ）含有蛋白质 55g 和 BCAA 23.3g，蛋白质占总能量的 22%。

（5）肿瘤专用制剂：主要特点为高能量、高脂肪、低碳水化合物，同时富含多不饱和脂肪酸、免疫增强物质及抗氧化剂等。该配方符合宿主和肿瘤细胞的代谢特点，具有免疫增强作用，可抑制肿瘤生长，对肿瘤恶病质具有治疗作用。

（6）先天性氨基酸代谢缺陷症专用制剂：针对因某种酶的缺乏而引起的某种氨基酸代谢缺陷的患者。

（7）糖尿病专用制剂：主要特点为低碳水化合物、低糖、高纤维。碳水化合物由支链淀粉、果糖和膳食纤维等成分组成，其碳水化合物含量低于普通配方，占总能量比例的 55%～60%，可减慢葡萄糖的释放和吸收速度，减少对胰岛素的依赖。

（8）婴儿专用制剂：专为蛋白质不耐受患儿、早产儿、低体重儿、新生儿疾病患儿或有特殊营养需求的婴儿设计，主要特点为仿造人乳，具备生长发育所需的完整营养素，易消化吸收，以确保婴儿正常的生长发育。

（二）肠内营养剂的应用

在临床实践中，肠内营养剂的选择和应用是一个多维度、综合评估的过程，针对不同病患的个体需要情况和肠内营养剂的种类、组成来进行选择，旨在最大化满足患者个体化营养需求的同时，确保营养剂使用的安全性、有效性和针对性，从而促进患者的康复进程和生活质量。其主要影响因素有以下几个方面。

1. 患者年龄 不同年龄段的患者对营养的需求及消化吸收能力存在差异。例如，年龄 <3 个月的婴儿由于生理特点及肠道发育不成熟，通常需要婴儿专用肠内营养剂。

2. 患者胃肠消化道功能 根据患者的消化吸收能力和肠道耐受性选择营养剂。例如，对于消化功能受损（如胰腺炎、短肠综合征）或吸收功能障碍（如放射性肠炎、炎症性肠病活动期）的患者，应选用易于消化吸收的配方，如氨基酸型、短肽型、寡糖或低脂配方。

3. 患者的营养状况 患者的营养状况包括当前体重、体重变化趋势、肌肉量、体脂含量、血清营养标志物等，有助于确定所需的能量、蛋白质、脂肪、碳水化合物以及微量元素和维生素的量。例如，营养不良或低代谢状态的患者可能需要注重蛋白质的充足供给。

4. 患者过敏或耐受情况 部分患者可能对某些成分如乳糖、大豆蛋白、麸质等过敏或不耐受，此时应选择无变应原或适合特定食物不耐受者的肠内营养剂。

5. 患者疾病状况 特定疾病状态下，可能需要针对疾病特性的肠内营养剂。例如，糖尿病患者需选择低糖营养剂或糖尿病专用制剂以控制血糖波动。

三、肠内营养途径

肠内营养是一种为患者提供营养支持的重要医疗方法，肠内营养的实施途径主要取决于患者胃肠道结构的完整性、生理功能的正常运作程度、预期的营养支持持续时间以及是否存在误吸风险等多种关键因素。根据途径不同可以将肠内营养分为口服营养补充途径和管饲营养支持途径。

（一）口服营养补充途径

口服营养补充是一种旨在提升个体经口摄入营养总量的有效策略，它涵盖了将富含多种宏量营养素（如蛋白质、脂肪和碳水化合物）及微量营养素（如各种必需矿物质和维生素）的液体、半固态或粉末状营养制剂巧妙地融入日常饮品或食物中的过程。口服营养补充是肠内营养的首选，作为一种温和且贴近生理功能的肠内营养支持方法，它具有操作简便、安全性高、经济实用等诸多优势。当日常膳食所提供的营养成分不能充分满足身体所需时，口服营养补充就起到了关键的补充作用。在很多实际应用中，口服营养补充为全营养产品，也可在必要时完全替代日常饮食成为唯一的营养来源。此类专业配方设计的营养补充剂，经过精心调配以提高食物中原有的蛋白质、碳水化合物、脂肪、矿物质和维生素含量，从而确保供给人体全面均衡的营养素组合，以应对并满足各类人群因健康状况、疾病恢复、生长发育或特殊生理阶段而产生的个体化营养需求。存在营养风险/不良时，在饮食基础上补充经口营养补充剂可以改善营养状况，并且不影响饮食摄入量。

（二）管饲营养支持途径

管饲营养支持途径的选择原则包括以下几个方面：①满足肠内营养需要。②置管尽量简单方便。③尽量减少对患者的损害。根据创伤大小，管饲营养支持的置管技术主要分为两大类：一是无创置管技术，主要是指经鼻胃途径放置导管，根据病情需要，导管远端可放置在胃十二指肠或空肠中；二是有创置管技术，其又可分为微创（内镜协助，如经皮内镜下胃造口术）和外科手术下的各类造口技术。

1. 鼻胃管　是最常用的肠内营养管饲途径，在临床上被广泛应用，尤其因其具备诸多优势而成为短期营养支持方案的首选，但也存在一定的局限性。

（1）优点：①鼻胃管置入过程属于无创操作，无须手术，大大降低了侵入性风险和患者的痛苦程度。②该方法简易快捷，从鼻腔插入并通过食管到达胃部，整个过程可在床旁进行，减少了转运和手术室资源的占用，同时也便于医护人员在必要时迅速调整或更换管饲设备。

（2）缺点：①长期留置鼻胃管可能导致鼻咽部持续刺激，引发不适甚至可能造成局部黏膜损伤或溃疡形成。②由于鼻胃管本身结构特点以及患者活动等原因，管子易于移位或脱出，影响营养供应连续性。③鼻胃管置入后，胃内容物有可能发生反流现象，尤其是当患者处于卧位或胃排空功能障碍时，反流物误吸入呼吸道可能导致肺部感染，即反流性肺炎，这是一个较为严重的并发症。

基于以上分析，鼻胃管尤其适合于那些仅需短期（如2周以内）肠内营养支持的患者，既能快速提供必要的营养供给，又避免了因长期留置带来的额外风险。在此期限内，鼻胃管的优势明显大于潜在的不利因素，因此成为这类情况下优先考虑的肠内营养途径。对于预计需要长期营养支持或者具有特殊病情（如胃排空延迟、高误吸风险等）的患者，则需结合实际情况，考虑更为安全有效的其他置管方式。

2. 咽造口　指通过外科手术方式，在确保患者安全的前提下，将一根特殊设计的导管从口咽部置入胃内，进行喂养。这种方法的优势在于，保留了正常的食管—胃—肠的运送和消化功能，手术操作简单，并发症少。

3. 胃造口　指通过微创或开放性方法，将导管经过腹壁置入胃内，进行减压或喂养。胃造口的优势：入路便捷，并且由于胃具有很大的储存能力和良好的调节渗透压的能力这一功能优势，能延长食物通过的时间。因此对于预计较长时期内无法经口进食的患者而言，胃造口是给予肠内营养的首选途径。

4. 空肠造口　是临床肠内营养常使用的重要途径之一，已广泛应用在多种需要强化营养支持的途径中，特别是在围手术期的营养管理上。该技术主要是通过在小肠起始段，即空肠部位实施穿刺造口，从而建立一条直接通往消化道深部的营养输送通道。对于需要长期肠内营养支持的重症患者，尤其是经历过重大手术或存在严重胃肠功能障碍者，选择空肠造口进行营养补给，不仅能确保营养物质的有效吸收，降低并发症风险，还能在一定程度上改善患者的康复进程和生活质量。因此，空肠造口已成为围手术期营养支持领域不可或缺的一种先进治疗手段。

（三）肠内营养输注方式

1. 一次投给　将营养物以精确而温和的方式，通过注射器或蠕动泵系统，缓慢注入患者的胃内，每次200ml，间隔6~8小时进行一次循环。优点主要体现在两方面：①突破了连续输注模式的局限性，更贴近人体自然的生理节奏。②模拟了正常饮食时餐间休息的间隔模式，有利于胃肠道得到适当休息与恢复，有助于提高整体的营养吸收效果。

2. 间歇性滴注　操作原理是将预先配置好的营养液，通过精密调控的莫非滴管系统，以极其平缓的速度滴入患者的肠道内，单次滴注量通常控制在250~500ml，滴注过程可持续30~60分钟甚至更长，一般建议每天4~6次。此种方式的优势在于有较为充裕的活动与休息时间，就如同正常餐饮时的间隔时间，从而有效避免肠道负担过重，提高营养物质的利用率，在临床上较为常用。

3. 连续输注　通过重力或输液泵连续12~24小时输注，除输注匀浆饮食外，临床多采用此种营养供给方式，尤其适用于危重患者及空肠造口喂养的患者。开始时应采用低浓度、低剂量、低速度的输注方法，以后逐渐增加直至全量。

（1）输注浓度与剂量：①标准配方肠内营养液的能量密度为4.18kJ/ml。可从2.09kJ/ml开始，根据患者实际情况，在第2~5天达到标准浓度。②开始第一天的用量一般为总量的1/4，根据患者耐受情况在第2~4天加至全量。③开始时输注速率一般为25~50ml/h，以后每12~24小时增加25ml/h，最大速率为150ml/h。

（2）输注温度：根据患者喜好，一般应保持在37℃左右。

（3）输注体位：坐位、上身抬高30°以上的半坐卧位，防止反流，输注结束后维持此体位至少30分钟。

（4）注意事项：①遵守严格无菌操作原则。②输注系统（包括输液容器、输注管道）应专人专用，至少每24小时更换或彻底清洗消毒1次输注系统。③对于开封的瓶装肠内营养液或者使用粉剂调配而成的营养液，悬挂输注时间不应超过8小时，袋装营养液悬挂输注时间不应超过24小时。④对于已经开始输注的营养液，必须在推荐的有效时间内完成输注，若超过规定时间仍未完成输注，都应严格按照医疗废物处理规定予以废弃，不可再用于患者。⑤连续输注期间，为了维持管道清洁及预防堵塞，医护人员应每隔6~8小时对营养管进行一次冲洗，使用温开水或等渗生理盐水作为冲洗液。在每次输注结束后，尤其要执行这一流程，彻底地冲洗管道，并辅以手指轻轻揉搓管壁的动作，以确保管道内残留的营养液或可能的沉淀物得以完全清除，从而保障管道的顺畅流通。⑥对于直径较小的营养管，严禁直接输注颗粒状、粉末状药物，避免营养管阻塞。一旦遭遇营养管堵塞的情况，首要策略是采取一系列疏通措施。⑦应妥善固定营养管。每次喂养前，应确认营养管是否有移位、脱出等情况，避免误吸与渗漏现象。

四、肠内营养并发症的处理

肠内营养是一种简便、安全、高效的营养支持方法，但使用不当也有可能诱发一系列并发症，这些并发症不仅会加重患者的不适感，还可能延缓治疗进程，甚至影响整体治疗效果。临床上最常发生的并发症是腹泻，最常发生的代谢并发症是脱水，最严重及致命的并发症是误吸造成的吸入性肺炎。

1. 腹泻和脱水　腹泻是在肠内营养中最常发生的并发症，腹泻和脱水常是相关联的。主要原因之一是营养液渗透压不良，过高的渗透压可能导致肠道水分失衡，进而引起脱水。例如，对于肾功能受损的患者，在采用高渗或高蛋白质肠内营养支持方案时，更容易出现脱水现象，需要适当地增加水分供给，并密切关注每日出入水量及电解质状况。因此，在实施肠内营养输注时，通常推荐采用初始缓慢并逐渐递增的间歇性滴注方式，如初期输注速度可设定为每小时20~25ml，并随着患者耐受性的改善逐步上调输注速率和营养液浓度，这样有助于肠道逐渐适应营养输入的过程。为了确保肠内营养的安全性和有效性，肠内营养液要新鲜配制和低温保存，遵循严格的无菌操作规程，避免污染。针对腹泻这种情况，应及时调整肠内营养剂的配方，如增加膳食纤维含量以调节肠道功能，适当降低营养液的渗透压，从而减轻肠道负担。在某些情况下，如果腹泻症状严重且持续不减，可能需要暂时停止肠内营养的供给，转而采取肠外营养支持的方式，以保证患者获得必要的营养补充，同时给予充分的时间让肠道得到恢复。

2. 吸入性肺炎　是肠内营养最严重的并发症，常见于幼儿、老年及意识障碍患者。当临床观察到患者表现出如呼吸窘迫、显著的呼吸急促、心率增快等症状，尤其是胸部影像学检查提示肺下叶存在渗出性浸润病变时，往往高度提示可能存在吸入性肺炎的情况。该并发症的临床表现及其预后与患者吸入营养液的量和性质有着密切关联。一旦确诊，即使停止肠内营养供给，其症状的缓解进程也可能相对滞后，并且病情严重的病例可能导致气道和肺实质的病理变化，乃至对生命构成威胁。鉴于此，针对肠内营养支持患者吸入性肺炎的防治工作应得到高度重视，以减少此类并发症的发生风险及潜在的生命危险。

防止胃内容物潴留及反流是有效预防吸入性肺炎的根本，具体措施如下：①对易引起吸入性肺炎的高危患者建议优先选择幽门后途径进行喂养。②在给予肠内营养输注期间，始终维持患者床头抬高角度在30°~45°。③输注肠内营养液时，需严格控制输注的速度与剂量，初始阶段应适度控制液体的量、浓度，并逐渐递增，使肠道有足够的时间适应消化吸收过程。④定期进行营养管头端位置的检查与校正，确保其始终位于胃内正确位置，避免因管路扭曲变形或意外滑入食管而导致营养液误入呼吸道。⑤适时监测并评估患者的胃潴留情况，如果喂养后 4 小时胃液 >200ml，应考虑改变肠内营养的方式。

一旦发现患者有吸入内容物迹象时应迅速采取以下系列应急措施：①立即停止正在进行的肠内营养液输注，全面清理患者气道内的残留内容物。②实施气管吸引术，最大限度地排出气道内的液体及误吸的食物碎屑，确保呼吸道畅通。③鼓励并帮助患者咳嗽，咳出误吸液体。④针对那些正常进食的患者，宜尽早安排支气管镜检查，以彻底去除残留在支气管内的食物颗粒。⑤通过静脉补液途径提供必要的支持，如适时输入清蛋白，有助于减轻潜在的肺水肿状况。⑥若出现血气分析异常表明存在低氧血症或呼吸功能障碍时，应及时施行人工机械通气。⑦依据临床判断和实验室结果，适当应用抗生素治疗，旨在预防或控制可能出现的肺部感染。

3. 其他并发症

（1）导管相关并发症：①鼻咽及食管损伤，建议考虑更换为较细式营养管型号。②管道堵塞是常见情况，可选择合适口径的营养管及适合浓度的营养液进行输注。出现堵塞时，可予温水冲洗，如仍然不通，可用含有胰酶的碱性液体冲洗。③造口并发症，往往需要通过再次手术来妥善修复和稳定造口，并在此后加强造口周边腹壁皮肤的清洁消毒工作以及日常细致护理，以促进患者康复和减少并发症发生的概率。

（2）胃肠道并发症：除腹泻外还存在以下几种胃肠道并发症。①恶心、呕吐、消化或吸收不良，营养液的特殊气味、高渗透压等会导致胃部不适，胃潴留现象。临床上有上述症状的患者在实施肠内营养时，应密切监测患者情况，一旦出现长期呕吐无法进食、消化吸收不良症状，应改用肠外营养。②腹胀与肠痉挛，通过调整肠内营养剂、降低营养液浓度、减慢输注速度或注意营养液温度等措施来减轻或消除腹胀、肠痉挛等症状，如果存在肠梗阻应及时停止肠内营养。③便秘，肠内营养引起的便秘情况较少，应适当注意水分的补充，添加富含纤维素的肠内营养剂。

（3）代谢性并发症：①水代谢紊乱，除脱水以外，还可能出现水肿。对于同时伴有心力衰竭或肾衰竭的患者，必须严格控制水分摄入，以防水分过度积聚引发水肿。②糖代谢紊乱，肠内营养液中糖分过高或在机体应激状态下糖耐量下降，均可能导致高血糖或糖尿的发生。轻度患者应及时调整肠内外营养方式，配合静脉滴注或皮下注射适量胰岛素来调控血糖水平，待血糖趋于稳定后再逐步恢复肠内营养支持。低血糖患者应逐渐减少肠内营养或者在停用肠内营养后通过其他途径补充适量糖分。③电解质和微量元素失衡，医务人员应每天严密监测患者的血电解质水平，并根据实际情况迅速采取应对措施。④维生素和必需脂肪酸缺失，长期依赖自制匀浆膳食或低脂肠内营养液的患者容易出现维生素、必需脂肪酸以及脂溶性维生素不足的问题，可在营养液中适时补充这些营养成分。⑤器官功能异常，少数患者长期肠内营养可引起肝有关酶指标升高，有必要关注营养液的成分及其对肝功能的影响。

（4）感染性并发症：除吸入性肺炎以外，还存在营养液污染引起的并发症。营养液在配制过程中可直接污染，最常见的是配营养液时或护理治疗时医务人员手上的细菌污染管道和营养液。同时，配制器具也应严格消毒，输注营养液的营养管应每 24 小时更换一次，管道接头处更应保持无菌状态。

第二节　肠外营养

肠外营养（parenteral nutrition，PN）是指无法经胃肠道消化吸收或摄取营养素，或者摄取的营养素不能满足自身代谢需要的患者，需通过肠道外通路，即静脉途径为患者提供包括氨基酸、脂肪、碳水化合物、维生素及矿物质在内的营养素的营养治疗方法。根据患者营养需要的满足程度，可将肠外营养分为两大类，即完全肠外营养（total parent nutrition，TPN）和部分肠外营养（partial parent nutrition，PPN）。所有营养素完全经肠道外获得的营养支持方式称为完全肠外营养。部分营养素经肠道外途径输入，其余部分可能通过经肠途径补充的营养支持方式称为部分肠外营养。

一、适应证和禁忌证

（一）肠外营养的适应证

（1）面临重度营养风险或已被诊断为蛋白质 – 能量营养不良状态的患者，经肠道摄入的营养素不足，并且预期在未来 10 ~ 14 天无法恢复正常食物摄入及营养吸收。

（2）严重胃肠道功能障碍。

（3）肠梗阻、消化道瘘、短肠综合征等复杂病理状况。

（4）重症炎性肠病活跃期，无法耐受肠内营养。

（5）肠内营养过程中，一旦出现明显副作用或能量供应不足以满足身体所需时，需联合采用肠外营养补充，以实现全面而有效的营养支持。

（6）重症胰腺炎，无法耐受肠内营养。

（7）放射性肠炎。

（二）肠外营养的禁忌证

（1）胃肠道功能恢复或有肠内营养适应证的患者，应及时向肠内营养过渡。

（2）严重水、电解质紊乱和酸碱平衡失调。

（3）休克，器官功能衰竭终末期。

二、常用肠外营养剂

（一）碳水化合物制剂

碳水化合物是营养支持的重要能量来源，可被机体大部分细胞利用。

1. 葡萄糖　常用葡萄糖制剂浓度为 5%、10%、25% 和 50%，可提供机体代谢所需能量的 50% ~ 70%。葡萄糖的代谢过程依赖于胰岛素的有效调节，因糖尿病或手术创伤等原因导致胰岛素分泌不足的患者必须适当补充外源性胰岛素。

2. 果糖　作为一种代替葡萄糖的碳水化合物，其代谢不需要胰岛素。对糖尿病、慢性肝炎、肝硬化等患者，与葡萄糖联合输注效果比单用葡萄糖的治疗效果更理想。但有酸中毒和严重肝功能不全的患者不宜使用。

（二）脂肪乳剂

脂类是机体重要的能量底物和主要的能源储备。脂肪乳剂是肠外营养方案中较理想的一种静脉注射制剂，可有效供给能量及必需脂肪酸。其显著优势在于拥有较高的能量密度，具备等渗特性，并富含人体必需的脂肪酸成分。

1. 脂肪乳剂的组成及分类　脂肪乳剂是将植物油（如大豆油、橄榄油、红花油等）、乳化剂（如卵黄磷脂、大豆磷脂等）、等渗调节剂（如甘油、山梨醇等）和水充分混合，形成稳定的微小脂肪颗粒悬浮液。脂肪乳剂根据所含脂肪酸链长的不同，可分为长链脂肪乳剂、中长链脂肪乳剂、结构脂肪乳剂、鱼油脂肪乳剂等。

2. 脂肪乳剂的应用　中长链脂肪乳剂在临床上最为常用，它是由中链和长链三酰甘油按照1∶1比例均衡配比而成的一类脂肪乳剂。脂肪乳剂在肠外营养中的功能比例应根据患者的脂代谢情况决定，一般应占非蛋白能量的20%～50%。在肠外营养方案中，通过联合使用脂肪乳剂与葡萄糖，能够显著降低仅依赖葡萄糖作为能量源时所产生的高血糖风险，这一策略为常伴有胰岛素抵抗现象的危重病患者提供了一种既方便又高效的营养补充方式。

（三）氨基酸制剂

氨基酸是合成蛋白质的结构单位，主要用于提供氮源，维持氮平衡。对于健康成年人而言，每日氨基酸的基本需求量通常为0.8～1.0g/kg体重。但在严重的分解代谢、明显的蛋白质流失或重度营养不良时，则必须增加氨基酸的补充剂量。

1. 氨基酸制剂的组成　氨基酸制剂的核心组成部分由必需氨基酸构成，合适的必需氨基酸与非必需氨基酸的比例有助于优化氨基酸在体内的有效利用，既满足机体在疾病恢复、生长发育或特殊生理状态下对营养素的需求，又尽可能避免因不均衡补充而导致的潜在副作用。

2. 氨基酸制剂的应用　目前临床实践中，广泛应用的氨基酸制剂是平衡型氨基酸溶液，通常情况下，在没有特殊的代谢障碍时，推荐应用包含完整种类必需氨基酸的平衡型氨基酸溶液来补充机体所需的基本营养成分。近年来，针对婴幼儿及肝病、肾病、烧伤、肿瘤等各类特殊疾病患者的状况，研发出了一系列针对性的氨基酸溶液产品。对于肾衰竭患者提倡必需氨基酸疗法；对于肝功能不全的患者选择BCAA为主的氨基酸溶液。对于外科术后患者和危重症患者，推荐选用包含谷氨酰胺双肽的氨基酸溶液。

（四）水和电解质制剂

水和电解质是体液的主要成分，体液平衡为机体细胞正常代谢提供必需的恒定的内环境，也是维持机体生命及各脏器生理功能的必备条件。常用的肠外营养电解质溶液主要有各种浓度的氯化钠、碳酸氢钠、氯化钾、氯化钙、葡萄糖酸钙、硫酸镁及有机磷制剂等。针对患者的具体病情及其发展进程，电解质的补给量随病情、病程、血清及尿液的检测结果不同而予以调整。

（五）维生素制剂

维生素参与糖、脂肪、蛋白质代谢及人体生长发育、创伤修复等，是人体必需的营养素。

（六）微量元素制剂

微量元素尽管在人体内含量微乎其微，但它们参与酶的催化、维持核酸结构的稳定性、多种维生素功能的实现以及激素的合成与调节作用，而某些微量元素在体内无法自行有效合成或合成量不足，必须依赖外源性补充。

三、肠外营养途径

肠外营养输注途径可分为中心静脉途径和周围静脉途径。选择何种输注途径需要综合考量多个关键因素：患者既往静脉置管病史、静脉解剖走向、出凝血功能、预计肠外营养持续时间、护理环境、潜在疾病等。

（一）中心静脉途径

中心静脉管径粗、血流速度快、血流量大，血流动力学高效，对渗透压的变化具有良好的适应性，使得注入其中的液体能够迅速得到稀释，从而避免了对血管内膜的直接刺激作用，降低了静脉炎和静脉血栓的潜在风险。中心静脉置管可供长期输液用，避免反复静脉穿刺带来的痛苦。对于那些需要长期且稳定的肠外营养支持，或是由于大量体液额外丢失、处于明显的高代谢状态导致身体对营养素需求显著增加的患者，宜采用中心静脉途径进行输液。

临床上常用的中心静脉置管途径如下。

（1）经皮穿刺颈内静脉置管。

（2）经锁骨下区穿刺锁骨下静脉置管。

（3）经锁骨上区穿刺锁骨下静脉置管。

（4）经皮穿刺颈外静脉置管。

（5）切开颈外静脉置管。

（6）经外周穿刺中心静脉置管，多采用肘窝部的贵要静脉。

（二）周围静脉途径

周围静脉输注具有应用方便、安全性高、并发症少而轻等优点，一般适用于短期（≤2周）肠外营养支持的患者或接受部分肠外营养支持（输注营养素的量较少）的患者。周围静脉置管为皮下浅静脉置短导管或钢针，导管末端位于外周静脉，通常在手或前臂处。一般不选择下肢静脉穿刺，避免发生静脉栓塞和血栓性静脉炎的危险。

四、肠外营养的监测

在实施肠外营养治疗的过程中，开展系统化、全方位以及持续不断的监测工作至关重要，这有助于及时捕捉并识别出可能产生的各类并发症，从而把握最佳干预时机，提前采取措施以防止其发展至严重程度。此外，借助实时监测数据，能够准确评估肠外营养方案的实际效果，适时调整营养配方，最大限度提升营养治疗的有效性和针对性，确保患者获得更为理想的康复效果。

（一）常规监测指标

1. 液体出入量　每日详细记录患者的液体摄入与排出量，全面掌握患者的体液平衡状况，科学合理地指导和调整每日静脉输液量。

2. 体温、脉搏及呼吸　持续监测生命体征的各项变化情况，及时捕捉并识别出是否存在因肠外营养治疗所引发的潜在不良反应及感染性并发症。

3. 尿糖和血糖　为了能够准确地指导调整葡萄糖输入量与胰岛素使用剂量，对尿糖和血糖水平进行规律性的检测，以此防范可能出现的高血糖或低血糖等相关并发症，实现血糖控制的精细化管理。

4. 血清电解质浓度　肠外营养初始阶段的前 3 天内，每日监测一次包括钾、钠、氯、钙、镁、磷在内的电解质浓度。待各项指标趋于稳定后，可以适当调整为每周进行一次测量。

5. 血液常规　在治疗期间，建议每周进行 1~2 次的全套血细胞分析，涵盖红细胞计数、血红蛋白水平测定、白细胞计数测定以及白细胞分类计数，同时包括血小板计数的评估。一旦出现疑似并发感染的症状时，应当即刻增加白细胞计数与分类的检测频次以辅助诊断。

6. 肝、肾功能　在监测过程中，每周定期进行 1~2 次的血液生化指标检测，具体包括血清总胆红素、直接胆红素、谷草转氨酶、谷丙转氨酶、碱性磷酸酶、谷氨酰转肽酶、尿素氮及肌酐等多项关键指标的测定。

7. 血脂浓度　可以依据实际情况安排每周或每两周进行一次血液脂质水平检测，主要涵盖血清总胆固醇、甘油三酯、低密度脂蛋白胆固醇、高密度脂蛋白胆固醇以及载脂蛋白等多项核心指标。

8. 血清蛋白质浓度　机体内部蛋白质特别是内脏蛋白质的代谢状态，经常能够通过血清蛋白质浓度的变化得以间接体现。常见的检测项目包括血清清蛋白、转铁蛋白、甲状腺素结合前清蛋白和视黄醇结合蛋白等。在特定情况下，这些指标可能需要每周 1~2 次的测定，以便及时捕捉并解析患者蛋白质代谢功能的动态变化。

9. 体重　体重是一个重要、简便且常用的指标，在排除脱水或水肿等水分代谢异常情况下，体重的变化能直观反映成人的营养状况，建议每周至少进行 1 次测量，建议采用标准体重百分比以及与患病前体重相比的百分比作为表述方式，这样可以更为精准地评判个体的营养状态变迁及其临床意义。

10. 氮平衡　每日均可进行氮平衡量的计算，并进一步统计出某连续时间段内的累计氮平衡总量。

（二）特殊监测指标

1. 血清渗透压　成人正常值为 285~295mmol/L。测定频率从每日一次到每周一次不等，甚至在某些情况下可能需要更频繁的监测。具体的频率应由临床医师根据患者的具体情况和治疗方案来确定。

2. 24 小时尿钠、尿钾定量　在危重患者出现明显的钠、钾代谢失衡状况时，医护人员每日执行一次 24 小时尿钠与尿钾总排泄量的测定。需收集患者连续 24 小时的所有尿液，充分搅拌均匀以确保所含电解质分布一致，从混匀后的尿液中取出 10ml 代表性样品送检，以准确评估患者的电解质代谢状况。

3. 胆囊 B 超　建议至少每两周用 B 超检测胆囊容积、胆汁稠度等指标一次，结合定期的肝功能实验室检查结果，综合评定肝胆系统是否受损和有无胆汁淤积的情况。

4. 肌酐/身高指数 肌酐是肌肉磷酸肌酸代谢产物，尿中排出量大致与瘦体组织量成正比。为了准确评估患者的营养状况，可采取如下步骤：收集患者 24 小时尿液，测定肌酐排出量，除以标准身高肌酐值，求出肌酐/身高指数。当该指数低于 0.8 时，则可能提示患者存在营养不良的问题。建议每间隔两周进行一次这样的测定工作。

5. 血清氨基酸谱分析 每周测定 1 次，指导调整肠外营养配方。

6. 血清微量元素和维生素浓度 疑似患者有微量元素和维生素缺乏时可测定。

7. 尿 3 – 甲基组氨酸含量 尿中 3 – 甲基组氨酸含量能够灵敏地反映肌肉蛋白质分解的程度，其排出量的上升被视为蛋白质分解代谢加剧的一个可靠指标。对患者尿液中 3 – 甲基组氨酸含量进行连续动态监测，若发现其含量呈现逐渐下降态势，则表明患者所遭受的应激反应正在减弱，并且当前实施的营养支持疗法有效。

五、肠外营养并发症的处理

肠外营养，特别是长期肠外营养可导致一系列并发症，严重者甚至可危及生命。临床上常见的肠外营养的并发症主要有导管相关并发症、代谢性并发症、肝胆系统并发症、胃肠道并发症等。

（一）导管相关并发症

1. 机械性并发症 均与放置中心静脉导管有关，包括但不限于发生在放置导管的过程中，常见的有置管失败、气胸、血胸、动脉损伤、胸导管损伤、空气栓塞、静脉血栓形成等。此外，护理不当也可造成导管脱出、移位、折断等并发症。遵循严格无菌操作原则，一旦发生，需拔出导管，治疗并发症，另行置管。

2. 感染性并发症 肠外营养时最常见、最严重的并发症是导管性败血症。一旦发生，应立即拔出导管，根据药敏试验选用抗生素治疗。积极预防，严格执行无菌操作。

3. 拔管意外综合征 在实施拔管操作之前，务必确保患者处于仰卧位或稍微低头的仰卧体位。导管拔除的过程中，指导患者暂时屏住呼吸，医护人员注意适时关闭导管腔或通过手指轻轻按压于拔管处的皮肤切口上方，避免过度挤压或用力揉搓颈部动脉区域。此外，在拔管切口处涂抹适量抗生素软膏以防止感染，并要求患者在拔管后保持安静平卧状态至少30 分钟。

4. 导管栓塞 是较为常见的并发症。置管前预充小剂量肝素或肝素涂层导管，能有效预防导管内血栓形成。

（二）代谢性并发症

1. 糖代谢紊乱

（1）糖尿病非酮症高渗性昏迷：因短时间内大量快速输入葡萄糖，机体不能及时代谢吸收，高血糖导致血液渗透压增高，促使脑细胞因脱水而功能受损，进而表现出嗜睡乃至昏迷等严重症状。预防措施是在输注葡萄糖治疗开始后的 4 小时内，对其进行严密的血糖监测。若出现因高血糖引发的高渗性昏迷，应立即中止葡萄糖的输入，并改用 0.45% 的低渗盐水，以每小时约 950ml 的速度静脉滴注，降低血浆渗透压。并以每小时 10～20 单位的剂量静脉滴注普通胰岛素，使血糖逐渐下降，同时防止因血糖降解速度过快可能引起的急性水肿，确保血糖调控平稳有序。

（2）低血糖：在实施肠外营养的过程中，机体内的胰岛素分泌会相应增加以适应营养物质的吸收与代谢。一旦肠外营养液的输入骤然停止，而血液中的胰岛素浓度仍维持在较高状态，患者极有可能出现低血糖反应。在停止肠外营养的同时，不宜通过相同的静脉通路进行输血或输入其他不含有糖类成分的液体。对于存在糖代谢异常的患者，在完全停止肠外营养前，可以先采用等渗的500ml葡萄糖溶液作为过渡阶段的治疗措施，以此确保平稳过渡并降低低血糖风险。

2. 氨基酸代谢紊乱　目前普遍使用结晶氨基酸作为氮源，已很少发生。

3. 脂肪代谢紊乱　最好的预防方法是每天补充脂肪乳剂，每周至少输注脂肪乳剂2次。

4. 电解质及微量元素缺乏　凡是长期行肠外营养支持者，对电解质的需要量增加，并且应每天补充微量元素。

（三）肝胆系统并发症

肠外营养过程中，易于诱发胆汁淤积性肝功能异常，其背后涉及多种因素，其中，长期能量供给过高以及肠内长时间缺乏含脂肪食物的刺激作用被认为是主要原因之一，可通过调整营养液用量和配方使其纠正。

（四）胃肠道并发症

长期禁食及使用不含谷氨酰胺的肠外营养液，会潜在损害肠黏膜正常结构和功能，导致肠黏膜上皮绒毛萎缩、变稀，皱褶变平，肠壁变薄，影响屏障功能，导致肠细菌易位，引起肠源性感染。在肠外营养液中加入谷氨酰胺能有明显保护肠道黏膜屏障的作用。

本章小结

思考题
1. 肠外营养可以通过哪种途径给予患者？
2. 肠内营养可以通过哪种途径给予患者？

更多练习

第四章　内分泌与代谢性疾病

教学课件

学习目标

1. 素质目标

具有关心关爱患者，指导内分泌与代谢性疾病患者进行营养治疗的综合素养。

2. 知识目标

（1）掌握：内分泌与代谢性疾病的营养护理。

（2）熟悉：内分泌与代谢性疾病的营养治疗原则与教育内容。

（3）了解：内分泌与代谢性疾病的病因、发病机制等。

3. 能力目标

能运用护理程序对内分泌与代谢性疾病患者实施营养护理。

第一节　甲状腺功能亢进症

案例

【案例导入】

患者，男性，42 岁。身高 165cm，体重 63kg。15 天前体检发现血清促甲状腺激素（TSH 0.1μIU/ml，三碘甲状腺原氨酸（T₃) 10.54ng/ml，甲状腺素（T₄) 48.51μg/dl，游离三碘甲状腺原氨酸（FT₃) 25.21ng/ml、游离甲状腺素（FT₄) 25.50μg/dl。医师嘱以甲巯咪唑片与左甲状腺素钠片联合治疗，6 周后病情改善，未出现药物不良反应，遵医嘱逐渐调整药物剂量，继续服药。

【请思考】

如果患者诊断为甲状腺功能亢进症，其营养治疗措施有哪些？

【案例分析】

甲状腺功能亢进症（hyperthyroidism）简称甲亢，是指多种病因导致甲状腺激素分泌增多，引起全身代谢亢进的内分泌自身免疫病。最常见的疾病分型是毒性弥漫性甲状腺肿，又称 Graves 病，占所有甲亢的 85%～90%，多见于 20～40 岁女性。患者主要表现为甲状腺激素分泌过多综合征、甲状腺肿，伴或者不伴有眼征。

一、病因

甲亢的病因和发病机制并未完全明了，但是认为与机体自身免疫系统关系密切。原发性甲亢患者因各种病因导致自身免疫功能紊乱后，甲状腺腺体血管增多，淋巴系统浸润，产生 G 类免疫球蛋白，抑制垂体合成和分泌促甲状腺激素（thyroid stimulating hormone，TSH），TSH 水平明显下降，但是血清中 T_3、T_4 水平增高，其中 T_3 上升较快，约高于正常值 4 倍；T_4 上升则较为缓慢，约高于正常值 2.5 倍。

1. 基因遗传因素 Graves 病患者或者家族成员经常先后或者同时发生各种类型的自身免疫病，如桥本甲状腺炎、重症肌无力和恶性贫血等。目前，关于 Graves 病易感基因的研究重点多在免疫调节基因和甲状腺特异基因方面。

2. 免疫功能因素 长效甲状腺刺激物（long–acting thyroid stimulator，LATS）和甲状腺自身特异性抗体的产生是提示免疫功能紊乱的重要指标。LATS 虽然与 TSH 作用相似，但是半衰期较为持久，并且能够竞争性地抑制 TSH 与甲状腺滤泡上皮细胞结合，从而导致甲状腺激素分泌增多，引起甲状腺毒症。

3. 环境因素 在多种环境因素中，细菌感染、饮食、性腺激素、甲状腺素制剂等都对甲亢的发生发展有一定的影响，尤其是饮食中维生素 D、硒和碘的含量对甲亢发病有着较为显著的作用。

二、临床表现

甲亢的临床表现轻重不一，多是由甲状腺激素过多以及自身免疫功能紊乱引起。

1. 甲状腺激素分泌过多综合征 由于血液循环中甲状腺激素过多，患者可出现高代谢综合征、神经系统兴奋性增高、心血管和消化等各系统功能受累，表现为易出汗、皮肤潮湿红润、食欲增加但体重减轻、肠蠕动亢进伴腹泻、疲乏无力、低热（甲状腺危象可表现为高热）；易激惹、多言多动、震颤、难以入睡，严重者出现幻觉或精神分裂症表现；心悸气短、心动过速、心房颤动、脉率常在 100 次/分以上、脉压增大；月经失调和阳痿。由于甲状腺激素可促进蛋白质分解，部分患者可出现明显的肌无力及肌萎缩。

2. 甲状腺肿 由于甲状腺细胞肥大和细胞数目增加，多数患者有甲状腺肿，呈弥漫性、对称性肿大，质地柔软，无压痛，由于甲状腺血管增多，血流量变大，在甲状腺上下叶外侧可闻及血管杂音和触及震颤，腺体上部较为明显，是本病的重要体征。

3. 突眼症 分为非浸润性突眼和浸润性突眼。非浸润性突眼又称单纯性突眼，主要是甲亢导致交感神经兴奋，眼外肌及上睑肌肌张力增高。浸润性突眼可能与自身免疫功能紊乱有关，患者眼球突出明显，睡眠时眼睑不能闭合，同时伴有畏光流泪、眼部胀痛等角膜刺激症状，严重者视力下降甚至失明。

甲亢的临床表现是多系统的，但是有的患者可能只突出表现某一系统的症状，有的患者也可能出现肢体颤抖、双下肢周期性瘫痪、皮肤瘙痒等特殊的罕见症状。

三、营养治疗

甲亢患者的治疗主要是采用口服抗甲状腺药物、中医中药、放射性^{131}I治疗、外科手术治疗和介入栓塞等方法，抑制或去除甲状腺腺体，减少甲状腺激素的形成，达到治疗甲亢的目的。同时，应给予患者心理疏导，缓解焦虑和紧张的情绪。

由于甲亢患者机体产热和物质代谢增加，会出现易出汗、消瘦、大便次数增多等高代谢症状，因此及时补充高热量、高蛋白质、高维生素和钙磷等微量元素，保证全面合理的营养是甲亢治疗的基础。

1. 高蛋白、高热量、高维生素饮食 保证优质蛋白质的供给。甲状腺激素过多能够促进蛋白质、脂肪与碳水化合物三大营养物质代谢，加速氧化，患者产能与散热增多，基础代谢率异常增高，因此每天都需要增加能量摄入，尤其是增加蛋白质摄入量，纠正体内能量消耗。

甲亢患者能量代谢率高，机体会消耗大量酶，从而造成B族维生素等水溶性维生素缺乏。维生素D具有调节钙、磷代谢，促进肠内钙磷吸收和骨质钙化，维持血钙和血磷平衡的重要作用。所以，饮食上应需供给丰富的维生素。

2. 限制富含碘的食物和药物摄入 碘是参与甲状腺激素合成的重要原料，机体甲状腺中含碘量约占总体的20%。摄入过多碘元素可能会加速甲状腺激素的合成，加重甲亢症状。因此，甲亢患者应尽可能低碘饮食或者无碘饮食。因此，日常生活中需要避免海带、紫菜、发菜、加碘的盐等食物。

此外，临床上，CT、X线摄影、磁共振成像（MRI）等影像学检查经常使用碘普罗胺、碘海醇、泛影葡胺、泛影酸钠、碘化油与碘克沙醇等对比剂，以增强人体组织或器官的对比度，便于病灶观察。但是对于甲亢的患者，需慎用此类碘对比剂，以防诱发甲亢。

3. 增加钙磷微量元素的摄入 为防止甲亢患者并发骨质疏松症和病理性骨折，应当适当增加钙磷微量元素的摄入，所以，在日常生活中，可以多食用豆类、牛奶、鸡蛋、瘦肉、虾皮、新鲜的水果和蔬菜。因为磷也是人体非常需要的一种微量元素，磷对骨骼和牙齿有一定促进作用。因此，建议吃一些含磷比较高的食物，如干贝、核桃仁、鸡蛋黄、花生仁、鱼类及动物的肝、瘦肉、羊肉，这类食物含有比较丰富的磷元素。

4. 减少刺激性饮食 甲亢患者容易出现大便次数增多，勿食用富含粗纤维的食物，以免增加肠蠕动而加重腹泻。少用辛辣食物、浓茶和咖啡等刺激性饮食和饮料。

第二节　甲状腺功能减退症

案例

【案例导入】

患者，女性，32岁。从事公司会计相关工作。2023年由于经常乏力、怕冷、脱发、发胖伴颈部肿大，至医院检查。超声检查示：甲状腺实质回声不均匀，里面有弥漫分布的低回声区；血常规示：TSH 8.568μIU/ml，FT$_4$ 5.50μg/dl，抗甲状腺过氧化物酶抗体（TPOAb）以及抗甲状腺球蛋白抗体（TGAb）显著增高，诊断为桥本甲状腺炎伴甲状腺功能减退症。目前，患者每日口服一片左甲状腺素治疗。

【请思考】

　　甲状腺功能减退症患者在日常生活中需要注意哪些饮食问题？

【案例分析】　

　　甲状腺功能减退症（hypothyroidism）简称甲减，是指多种病因导致甲状腺素分泌减少或甲状腺激素抵抗，引起全身代谢降低。甲减按照病变发生的部位可分为原发性甲减、中枢性甲减及甲状腺激素抵抗综合征；按照起病时间可分为呆小病、幼年型甲减和成年型甲减，前两者常伴有智力障碍。甲减患者机体内黏多糖在组织和皮肤堆积，因此发病后期多表现为黏液性水肿。

一、病因

　　甲减的病因较复杂，临床以原发性者多见，其次为垂体病变引起者。

　　1. 原发性甲减　是甲状腺腺体本身病变引起的甲减，占全部甲减的95%以上。下丘脑和垂体功能正常，主要由甲状腺未发育完全、长期缺碘、甲状腺手术切除、放射性^{131}I治疗或者自身免疫病所致。

　　2. 中枢性甲减　由下丘脑和垂体病变引起的促甲状腺激素释放激素（thyrotropin-releasing hormone，TRH）或者TSH合成和分泌减少所致，T_4或者FT_4生成减少。常见原因有垂体瘤、颅咽管瘤及产后大出血导致垂体缺血坏死。

　　3. 甲状腺激素抵抗综合征　大多在儿童和青少年时期发病，呈家族聚集性，主要是由于甲状腺激素在外周组织实现生物效应障碍引起。最常见的为垂体抵抗和全身抵抗。

二、临床表现

　　黏液性水肿患者的典型表现为面色苍白，眼睑和颊部水肿，表情淡漠，全身皮肤干燥多脱屑，非凹陷性水肿，毛发脱落，手足掌皮肤多呈姜黄色。

　　1. 心血管系统　心肌收缩力减弱，心动过缓，心输出量下降。患者血压低，心音低钝，心脏增大，有时可伴有心包积液和胸腔积液，甚至发生心肌黏液性水肿。

　　2. 消化系统　患者常有食欲缺乏、腹胀、便秘，严重者出现麻痹性肠梗阻。

　　3. 运动系统　肌肉乏力、疼痛或暂时性强直，可伴有关节病变如慢性关节炎。

　　4. 内分泌系统　女性常表现为月经过多、久病闭经、不孕。男性可出现阳痿、性欲减退。少数患者由于甲状腺激素分泌减少，反馈性刺激下丘脑，使下丘脑产生更多TRH，刺激垂体分泌更多的催乳素，导致血清催乳素水平增高，出现泌乳情况。

5. 甲减危象　患者受寒、手术、麻醉或镇静药应用不当等诱因可引起黏液性水肿昏迷，即甲减危象。主要表现为低体温（<35℃），呼吸变慢，心动过缓，血压下降，四肢肌肉松弛，反射减弱或消失，甚至发生昏迷、休克以及心肾衰竭。

三、营养治疗

甲减患者可采用甲状腺素类药物替代治疗方法，如服用左甲状腺素钠片，通常需要终身服药，不要擅自减药或停药，需要长期定期复诊和监测。

甲减患者营养治疗需要给予一定量的碘，保证优质蛋白质和营养素的补充，改善甲状腺功能。

1. 合理补充碘盐　碘是合成甲状腺激素的重要元素，缺碘可能使甲状腺激素合成和分泌不足，导致甲状腺增生肥大，引起甲减。因此，甲减患者需要适当补碘。但是，过量的碘摄入也可能导致甲状腺疾病的发生，所以补碘要适量。可以通过碘盐、海带以及紫菜等富含碘的食物摄取适量的碘，高温易导致碘挥发，故碘盐不宜放入沸油中。此外，避免食用卷心菜、白菜、油菜、菜花、木薯、核桃等促进甲状腺肿的物质，以免发生甲状腺肿。

2. 保证蛋白质摄入　蛋白质是身体重要的营养素，蛋白质缺乏会导致甲状腺功能减弱。甲减患者小肠黏膜更新速度会衰减，消化液分泌受到影响，酶活力降低，机体内清蛋白含量会受到一定的影响，因此，需要补充氨基酸和蛋白质，否则容易导致负氮平衡。成人每天摄入蛋白质的含量不能低于60g。蛋类、肉类、乳类、鱼类及各种大豆制品都是良好的蛋白质来源。

3. 纠正贫血，保证维生素摄入　甲状腺激素分泌不足对血液系统的影响主要包括贫血、白细胞减少、血小板减少以及凝血功能障碍等。因此，甲减患者若合并贫血，应补充富含铁和维生素 B_{12} 的食物，如动物肝、瘦肉、绿叶蔬菜等。必要时，可遵医嘱服用一些叶酸和铁制剂。

此外，患者应避免摄入刺激性食物和高脂肪食物，并根据患者年龄、性别、职业等因素，适当调整饮食，定期复查。

第三节　肥　胖　症

案例

【案例导入】

患者，男性，48 岁。身高 165cm，会计师，经常长时间使用电脑办公，平时活动量少，喜饮酒食肉，不爱运动，近日逐渐出现犯困，活动后气促，满头是汗。体重也由之前的 65kg 增长至 95kg。

【请思考】

计算患者的 BMI，判断其是否肥胖并分析肥胖类型。

【案例分析】

肥胖症（obesity）指体内脂肪堆积过多，分布异常，导致患者体重增加，引起机体功能异常。超重和肥胖已经成为全球性流行病，是 21 世界以来急需解决的公共卫生问题之一。2023 年，中国人民解放军总医院第一医学中心的研究人员从 1580 万成年受试者中发现，超重和肥胖占比存在明显的性别和年龄差异。超重男性占比 41.1%，女性占比 27.7%；肥胖男性占比 18.2%，女性占比 9.4%。超重和肥胖及其相关疾病的医疗支出已达到总支出的 2% ~ 7%。

一、病因

1. 遗传因素 往往是决定患者是否发生肥胖的重要因素。研究表明，肥胖症有家族聚集倾向，一般是因为遗传基因及染色体异常。大部分原发性肥胖症为多基因遗传。种族、性别和年龄不同均对肥胖易感性不同。此外，机体神经内分泌对摄食与食欲有控制作用，大脑调节中枢可调节机体的摄食与饱腹感。

2. 膳食及生活方式不合理 膳食结构是指膳食中各种食物的数量及其在膳食中所占的比重，反映了当地人们的饮食习惯、生活水平高低，体现了一个国家的经济发展水平和农业发展状况，是当今社会经济发展的重要特征。目前，中国居民的膳食结构发生了巨大变化，多元化与健康意识崛起，中西合璧、中式快餐、异国风味等都成为人们餐桌上常见的食物。这间接导致人们容易能量摄入增多，加之体力活动减少，使能量摄入过剩，多余的能量以脂肪的形式储存在机体中，导致体内脂肪细胞数目增多或体积增大，引发肥胖症。

患者进食行为对肥胖症的发生发展也有一定的影响，如进食速度过快、睡前进食、早上空腹、经常性暴饮暴食等。胎儿期母体营养不良者或低出生体重儿在成年期容易发生肥胖症。此外，多种环境内分泌干扰物对肥胖有促进作用，包括双酚 A（BPA）、邻苯二甲酸、二噁英类似物及多氯联苯等，其机制与类雌激素样作用有关。

3. 内分泌调节异常 下丘脑是机体能量平衡调节的关键部位，下丘脑弓状核（ARC）有各种食欲调节神经元。外周循环中参与能量代谢调节的重要激素包括瘦素、脂联素、胰岛素、胃生长素、胰高血糖素、生长激素、甲状腺素、肾上腺素等。神经内分泌系统调节中任何环节的异常，均可导致肥胖。

二、诊断标准

1. 体重指数 肥胖症的诊断指标目前常用的为体重指数（BMI），具体计算方法：BMI = 体重/身高的平方。WHO 规定 BMI 在 25.0 ~ 29.9 即属于超重，≥30 属于肥胖。但是不同国家、种族、地区，对于 BMI 的判断标准不同，中国参考标准为 24.0 ~ 27.9 属于超重，≥28.0 属于肥胖。

BMI 能较好地反映机体肥胖指数，是衡量是否肥胖的重要指标，但同时也有局限性，如运动员、儿童、孕妇及老年人等特殊人群，还需要进行体脂含量测定等检查。

2. 腰围及腰臀比 腰围是反映脂肪总量和脂肪分布的综合指标。腰臀比是腰围/臀围，是判定中心性肥胖的重要指标。WHO 建议采用腰围和腰臀比来评价机体腹部脂肪分布的严重程度。腰臀比男性≥0.9、女性≥0.8 为腹型肥胖的标准。中国针对腰围提出的标准为男性≥85cm，女性≥80cm 为腹型肥胖。

3. 身高标准体重法 标准体重也称理想体重，标准体重（kg）＝身高（cm）－105。体重在人的发育期变化很大，在进行个人评价时比较困难；对集体进行评价时，可与本国不同年龄测定的平均值比较。

评价标准：肥胖度（％）＝│实际体重－标准体重│/同身高标准体重×100％；相当于标准体重±10％为营养正常，超过标准体重10％～20％为超重，超过标准体重20％以上为肥胖，低于标准体重10％～20％为瘦弱，低于标准体重20％以上为严重瘦弱。

4. 皮褶厚度 是一种用于评估人体脂肪含量的指标，可以通过皮褶卡钳等方法进行测量。常用的测量部位包括上臂肱三头肌肌部（代表四肢）和肩胛下角部（代表躯体）。这些部位的皮下脂肪和肌肉较为分明，测量时要求在同一部位连续测量三次，取平均值。

三、临床表现

1. 主要表现 肥胖者的脂肪组织分泌大量的细胞因子和激素，干扰了正常的代谢过程，导致能量平衡紊乱。此外，过多的脂肪积聚还会引起慢性炎症反应，进一步加重了代谢紊乱和身体的负担。这些机制的累积效应导致了肥胖者出现各种不良症状。

肥胖通常表现为体重增加、脂肪积聚和身体形态改变。肥胖者的体重明显超过其标准体重，并且持续增加。这是由于摄入的能量超过了消耗的能量，多余的能量被转化为脂肪储存在体内，导致体重增加。肥胖者体内脂肪组织的积聚明显增加，尤其是在腹部、臀部、大腿等部位。脂肪积聚不仅影响了体形，还会对身体健康产生不利影响，增加了患心血管疾病、糖尿病等疾病的风险。肥胖者的身体形态呈现圆胖、腹部突出等特征。这是由于脂肪在体内的积聚导致身体外形发生改变。肥胖者的身体形态改变不仅影响了外貌美观，还会对心理健康产生负面影响，增加了自卑感和抑郁的风险。

2. 并发症 肥胖者由于脂肪堆积过多会导致血管内膜损伤，使血管变得不通畅，引起高血压、冠心病、心肌梗死等疾病。脂肪过多会导致身体细胞对胰岛素的敏感性下降，进而造成血糖升高，最终导致糖尿病。此外，肥胖还容易导致高血压、脂肪肝、胆囊疾病等疾病的发生。

除以上相对常见的症状外，还有其他可能的症状，如由于过多的脂肪积聚在胸腔和腹腔内，压迫了肺部，导致呼吸困难的出现。肥胖者的体重增加，增加了关节的负担，容易引起关节疼痛和炎症。肥胖者需要消耗更多的能量来移动和维持基本生理活动，导致疲劳和缺乏活力。

四、营养治疗

1. 控制能量供应 能量的控制不仅要科学而且要因人而异，制定科学合理的能量供给标准，同时坚持适当的活动，以增加其能量的消耗。目前有减食疗法（即低能量饮食）、半饥饿疗法（即超低能量饮食），还有断食和绝食疗法；根据不同的个体和病情，可以将患者阶段性膳食供能量控制低于人体正常需要量，即低能量膳食，目的是减少体脂贮存，降低体重，或者减轻机体能量代谢负担，以控制病情。

碳水化合物饱食感低，易引起食欲增加；尤其是单糖类食品，因其消化吸收快，易使人体对糖负荷增加，反馈性地使胰岛素分泌增加，故要适当限制；肥胖者的日碳水化合物供能宜占总能量的 40% ~ 55% ，对于重度肥胖者，短期内碳水化合物至少应占总能量的 20% ，还应坚持以低升糖指数的食物为主。

脂肪日供应量宜控制在总能量的 20% ~ 30% ，尤其要注意控制饱和脂肪酸的摄入，同时膳食胆固醇的供给量，每人每日以低于 300mg 为宜；即使肥胖患者无心血管疾病、无高胆固醇血症等疾病，胆固醇供给量也不宜超过 500mg ，具体还应根据肥胖程度而做个体化调整。

2. 保证优质蛋白质摄入　采用低能膳食的中度以上肥胖者，蛋白质供给应控制在总能量的 20% ~ 30% ；要保证优质蛋白的供给如瘦肉类、鱼类及禽类等；在严格限制膳食能量供给情况下，蛋白质过度供给可能引起肝肾功能障碍，因此低能量膳食中蛋白质的供给量不可过高。

3. 补充维生素和微量元素　因低能膳食会引起某些维生素和微量元素的缺乏，肥胖症因多数合并高血压、高脂血症或冠心病，故应结合患者的具体病情，针对性地补充所需的维生素（如维生素 B_1、维生素 B_6 和维生素 C）及微量元素（如钾、钙、钠与锌等）。

4. 良好的进餐行为指导　养成少食多餐的进食习惯，吃饭的时候要细嚼慢咽，不能吃得太快太饱，吃饭的时候不能玩手机，否则也会增加进食量。改善烹调方法，食物中不能添加太多的盐以及油等调味料，要以清淡的食物为主。

 知识拓展

居民膳食指南

膳食指南是由营养健康权威机构为某地区或国家的普通民众发布的指导性意见，以营养学原则为基础，结合本国或本地的实际情况，以促进合理营养、改善健康状况为目的，教育国民如何明智而可行地选择食物、调整膳食。我国颁布有《中国居民膳食指南》。

为预防和控制我国人群代谢性疾病的发生，指导代谢性疾病人群的日常饮食，提高居民健康水平，做好营养护理服务，根据《健康中国行动（2019—2030 年）》和《国民营养计划（2017—2030 年）》相关要求，中国医疗保健国际交流促进会营养与代谢管理分会、中国营养学会临床营养分会、中华医学会糖尿病学分会、中华医学会肠外肠内营养学分会、中国医师协会营养医师专业委员会组织循证医学、公共卫生、营养与代谢领域的多名学者以及外科、内分泌科等多学科专家共同协作，制定了一系列相关指南。目前制定的膳食指南和运动管理专家共识包括《成人高尿酸血症与痛风食养指南（2024 年版）》《中国超重/肥胖医学营养治疗指南（2021）》《骨质疏松症患者的营养和运动管理专家共识》《成人糖尿病食养指南》等。指南以食养理念为基础，依据现代营养学理论和相关循证医学，提出多学科优势互补的成人代谢性疾病人群食养基本原则和食谱示例，应在医护人员或营养师等专业人员的指导下，根据患者具体情况设计个体化食养方案。

第四节　糖　尿　病

【案例导入】

　　患者，男性，61 岁。患者于 2022 年确诊糖尿病，自述 2014 年开始出现糖尿病前兆，确诊时空腹血糖为 17～18mmol/L。确诊前饮食不节，大鱼大肉、饮酒、作息不规律，体重从 62kg 增加到 79kg，有轻度脂肪肝，皮肤干燥、瘙痒。

【请思考】

　　糖尿病患者的营养治疗措施有哪些？

【案例分析】

　　糖尿病是一种以高血糖为特征的代谢性疾病。高血糖则是由于胰岛素分泌缺陷或其生物作用受损，或两者兼有引起。长期存在的高血糖，导致各种组织，特别是眼、肾、心脏、血管、神经的慢性损害、功能障碍。

　　全球糖尿病的患病率持续增长，国际糖尿病联盟于 2021 年公布，全球共有 5.37 亿人患有糖尿病，过去 2 年增加了 16%（7400 万）。平均每 4 名成年糖尿病患者中就有 1 名来自中国，预计到 2045 年糖尿病人数将跃升至 7.7 亿，而我国成人糖尿病患病率已达 13%，是糖尿病患病率增长较快的国家之一。

一、分型及病因

1. 糖尿病的分型　　根据病因学证据可将糖尿病分为以下 4 大类。

（1）1 型糖尿病：又称胰岛素依赖型糖尿病，多发生于青少年，是由于胰岛 B 细胞被破坏，导致胰岛素绝对缺乏或相对缺乏，从而导致糖尿病。因此，1 型糖尿病必须依赖外源性胰岛素治疗，才能维持机体物质代谢。

（2）2 型糖尿病：又称非胰岛素依赖型糖尿病，多发生于 40 岁以上的人群，是由于胰岛素分泌减少，或者是胰岛素抵抗，导致血液中的葡萄糖不能被有效利用和储存，从而引起糖尿病。糖尿病患者中 2 型糖尿病最多见，占 90% 以上。2 型糖尿病的基本特征是胰岛 B 细胞功能缺陷或者胰岛素作用欠敏感，目前认为是一种多基因、异质性的遗传病。

（3）妊娠糖尿病：是指在妊娠前无糖尿病，在妊娠期间出现的糖尿病，其发生与遗传、营养、胎盘激素分泌等有关，一般发生在妊娠后期，占妊娠妇女 2%～3%。

（4）继发性糖尿病：是由于其他疾病导致的糖尿病，常见于胰腺炎、甲状腺功能亢进症等。

2. 糖尿病的病因 糖尿病一般是由遗传因素、病毒感染、年龄增长、不良生活方式、自身免疫等因素引起。①遗传因素：参与发病的基因很多，遗传因素和环境因素共同作用导致血糖升高。②病毒感染：如风疹病毒、腮腺炎病毒、柯萨奇病毒、脑心肌炎病毒和巨细胞病毒等，近年来肠道病毒也备受关注。③年龄增长：2 型糖尿病在中老年人群中多见，常在40 岁以后发病。④不良生活方式：如营养过剩、饮食不均衡、体力活动不足、肥胖等。尤其中心性肥胖与胰岛素抵抗和 2 型糖尿病的发生密切相关。⑤自身免疫因素：在遗传和环境共同作用下发生，可导致胰岛功能受损，最终使人体分泌的胰岛素减少。

二、诊断标准

糖尿病的诊断基于空腹血糖、随机血糖和口服葡萄糖耐量试验中的 2 小时血糖值。①空腹血糖：是指在至少 8 小时禁食后测量的血糖水平。②随机血糖：是指任意时刻抽取人体静脉血或者末梢血所测量得到的葡萄糖含量值，反映胰岛 B 细胞功能，一般代表基础胰岛素的分泌功能。③口服葡萄糖耐量试验（oral glucose tolerance test，OGTT）：是一种检测糖尿病的方法，通常在空腹状态下饮用 75 克葡萄糖溶液，然后在 2 小时内测量血糖水平。

如果有典型"三多一少"的糖尿病症状，随机血糖均 ≥11.1mmol/L；或空腹血糖 ≥7.0mmol/L；或 OGTT 2 小时血糖 ≥11.1mmol/L，以上三种诊断标准中，患者符合任何一种情况，可诊断为糖尿病（表 4 - 1）。

表 4 - 1 糖代谢状态分类

糖代谢状态	静脉血浆葡萄糖/（mmol · L^{-1}）	
	空腹血糖	OGTT 2 小时血糖
正常值	<6.1	<7.8
空腹血糖受损（IFG）	6.1~7.0	<7.8
糖耐量异常（IGT）	<7.0	7.8~11.1
糖尿病	≥7.0	≥11.1

三、临床表现

糖尿病是一种常见的慢性代谢性疾病，临床表现主要为多尿、多饮、多食以及体重下降（即"三多一少"）等症状。

1. 多尿 高血糖会导致体内渗透压升高，进而引起多尿，尤其夜间尿量增多显著，同时葡萄糖的滤出量超过肾回收葡萄糖的能力，出现尿糖。

2. 多饮 由于机体内血糖升高和多尿，导致体液丢失，患者常感到口渴，饮水量每日多在 3000ml 以上。

3. 多食 高血糖会导致体内能量不足，进而引起饥饿感，需要不断进食以缓解饥饿。

4. 体重下降 体内糖分解利用障碍，体重可能会下降。

此外，一些患者可能会出现其他症状，如视物模糊、手足麻木、皮肤瘙痒等。这些症状可能与高血糖导致的神经病变和血管病变有关。

四、营养治疗

医学营养治疗（medical nutrition therapy，MNT）最早是在 20 世纪 90 年代由美国糖尿病协会提出并与药物治疗相提并论，主要是指临床上对特定疾病（主要是慢性病）在循证基础上制订个体化营养治疗方案来进行营养干预，包括对患者进行个体化营养评估、制订相应的营养干预计划并在一定时期内实施监测。糖尿病患者的营养治疗方式主要包括控制能量及糖类摄入、制订适宜的餐次分配比例等。

MNT 可预防糖尿病，改善生活质量和临床结局，节约医疗费用，对于 2 型糖尿病高危人群，强调改善生活方式，包括适度减轻体重（7%）和规律、适度的体力活动（每周 > 150 分钟），合理饮食控制，降低糖尿病发生风险。MNT 能够改善肥胖糖尿病患者的血糖、血脂、血压、体重等指标。针对住院糖尿病患者，MNT 能够减少感染及并发症的发生，减少住院时间及胰岛素用量。MNT 指南中推荐级别中 A、B、C、D 代表推荐意见级别，其中 A 为强推荐，B 为中推荐，C 为低推荐，D 为极低推荐。

1. 合理控制能量摄入　合理控制总能量摄入是糖尿病营养防治的首要原则。能量摄入以维持或略低于标准体重为宜（表 4 - 2）。儿童、孕妇、乳母、营养不良及消瘦者、伴有消耗性疾病者应酌情增加总能量，肥胖者酌减，使患者体重逐渐下降至正常标准的 5% ~ 10%。

表 4 - 2　MNT 指南关于能量和体重的推荐意见

推荐意见	推荐级别
糖尿病前期或糖尿病患者应接受个体化能量平衡计划，目标是既达到或维持标准体重，又满足不同情况下的营养需求	B
对于所有患糖尿病或有糖尿病患病风险的肥胖或超重个体，应建议减重	A
在超重或肥胖的胰岛素抵抗个体中，适当减轻体重可改善胰岛素抵抗	A
就减重效果而言，限制能量摄入较单纯调节营养素比例更关键	B
不推荐 2 型糖尿病患者长期接受极低能量（< 800kcal/d）的营养治疗	D

2. 控制碳水化合物摄入　摄入量占总能量 45% ~ 60% 为宜。在合理控制总能量的基础上，适量提高碳水化合物摄入有助于提高胰岛素的敏感性和改善葡萄糖耐量。成年患者每日主食量应控制在 250 ~ 400g（即"半斤八两"）。肥胖者酌情将主食控制在 200 ~ 250g。除了注意碳水化合物的摄入量，还要考虑食物的升糖指数（GI），糖尿病患者应选择低 GI 食物（表 4 - 3）。一般来说，粗粮（玉米、荞麦、高粱、小米等）的 GI 低于细粮（白面、大米），复合碳水化合物（谷类、豆类、大多数水果和蔬菜）低于精制糖（蛋糕、糖果等）。

表 4 - 3　MNT 指南关于碳水化合物的推荐意见

推荐意见	推荐级别
推荐每日碳水化合物供能比 45% ~ 60%	B
如碳水化合物的来源为低 GI 食物，其供能比可达 60%	A
低碳水化合物饮食有利于血糖控制，但对于血脂仅观察到改善高密度脂蛋白胆固醇（HDL - C）	B
糖尿病患者膳食纤维摄入可高于健康成人推荐摄入量，推荐 25 ~ 30g/d 或 10 ~ 14g/1000kcal	B

续 表

推荐意见	推荐级别
蔗糖引起的血糖升幅并不比相同能量的淀粉引起的升幅更高，但摄入量太高时可能升高血糖及 TG 水平，不推荐常规摄入	B
不推荐在糖尿病饮食中常规添加大量果糖作为甜味剂，过量果糖不利于血脂代谢	A
不推荐糖尿病患者饮酒，如饮酒则需计入全日总能量，具体摄入量可参考：女性每天不超过 1 个酒精单位，男性每天不超过 2 个酒精单位，建议每周饮酒不超过 2 次	D

注：一个酒精单位被定义为 10ml（或 8g）纯酒精。

3. 限制脂肪摄入 脂肪摄入量以占总能量的 25% ~ 35% 为宜（表 4 - 4）。长期高脂肪膳食损害糖耐量，促进糖尿病心血管并发症发生。所以必须限制脂肪摄入量，尽量不吃肥肉，烹调用植物油尽量选用单不饱和脂肪酸丰富的花生油和橄榄油，每日每人 20g，避免过量进食含胆固醇的食物（动物内脏及蛋黄），每日最多一个鸡蛋。

表 4 - 4　MNT 指南关于脂肪的推荐意见

推荐意见	推荐级别
脂肪总摄入量对心血管事件发生率的影响并不明确	B
膳食总脂肪的摄入以每天占总能量的 25% ~ 35% 为宜	B
对超重或肥胖患者，脂肪供能比应控制在 30% 以内	A
应增加植物脂肪占总脂肪摄入的比例	A
限制饱和脂肪酸与反式脂肪酸的摄入量，饱和脂肪酸的摄入量不应超过供能比的 10%	A
单不饱和脂肪酸是较好的膳食脂肪来源，可取代部分饱和脂肪酸供能，摄入量宜大于总能量的 12%	A
多不饱和脂肪酸摄入量不宜超过总能量的 10%	B
膳食中宜增加富含 ω-3 多不饱和脂肪酸的植物油。推荐每周吃鱼 2 ~ 4 次（尤其是 ω-3 多不饱和脂肪酸含量丰富的鱼）	A
每天摄入 3.5g 的 ω-3 脂肪酸可显著降低 TG 水平	A
ω-3 多不饱和脂肪酸与 ω-6 多不饱和脂肪酸比例宜为（1∶4）~（1∶10）	D
每日胆固醇摄入量不宜超过 300mg	B

4. 保证优质蛋白质摄入 蛋白质摄入量以占总能量的 15% ~ 20% 为宜（表 4 - 5）。糖尿病患者蛋白质消耗增加，因此应保证优质蛋白质（肉、蛋、奶、大豆制品）的摄入，以每天 72 ~ 90g 为宜。大豆每 100g 中含蛋白质 36g，100g 瘦肉中含蛋白质 18g，一个鸡蛋含蛋白质 6g。2014 年美国糖尿病协会糖尿病指南中对糖尿病肾病患者不再建议低蛋白饮食，糖尿病肾病患者的蛋白质摄入量应该与普通人相同。

表 4 - 5　MNT 指南关于蛋白质的推荐意见

推荐意见	推荐级别
针对肾功能正常的糖尿病患者，推荐蛋白质的适宜摄入量在总能量的 15% ~ 20%	B
植物来源的蛋白质，尤其是大豆蛋白，相比动物蛋白更有助于降低血脂水平	A
高蛋白膳食在短期内（3 个月内）有助于减轻体重	A
不建议超重或肥胖人群长期使用高蛋白质膳食	B
乳清蛋白有助于促进胰岛素分泌，改善糖代谢，并在短期内减轻体重	B

5. 保证维生素及微量元素摄入　维生素是调节机体生理功能和物质代谢的重要辅酶，维生素的缺失或不足会导致糖类代谢障碍。糖尿病患者需要摄入多种维生素，包括维生素 A、B 族维生素、维生素 D 和维生素 E 等，但不建议常规大量补充抗氧化维生素，具体见表 4–6。

表 4–6　MNT 指南关于维生素及微量元素的推荐意见

推荐意见	推荐级别
尚无明确证据表明无维生素缺乏的糖尿病患者大量补充维生素会产生代谢益处，不推荐此类患者常规大剂量补充维生素	B
维生素 D 缺乏与糖尿病发生有关，但无证据表明糖耐量受损（IGT）患者补充维生素 D 能预防糖尿病发生	A
不建议常规大量补充抗氧化维生素，例如维生素 E、维生素 C 和胡萝卜素，并且需考虑其长期安全性	A
烟酸不能减少糖尿病发生，但对已确诊糖尿病的患者补充烟酸具有调节血脂、降低血磷等作用	B
补充 B 族维生素，可改善糖尿病神经病变	B
补充 $300 \sim 600$mg 的 α–硫辛酸，可改善神经传导速度及周围神经症状	B
联合补充维生素 C、维生素 E 及镁、锌可能助于糖尿病患者的血糖控制，并改善肾小球功能，降低血压；但联合补充维生素 C、维生素 E 并不能降低 1 型糖尿病孕妇发生先兆子痫的风险	B

五、营养护理

1. 一般护理　定期监测患者体重和腰围，监测餐前、餐后及睡前血糖，需要皮下注射胰岛素的患者需要更换注射部位，预防皮下硬结及局部皮肤、肌肉萎缩的发生。

2. 健康宣教　糖尿病是慢性病，其治疗是综合性的，包含运动疗法、饮食治疗、药物治疗、健康教育、疾病监测五个方面，称为糖尿病治疗的"五驾马车"，其中营养治疗是糖尿病治疗基石。作为护理工作者，护理糖尿病患者时，在进行营养护理过程中，应积极进行营养摄入的健康宣教，饮食治疗健康宣教的要点包括糖尿病饮食治疗的重要性、目的、原则，食物的选择与禁忌，标准体重的计算，每日摄入量的计算与具体安排，具体食谱的制定，食品交换法。要真正做到以患者为中心，以提高患者生活质量为目标，实施整体护理。

3. 提升护患沟通有效性　糖尿病患者对自身的饮食营养摄入的态度各有差异。大部分患者能积极配合治疗和营养护理建议，规范治疗。可是，也存在一些病情较轻的患者满不在乎，往往认为糖尿病对身体无大影响，拒绝改变饮食习惯。有些患者谨小慎微，过于焦虑，吃一点东西都要细心地称量，唯恐多吃一点食物都会造成血糖的波动，或极端地减食、节食。可见针对不同态度的患者需要共情患者的心理需求，帮助患者强化健康责任第一人的认知，科学治疗，守护健康。

4. 指导患者学会饮食记录　食物摄入时间、种类和用量都会对糖尿病患者的血糖控制产生影响，都需要引起患者的重视，因此，患者需要学会在日常生活里做好饮食记录。作为护理工作者，需要给予患者指导和帮助。具体指导内容如下。①记录的内容：什么时间摄入了何种食物？烹饪的方式如何？食物的数量或重量是多少？食物性状是生的还是熟的？②记录的食物量尽量准确，食物的种类尽可能详细，如杂粮饭 100g。③最好同时记录相应进行的运动量和血糖监测情况。④饮食记录可以每周记录1天，也可以1个月内记录几日或者连续记录一周均可。⑤记录后可以进行对比、调整，也便于护理人员随访指导。

5. 定期监测 如血糖、血脂、肝肾功能、眼底情况等。

第五节 血脂异常

案例

【案例导入】

　　患者，男性，51岁。身高1.75m，体重85kg，腰围92cm，是某公司市场管理员。经常外出应酬客户，工作压力非常大，运动较少，饮食未曾控制，有吸烟史。体检发现甘油三酯和总胆固醇水平均超出正常范围；低密度脂蛋白胆固醇和载脂蛋白B水平虽然处在正常范围，但接近临界水平；高密度脂蛋白胆固醇和载脂蛋白A1水平低于正常范围。

【请思考】

　　该患者的营养治疗措施有哪些？

【案例分析】

　　血脂异常是一类较常见的疾病，是人体内脂蛋白的代谢异常，主要包括总胆固醇和低密度脂蛋白胆固醇、甘油三酯升高和/或高密度脂蛋白胆固醇降低等。血脂异常是导致动脉粥样硬化的重要因素之一，是冠心病和缺血性脑卒中的独立危险因素。在我国血脂异常的发生率高，还有逐渐上升的趋势，这与我国人民的生活水平明显提高、饮食习惯发生改变等原因有密切关系。

一、病因

　　除少数是由全身性疾病所致的继发性血脂异常外，绝大多数血脂异常是因遗传基因缺陷或与环境因素相互作用引起的原发性血脂异常。

1. 遗传因素 原发性血脂异常是由遗传基因缺陷或与环境因素相互作用引起的。

2. 生活方式 包括暴饮暴食、嗜酒、偏食、饮食不规律等不良饮食习惯及缺乏体力活动、精神紧张、生活不规律等。

3. 药物作用 长期服用某种药物，如噻嗪类利尿药、β受体阻断药、肾上腺皮质激素、口服避孕药等。

4. 继发性因素 由各种疾病继发引起，如糖尿病、甲状腺功能减退症、肾病综合征、肾移植、胆道阻塞等。

二、临床表现

血脂异常的主要临床表现如下。

1. 黄色瘤、早发性角膜环和脂血症眼底改变　这是由脂质局部沉积所引起的症状。黄色瘤是一种异常的局限性皮肤隆起，颜色可为黄色、橘黄色或棕红色，多呈结节、斑块或丘疹形状，质地一般柔软。早发性角膜环多出现于 40 岁以下人群，多伴有血脂异常。严重的高甘油三酯血症还会引起脂血症眼底改变。

2. 动脉粥样硬化　脂质在血管内皮下沉积会导致动脉粥样硬化，进而引起早发性和进展迅速的心脑血管和周围血管病变。某些家族性血脂异常病例可在青春期前发生冠心病甚至心肌梗死。严重的高胆固醇血症有时会出现游走性多关节炎。而严重的高甘油三酯血症（尤其超过 10mmol/L）可能会引发急性胰腺炎。

三、营养治疗

血脂异常和脂蛋白异常血症的营养治疗目的是通过饮食的调理，限制饮食中脂肪和胆固醇的摄入，同时选用降脂药物，使血胆固醇、甘油三酯、高密度脂蛋白胆固醇等浓度恢复或接近正常，其营养治疗如下。

1. 限制高脂肪饮食　食物中的脂肪主要为甘油三酯，摄入后 90% 由肠道吸收。血浆甘油三酯水平与膳食中脂肪摄入直接有关且波动也较大；甘油三酯中的脂肪酸分为饱和脂肪酸和不饱和脂肪酸，动物脂肪大多为饱和脂肪酸，植物脂肪为不饱和脂肪酸，每天脂肪摄入量控制在总能量的 20～30% 、20～30g，烹饪植物油每日约 18g。

2. 限制高胆固醇饮食　血浆中胆固醇部分来自富含胆固醇的食物，患者如经常食用并与含饱和脂肪酸丰富的食物同时摄入，由于其中甘油三酯能促进胆固醇吸收，导致血胆固醇水平增高；正常人每天膳食胆固醇供给量一般为 300mg；高胆固醇血症患者，采用低胆固醇饮食，每天胆固醇供给量应少于 200mg；当每天胆固醇摄入量超过 700mg 时，可致血胆固醇增高。

3. 适量摄入蛋白质和碳水化合物　蛋白质的补充占机体总能量的 13%～15% 为宜。建议多吃植物性蛋白，如豆腐、豆干、豆浆、毛豆、鱼虾等，有较好的降血脂作用。碳水化合物适宜占机体总能量的 55%～65%。

4. 增加膳食纤维的摄入　膳食纤维可促进胆固醇排泄，减少胆固醇的合成，配餐时要坚持粗细搭配，提倡保证每天摄入新鲜蔬菜 400～500g，新鲜水果 200g；食用粗粮，如玉米、地瓜、芋头等。

5. 改善不良的饮食习惯　饮食需要定时定量，尽量按照规律的时间进食，避免暴饮暴食。同时，要控制每餐的食量，避免过度饱腹。大量饮酒会增加肝中脂肪酸的合成，同时减少脂肪的氧化和输出，导致肝中脂肪的积聚。日常生活上，可以用枸杞、山楂、桔梗、黄芪、葛根、玉米须泡水饮用，有助于患者降糖降脂。

第六节 痛 风

案例

【案例导入】

患者，男性，55岁，干部。患者于5年前无诱因出现手指、足趾关节肿痛，以夜间痛为甚，右手指关节僵硬破溃已2年。患者于5年前经常出差，频频饮酒，屡进膏粱厚味，兼之旅途劳顿，感受风寒，时感手指、足趾肿痛，因工作较忙，未曾在意。以后每于饮酒或劳累、受寒之后，即疼痛增剧，右手指关节及左足踇趾内侧肿痛尤甚，以夜间痛为剧，即去医院就诊，以类风湿关节炎处理，曾服吡罗昔康、布洛芬等，疼痛有所缓解，时轻时重，未根治。2年前右手指近端破溃，流出白色脂膏，血尿酸高达918μmol/L，确诊为"痛风"。即服用别嘌呤醇、丙硫酸等，病情有所好转。

【请思考】

痛风患者的营养治疗措施有哪些？

【案例分析】

痛风（gout）是长期嘌呤代谢异常，血尿酸增高引起组织损伤所致的一组疾病，各个年龄段均可发病且发病年龄逐步趋于年轻化。痛风患者经常会在夜晚出现突然性的关节疼，发病急，主要表现为关节部位出现疼痛、水肿、红肿和炎症，疼痛感慢慢减轻直至消失，持续几天或几周不等。痛风发作与体内尿酸浓度有关，痛风患者会在关节腔等处形成尿酸盐沉积，进而引发急性关节疼痛。

一、病因

痛风是因血尿酸水平过高导致尿酸结晶沉积在关节内而引发的一种疾病，沉积的结晶导致关节内和关节周围出现疼痛性炎症发作。引起痛风的原因主要有药物诱发因素、其他疾病诱发、过量饮酒、富含嘌呤的食物摄入、经常熬夜等。

1. 药物诱发因素 一些可能影响肾尿酸排泄能力，从而导致血尿酸水平增高的药物，如噻嗪类利尿药、环孢素等，可能会诱发痛风。

2. 其他疾病诱发 肾疾病、心血管疾病、代谢综合征、银屑病、肥胖、糖尿病、甲状腺功能减退症、胰岛素抵抗等均与高尿酸血症相关，叠加其他危险因素时更容易导致痛风发作。

3. 过量饮酒 过量的乙醇摄入是痛风发作的独立危险因素之一。啤酒中含有大量嘌呤成分，其诱发痛风的风险最高。

4. 富含嘌呤的食物摄入 肉类、动物内脏及部分海鲜（如贝类）饮食中嘌呤含量过高，可被身体分解为尿酸，大量摄入导致血尿酸水平升高。

5. 经常熬夜　熬夜时，身体进入应激状态，能量代谢会以产生更多嘌呤废物的形式进行，可能会诱发痛风。

二、临床表现

痛风患者常会突发一个或多个关节重度疼痛，多于夜间突然起病，还会出现关节红、肿、皮温升高，关节表面皮肤红紫、紧张、发亮等。最初几次发作通常仅累及一个关节，持续几天，常于2周内自行缓解，然后症状完全消失。但如果病情加重并在发作后不积极治疗，将会导致更频繁发作并可波及多个关节，发作可达3周或更久。反复发作可导致痛风加重且呈慢性发展，造成病变关节畸形。最后，由于尿酸盐结晶不断在关节和肌腱周围沉积造成损害以致关节活动逐步受限。

1. 无症状期　仅有波动性或持续性高尿酸血症，但尚未发生痛风（表现为关节炎、痛风石及尿酸性肾结石）。从血尿酸增高至症状出现的时间可达数年，有些可终身不出现症状。

2. 急性关节炎期及间歇期　多在午夜或清晨突然起病，关节剧痛，数小时内到达高峰，受累关节出现红、肿、热、痛和功能障碍；首次发作累及单一关节，单侧第1跖趾关节最常见；发作呈自限性，多于2周内自行缓解，红肿消退后受累关节处皮肤脱屑；可伴高尿酸血症，但部分急性发作时血尿酸水平正常；关节液或痛风石中发现尿酸盐结晶；可伴有发热。

3. 痛风石形成及慢性关节炎期　痛风石是痛风的特征性临床表现，典型部位在耳郭，也常见于关节周围以及鹰嘴、跟腱、髌骨滑囊处。痛风石的外观为大小不一的、隆起的黄白色赘生物，表面菲薄，破溃后排出白色粉状或糊状物。慢性关节炎多见于未规范治疗的患者，受累关节非对称性不规则肿胀、疼痛，关节内大量沉积的痛风石可造成关节骨质破坏，导致患者出现关节畸形，尤其在手和足，并可造成残疾。

4. 肾疾病症状　病程较长的痛风患者可有肾损害，其症状也非常典型，需要警惕。痛风性肾病起病隐匿，临床表现为夜尿增多、低比重尿、低分子蛋白尿、白细胞尿、轻度血尿及管型等。晚期可出现肾功能不全及高血压、水肿、贫血等。

除常见的关节相关症状外，患者有时还会出现其他症状，包括发热（体温可达38.5℃以上）、心率加快（心动过速）、全身不适感、畏寒（罕见）等。

三、营养治疗

1. 限制总能量、减少碳水化合物摄入　为保持标准体重，每日的能量摄入根据标准体重、工作性质，应取低值或按正常供能计算结果减去10%～15%，要适当限制高糖饮食与高糖饮料。

2. 限制蛋白质摄入、低脂肪饮食　限制蛋白质和脂肪的摄入能同时减少嘌呤的摄入，鸡蛋和牛奶不含核蛋白，是痛风首选补充蛋白质的理想食物。蛋白质摄入量可酌情减少，以0.8～1.0g/（kg·d）为宜。当出现痛风性肾病时，因尿蛋白丢失，人体内的蛋白质减少，应给予适当补充；而在出现氮质血症、肾功能不全时应科学限制蛋白质的摄入。低脂肪饮食指每日的脂肪应限制在40～50g，要限制饱和脂肪酸的摄入量，高脂肪饮食将会减少尿酸的排泄，而导致血尿酸增高。

3. 严格限制嘌呤饮食　高嘌呤饮食可使血尿酸升高，甚至出现急性关节炎发作，每日的嘌吟量应严格限制在 300mg 以内。应推荐含嘌呤很少的食物，如谷类乳类、蛋类、蔬菜水果类。

4. 多饮水，忌饮酒　痛风患者应坚持多饮开水或茶水，每日 2000～3000ml，有利于尿酸的排出。同时要忌饮酒，因饮酒后体内的乳酸会增加，乳酸与尿酸呈竞争性排泄，从而促使尿酸排泄减少，血尿酸增高，诱发痛风的急性发作。

5. 多吃新鲜蔬菜和水果　蔬菜和水果类呈碱性的食物，摄入后可调节尿 pH，尤其是在痛风患者的尿氢离子浓度在 1000mol/L 以上（pH6.0 以下）时，可促使尿液保持碱性，以增加尿酸的溶解度，有利于尿酸排泄，避免结石形成。

6. 选择恰当的烹饪方法　恰当的烹饪方法可以减少食物中的嘌呤含量，如将肉类食物煮后弃汤再进行烹调。芥末、辣椒、花椒、生姜等调料均能兴奋自主神经，诱导痛风急性发作，应尽量避免食用。

7. 规律饮食，坚持运动　一日三餐定时定量，避免暴饮暴食，以清淡饮食为主。鼓励痛风患者每日坚持适量的运动，以微出汗为度，防止剧烈运动。

综上所述，痛风患者的营养治疗需要根据个体情况制订个体化的饮食方案，同时注意均衡饮食和适量运动。建议在专业医师或营养师的指导下进行。

第七节　原发性骨质疏松症

案例

【案例导入】

患者，女性，69 岁。因发现骨质疏松 8 年，胸腰椎多发骨折 7 个月入院。2010 年查体发现中度骨质疏松，但未经系统治疗，仅间断服用钙剂。2017 年 8 月拎重物后腰痛，腰椎 MRI 显示 T_{12} 压缩性骨折，骨密度示腰椎 T 值最低 −5.2，仅服用骨化三醇等药物进行保守治疗，并卧床 3 个月。锻炼后才勉强能进行活动。2018 年 1 月活动后腰痛，入院查腰椎 MRI 发现 T_{12}、L_3、L_5 压缩性骨折。2 月再次腰痛，腰椎 X 线示 L_2 新鲜骨折，方入院治疗。患者平日素食为主，活动量少，晒太阳少，体重较前无明显变化，身高较前减少共约 5cm。

【请思考】

该患者的营养治疗措施有哪些？

【案例分析】

骨质疏松症（osteoporosis）是指多种病因致骨质量降低，骨组织微结构退变，从而易于发生骨折的全身性骨病。骨质疏松症分为原发性和继发性二大类。原发性骨质疏松症又分为绝经后骨质疏松症（Ⅰ型）、老年性骨质疏松症（Ⅱ型）和特发性骨质疏松症（包括青少年型）三种。绝经后骨质疏松症一般发生在妇女绝经后 5～10 年内；老年性骨质疏松症一般指

70 岁后发生的骨质疏松；而特发性骨质疏松症主要发生在青少年。继发性骨质疏松症，如甲亢性骨质疏松症、糖尿病性骨质疏松症等，主要是由于某些疾病或长期使用某些药物或一些生活习惯造成的骨质疏松。

骨质疏松导致的骨折危害巨大，是老年患者致残和致死的主要原因之一，发生髋部骨折后一年之内，20% 患者会死于各种并发症，约 50% 患者致残，生活质量明显下降。

一、病因

1. 激素水平变化 随着年龄增长，性激素和生长激素等重要激素的水平下降，这使得骨骼对各种影响因素的敏感性增加，导致骨质疏松症的发生。

2. 维生素 D 缺乏 老年人普遍存在维生素 D 缺乏，这使得骨骼无法得到足够的营养支持，从而导致骨质疏松症。

3. 慢性负钙平衡 老年人由于饮食和运动等因素，常存在慢性负钙平衡，这也增加了骨质疏松症的风险。

4. 生活方式相关因素 吸烟、饮酒、饮食不良、缺乏运动等不良生活方式也会增加骨质疏松症的风险。

二、临床表现

1. 乏力 骨质疏松患者长时间行走容易出现疲劳的情况，劳累后会加重乏力感，负重能力也会随之下降，甚至无法负重。

2. 疼痛 以背腰部疼痛为主，也会出现全身疼痛的情况，疼痛一般是分散的，并不会出现固定的痛点，可能会伴随肌肉痉挛的情况。

3. 皮肤被迫褶皱 受骨质疏松影响，皮肤被迫褶皱，褶皱处多汗潮湿，容易滋生细菌，出现瘙痒甚至糜烂情况，长期卧床者还可能产生褥疮。

4. 脊柱变形 严重的骨质疏松会引起椎体压缩，可使脊柱畸变，造成变矮、驼背等情况，甚至影响心肺功能，牵连到腹部脏器。

5. 骨折 如果患者病情较为严重，在日常活动时容易出现骨折情况，骨折发生后再次骨折的概率比较高。

三、营养治疗

骨质疏松症是一种退化性疾病，随着年龄增长患病风险增加。骨质疏松症患者除及时治疗之外，还应该重视饮食。

1. 补充充足优质蛋白质与维生素 C 蛋白质是组成骨基质的原料，骨质疏松症患者应该注意增加钙的吸收和储存，还应该进食富含维生素的食物，维生素对胶原合成有利，这就需要患者在日常饮食上多摄入蛋类、奶类等食物。

2. 补充适量钙质 患者应在日常饮食中补充适量钙质，其间还应该增加适量阳光下的运动，这在一定程度上能够增强钙的吸收能力。

3. 注意烹调方法 骨质疏松症患者在日常饮食中还应注意食物的烹饪方法。例如，菠菜等含草酸较多的蔬菜会影响钙的吸收，烹饪的时候应该先在沸水中焯一下；为了增加植酸酶的活性，大米注意浸泡后淘洗；急火快炒可以有效地保护维生素 C 等，这些烹饪方法均是可以促进钙吸收的有效方法。

4. 补充足量维生素 D 和其他微量元素 患者在日常饮食中还应该多摄入富含维生素 D 和微量元素的食物，这些均是骨质疏松症的营养治疗原则。

四、食物选择

在生命各个阶段，骨骼的大小和骨质含量会有显著的变化，所以，在骨质疏松症的治疗和预防中特别强调年龄段。10 ～ 12 岁时，人的骨量会不断增加，到了青春期后骨量增加的速度加快，在 28 岁左右达到骨量峰值，此后，骨量开始逐年下降。对女性而言，绝经后几年会经历骨质流失加速期，直到老年后下降速度逐渐趋于平缓。良好的营养，包括充足的钙、维生素 D 和蛋白质是在所有生命阶段建立和保持骨骼健康必不可少的条件。预防骨质疏松症，建议选择沙丁鱼、青鱼、虾、蟹、虾皮、牛奶及其乳制品等富含钙的食物；牛奶、茄子等富含维生素 D 的食物；酸枣、樱桃等富含维生素 C 的食物；牛奶、蛋类、桃等富含蛋白质的食物；大豆及豆制品等富含植物激素的食物。

在生命各个阶段，依据不同的生理特点，要建立不同的骨健康相关目标以达到或保持最佳骨量。建立科学补充营养和适当运动的认知的同时，注意需要根据个体情况制订个体化的饮食计划，最好在专业医师或营养师的指导下进行。

 知识拓展

骨质疏松症

一般来说，骨质疏松症一旦出现明显的疼痛症状时，骨骼中的骨量已经丢失 30% 以上了。此时骨破坏大于新骨的生成，骨骼中的矿物质减少，骨骼中的骨小梁变细、变脆或发生断裂从而导致疼痛。此时单纯服用钙剂效果往往不太理想，需要综合治疗骨代谢失衡的问题，不仅要促进骨生成，同时也要阻止骨流失，这样才能有效地控制骨质疏松。

过去只发生在中老年人身上的骨质疏松症近年来正在走向年轻化，这和不少年轻人一些不良的生活方式有关。经常喝咖啡、吸烟、饮酒、喝碳酸饮料都是骨质疏松的诱发因素。同时，缺乏运动与缺乏日晒也容易导致骨质疏松症。

本章小结

思考题

1. 糖尿病患者主食是否吃得越少越好？

2. 肥胖人群都有哪些不良的生活方式？

3. 结合本节知识，思考高尿酸血症是否必然发展为痛风？

更多练习

第五章 心血管疾病

教学课件

学习目标

1. 素质目标

具有细心、耐心地指导心血管疾病患者进行营养治疗的综合素养。

2. 知识目标

（1）掌握：心血管疾病的概念、营养治疗与护理。

（2）熟悉：血压分类。

（3）了解：心血管疾病的危险因素。

3. 能力目标

能运用营养学知识对心血管病患者进行营养治疗及护理。

第一节 原发性高血压

案例

【案例导入】

　　患者，男性，55岁，公司职员。近5年经常因工作劳累、紧张出现头晕不适，血压最高达170/106mmHg，偶尔自服降压药，未入院系统治疗过。近日因工作繁忙，时常感觉头晕，昨天清晨因睡眠不足头痛加重入院。

　　患者平时工作紧张，生活不规律，嗜好吸烟，每日吸烟20余支，饮酒量不多，最近睡眠不足。其父亲、兄长均患高血压。护理体检：体温36.5℃，脉搏80次/分，呼吸20次/分，血压170/106mmHg，身高172cm，体重80kg。神清，两肺呼吸音清，心界不大，心率80次/分，律齐，各瓣膜区未闻及杂音，腹软，肝脾未触及，双下肢无水肿。神经系统检查无异常。

【请思考】

如何对该患者落实营养治疗与护理？

【案例分析】

原发性高血压是以血压升高为主要临床表现但原因不明的临床综合征，可见于95%以上的高血压患者。原发性高血压有时又称为高血压病，是最常见的心血管疾病，也是心血管疾病死亡的主要原因之一。

血压水平与心血管风险呈连续、独立、直接的正相关关系。脑卒中仍是目前我国高血压人群最主要的并发症，冠心病发病率也有明显上升，其他并发症包括心力衰竭、左心室肥厚、心房颤动、终末期肾病。

一、血压分类和高血压分级

目前，我国采用国际上统一的血压分类标准，将18岁以上成人的血压按不同水平分类；将高血压定义为收缩压≥140 mmHg和/或舒张压≥90 mmHg，并根据血压升高水平，进一步将高血压分为1、2、3级（表5-1）。

表5-1　血压分类和高血压分级（WHO/ISH）

类别	收缩压/mmHg		舒张压/mmHg
理想血压	<120	和	<80
正常血压	<130	和	<85
正常高值	130~139	和/或	85~89
高血压	≥140	和/或	≥90
1级高血压（轻度）	140~159	和/或	90~99
2级高血压（中度）	160~179	和/或	100~109
3级高血压（重度）	≥180	和/或	≥110
单纯收缩期高血压	≥140	和	<90

注：ISH指国际高血压协会（International Society of Hypertension）。当患者的收缩压和舒张压分属不同分类时，应当用较高的级别分类。

二、高血压患者心血管疾病风险分层

高血压是影响心血管事件发生和预后的独立危险因素，但是并非唯一决定因素，大部分高血压患者还有血压升高以外的心血管危险因素。

心血管疾病风险分层的指标包括血压水平、其他心血管病危险因素、靶器官损害程度、临床并发症和糖尿病，根据这些指标，可以将高血压患者的心血管疾病风险分为低危、中危、高危和很高危 4 个层次（表 5 - 2）。高血压患者心血管疾病风险分层有助于确定启动降压治疗的时机，确立合适的血压控制目标，采用适宜的降压治疗方案、营养治疗与护理，实施危险因素的综合管理等。

表 5 - 2　高血压患者心血管疾病风险分层标准

其他危险因素和病史	高血压		
	1 级	2 级	3 级
无	低危	中危	高危
1 ~ 2 个其他危险因素	中危	中危	很高危
≥3 个其他危险因素或靶器官损伤	高危	高危	很高危
临床并发症或合并糖尿病	很高危	很高危	很高危

三、我国人群高血压发病重要危险因素

（一）高钠、低钾膳食

膳食中钠盐的摄入量与高血压水平呈正相关，我国传统饮食习惯中钠盐的摄入量本就超出正常水平，若在饮食中偏好腌菜、咸菜、腊肉、酱油、蚝油、咸味干果、零食等，则会进一步增加钠盐的摄入。钾作为体内重要的电解质，影响着体内的酸碱平衡，并能够有效降低摄入过多的钠带来的不利影响，其摄入量和血压水平呈负相关。

（二）超重和肥胖

近年来，随着饮食结构、生活方式等方面因素的影响，我国人群中超重和肥胖的比例明显增加，35 ~ 64 岁人群中超重率以及肥胖率分别为 38.8% 和 20.2% 。中国成人超重和肥胖与高血压发病关系的随访研究结果显示，随着体重指数（BMI）的增加，超重组和肥胖组的高血压发病风险是体重正常组的 1.16 ~ 1.28 倍。超重和肥胖与高血压患病率关联尤为显著，其中内脏型肥胖与高血压的关系较为密切，随着内脏脂肪指数的增加，高血压患病风险增加。

（三）过量饮酒

2018 年，WHO 明确表明饮酒将会对健康产生不良影响，过量饮酒更是会对血压产生不良影响。危险饮酒和有害饮酒都属于过量饮酒，两者有着不同的界定标准，其中危险饮酒的界定是日均乙醇摄入量男性 41 ~ 60g、女性 21 ~ 40g，日均乙醇摄入量男性 60g 以上、女性 40g 以上则可以确定为有害饮酒。根据这一界定标准，相关研究表明，我国成年人群中危险饮酒和有害饮酒人数众多，饮酒人群尤其是长期处于过量饮酒状态的人群，高血压发病风险增加。

（四）其他危险因素

高血压发病的其他危险因素包括缺乏体力活动、年龄、心理社会因素、高血压家族史，以及糖尿病、血脂异常等。长期缺乏体力活动的人群，易导致脂肪堆积，出现超重和肥胖；长时间久坐、久卧，可能会导致血管弹性下降。随着年龄的增长，也会出现身体机能下降，血管弹性下降。此外，原发性高血压属于常见的身心疾病，该病与心理社会因素密切相关。心理社会因素包括应激状态、注意力高度集中、精神紧张、焦躁易怒、刻板、爱生闷气等。

值得注意的是，近年来大气污染的相关流行病学调查研究发现，暴露于 PM10、PM2.5 、O_3 和 SO_2 等污染物中，高血压的发生风险增加。

四、营养治疗

合理的膳食可帮助降低原发性高血压的发病风险，同时可以有效地控制原发性高血压的发生与发展。建议原发性高血压患者和有进展为原发性高血压风险的正常血压者，日常饮食适当减少胆固醇以及饱和脂肪的摄入，增加新鲜蔬菜、水果、富含膳食纤维的全谷物、低脂奶制品、植物来源的蛋白质的摄入。国际上建议以得舒饮食（dietary approaches to stop hypertension，DASH）为指导，强调蔬菜、水果和全谷物的重要性，同时配合禽肉、鱼虾、植物油、无脂或低脂乳制品、豆类和坚果，限制甜食、含糖饮料、全脂乳制品、肥肉、棕榈油、椰子油等，即优质蛋白、膳食纤维、富含钾镁钙等矿物质、低胆固醇和饱和脂肪的膳食安排。

高血压的营养治疗主要包括以下原则。

（一）限制能量的平衡膳食，维持健康体重

在限制能量的平衡膳食中，适当地降低能量摄入有利于舒张压和收缩压以及胆固醇、低密度脂蛋白水平的降低。对于超重和肥胖人群，根据标准体重，按 20~25kcal/kg 体量计算每天应摄入的总能量，或通过膳食调查评估，在目前摄入量的基础上减少 500~1000kcal/d。三大营养素供能比例为脂肪 20%~30%、蛋白质 10%~15%、碳水化合物 55%~60%。

要保持健康体重，维持 BMI 在正常水平，应少食多餐，控制并放慢进食速度，限制饮酒。体重的下降有利于高血压、高脂血症、胰岛素抵抗和左心室肥厚的改善。

（二）严格控制钠盐

理想的钠盐摄入标准是每天控制在 5g 及以下。不同类型的原发性高血压患者都要严格控制钠盐的摄入，轻度、中度、急进型原发性高血压患者，以及心功能不全、肾功能受损者，钠盐的摄入更需调整以及控制。

在实际钠盐控制中，更应注意隐匿的钠盐，如腌菜、咸菜、腊肉、酱油、蚝油、咸味干果、零食等食品。在食品加工中，钠盐可以起到防腐抑菌的作用，同时也可以增加食物的鲜美度，因此食品中可能具有含钠食品添加剂（如碳酸钠、枸橼酸钠、谷氨酸钠、碳酸氢钠、苯甲酸钠），这也会增加钠盐的摄入量。

在饮食制作中，推荐用原汁蒸、炖法以保持食物本身的鲜美味道，还可减少钠盐摄入。为满足口感的需要，可在烹制菜肴时放少许醋，提高菜肴的鲜香味，帮助适应少盐食物。还可适当加入紫菜、核桃、芝麻、番茄汁、八角、桂皮、胡椒、芝麻酱、香油等调味品。在制作面点时，多用酵母代替碱发酵。在烹制菜肴时，不能仅凭品尝来判断食盐是否过量，因为其他调味品的使用会掩盖咸味，所以使用量具更准确。在蔬菜的选择上，也要注意限制一些含钠量高（每100g 含钠量 >100mg）的蔬菜，如奶白菜、茼蒿和茴香。

（三）适当增加钾、钙、镁的摄入

1. 钾　对轻度高血压具有调节作用，饮食中增加钾的摄入量有利于水与钠的排出，对防治高血压有一定的好处。钾钠比例至少为 1.5∶1.0，建议钾的摄入量为 3.5~4.7g/d，从自然食物中摄取。含钾高的食物有马铃薯、丝瓜、芹菜、菠菜、黄豆、香菇等。

2. 钙　目前多数研究认为，钙的摄入量与血压呈负相关。当钙摄入不足时，细胞外液中的钙含量相对较低，致使血管壁平滑肌细胞膜的通透性增加，细胞外的钙向细胞内流，促使平滑肌细胞收缩，阻力增加使血压上升。钙还与血管的收缩和舒张有关，当钙摄入量增加时，可以促进钠的排泄降低血压。人体每日应摄入 1000mg 钙，含钙丰富的食物有豆制品、虾皮、牛奶等。

3. 镁　高血压患者应食用新鲜蔬菜以增加镁的摄入，特别是使用依他尼酸、呋塞米等利尿药的患者。

（四）控制脂肪和胆固醇的摄入

在日常饮食中，应注意控制脂肪和胆固醇的摄入，限制饱和脂肪酸的摄入，充足摄入多不饱和脂肪酸，适量摄入单不饱和脂肪酸；脂肪应占总能量的 15% ~ 30%，胆固醇限制在 300mg/d 以下。除椰子油外，豆油、菜油、花生油、芝麻油等植物油含维生素 E 和较多的亚油酸，对预防血管病变有益；应限制动物脂肪，可选富含不饱和脂肪酸的食物，少食动物油脂及煎炸食品。

五、营养护理

（一）营养健康教育

1. 开展高血压病的营养与健康教育　膳食营养治疗可有效辅助药物治疗，减慢高血压的进展，将血压控制在理想范围。在营养与健康教育中，不局限于患者本人，动员其家属加入其中，明确膳食营养治疗的重要性，营造家庭式合理膳食氛围。在过程中，明确控制每日膳食中钠的摄入量，并合理增加钾、钙、镁的摄入量，帮助患者及其家属辨识食物中钠、钾、钙、镁含量。

2. 科学指导膳食营养　从实际出发，了解患者及其家属的用膳习惯，帮助其合理改善不良用膳习惯与行为，讲解合理膳食对其血压控制的重要性，耐心指导患者及其家属严格采用低盐、低脂、富含优质蛋白质和维生素及无机盐的饮食，及时回访患者本人及其家属，加强家属监督指导的重要作用，以家庭成员为中心帮助患者本人改善膳食习惯，加强患者膳食营养管理能力。

3. 加强饮食心理护理　高血压患者因长期服药、心理社会因素容易产生不良情绪，不良情绪将影响其膳食行为，产生抵触膳食营养治疗的心理，以暴饮暴食、饮食偏嗜等为主要表现。护理人员要提前告知患者家属，互相配合及时做好饮食心理护理，发现问题及时进行心理疏导，多方共同努力，纠正患者不良膳食行为，将血压控制在理想范围。

（二）食物选择

1. 宜用食物　①富含钙的食物：如鱼、虾皮、牛奶、蛋等。②富含钾的食物：如燕麦、小米、番茄、青椒、香蕉、瓜子、黑枣等。③富含镁的食物：如菠菜、桂圆、香菇等。

2. 忌（少）用食物　①辛辣食物：如辣椒、花椒、胡椒、咖喱、芥末等。②高盐食物：如腌菜、咸菜、腊肉、酱油、蚝油、咸蛋、咸味干果、零食等腌制品、调味品、加工食品。③富含饱和脂肪酸和胆固醇的食物：如动物内脏、动物油脂、蟹黄、鱼等。④酒、咖啡、浓茶等。

知识拓展

中医食疗学

中医食疗学作为中医学的一个重要组成部分，至今已有 3000 余年的历史，凝聚了古人饮食用膳的智慧。中医食疗学是在中医药理论指导下，研究食物的性能、配伍、制作、食法和禁忌，并指导人们合理利用食物来维护健康、防病治病、延年益寿的一门学科。在疾病的营养护理中，适当应用中医食疗学的内容，将更能有助于营养护理的实施，有利于疾病的防控。

第二节　冠状动脉粥样硬化性心脏病

案例

【案例导入】

患者，男性，65 岁，退休。因反复心前区疼痛 2 年，加重 3 天入院，血压 170/100mmHg，入院后相关检查示血清胆固醇 7.0mmol/L、甘油三酯 3.3mmol/L；心电图提示 T 波低平，ST 段下移。

【请思考】

如果该患者诊断为冠状动脉粥样硬化性心脏病，应如何落实营养治疗与护理？

【案例分析】

冠状动脉粥样硬化性心脏病（coronary atherosclerotic heart disease）是指冠状动脉粥样硬化使血管腔狭窄或阻塞，或/和因冠状动脉功能性改变（痉挛）导致心肌缺血缺氧或坏死而引起的心脏病，简称冠心病。本病多发生于 40 岁以上中老年人，女性发病率低于男性。

一、发病危险因素

冠心病的危险因素有高血压、血脂异常、糖尿病和糖耐量异常、肥胖、不良生活方式、饮食因素、吸烟等。

（一）高血压

高血压人群动脉粥样硬化发病率明显增高，60%~70% 的冠心病人群有高血压病史，高血压人群患冠心病概率比一般人增高 3~4 倍，可能是由于发生高血压时血管内皮细胞损伤，LDL-C 易于进入动脉壁，并刺激平滑肌细胞增生，引起动脉粥样硬化。

（二）血脂异常

脂质代谢异常是动脉粥样硬化最重要的危险因素，高胆固醇血症最主要的危害是引起动脉粥样硬化。目前最肯定的是 LDL－C 的致动脉粥样硬化作用，LDL 通过血管内皮进入血管壁内，在内皮下层滞留的 LDL 被修饰成氧化型 LDL，巨噬细胞吞噬氧化型 LDL 后形成泡沫细胞，后者不断增多、融合，构成动脉粥样硬化斑块的脂质核心。脂蛋白 a 增高也可能是独立的危险因素，血清脂蛋白 a 浓度通常以 300mg/L 为切点，高于此水平者患冠心病的危险性明显增高，提示脂蛋白 a 可能具有致动脉粥样硬化作用。

（三）糖尿病和糖耐量异常

糖尿病和糖耐量异常人群冠心病发病率较非糖尿病者高出数倍，并且病变进展迅速。糖尿病患者多伴有高甘油三酯血症或高胆固醇血症，如再伴有高血压，则动脉粥样硬化的发病率更明显增高。糖尿病患者还常有凝血因子Ⅷ增高及血小板功能增强，可加速动脉粥样硬化血栓形成和引起动脉管腔的闭塞。

（四）肥胖

BMI 每增加一个单位，冠心病的发生风险增加 3%～5%。与正常体重者相比，超重和肥胖者冠心病的发生风险分别增加了 13% 和 39%。与代谢因素健康的正常体重人群相比，代谢因素健康的超重和肥胖人群冠心病的发生风险分别增加了 26% 和 28%；代谢因素不健康（血压升高、高甘油三酯、低 HDL－C、高血糖和腰围增加，具有上述 3 种及以上危险因素）的正常体重、超重、肥胖人群冠心病的发生风险分别增加 1.15、1.33 和 1.54 倍。

（五）不良生活方式

不良生活方式包括熬夜、久坐、缺乏身体锻炼，身体活动行为的改变与死亡风险之间存在显著相关性。我国居民身体活动量呈下降趋势，与久坐不动工作的人群相比，从事体力消耗工作的人群罹患冠心病的可能性更低，即使发病，其发病时间亦相对较晚，病情也较轻。

（六）饮食因素

饮食因素有蔬菜、水果摄入不足，高盐（钠）摄入，高饱和脂肪酸和反式脂肪酸摄入，暴饮暴食和饮食不规律等。大量证据表明，过高的饱和脂肪酸摄入会增加血脂异常、肥胖、动脉粥样硬化及冠心病的发生风险。饱和脂肪酸含量过高的食物包括畜禽类的肥肉及其油脂（荤油）、棕榈油、黄油、奶油，反式脂肪酸摄入与冠心病死亡风险呈正相关。

（七）吸烟

吸烟和二手烟暴露是冠心病发生与发展的危险因素之一。人们已经普遍认识到吸烟的危害和戒烟干预的重要性，但相应的戒烟知识的普及和戒烟的真正实施任重道远。吸烟可损害血管内皮功能，使机体处于炎症状态，导致动脉粥样硬化、斑块不稳定和血栓形成。吸烟同时还会影响降压、降脂药物的疗效，降低冠心病的治疗效果。

二、营养治疗

（一）限制能量的平衡膳食

体重超过标准体重者，应减少每日的总能量摄入，力求使体重接近或达到标准体重。一般患者宜以低于标准体重的 5% 供能，超重或肥胖症患者应以标准体重供能。在发生急性心肌梗死时，能量摄入更应严格控制，原则上按 20～25kcal/（kg·d）供能，以减轻心脏的负担。

（二）优选蛋白质摄入

动物蛋白摄入时饱和脂肪酸和胆固醇的摄入也相应增加，故动物蛋白摄入量应占总蛋白摄入量的 30%～50%。提倡食用大豆制品类食物，因其有助于降低血清胆固醇的水平。宜选用高蛋白、低脂肪的食物，如低脂奶、鸡肉、虾、鱼、瘦肉、豆腐、豆干、百叶等。

（三）控制饱和脂肪酸和肉类食物摄入

年龄大于 40 岁的人群，每日要注意限制饱和脂肪酸的摄入，避免血脂异常。要多选用不饱和脂肪酸，因其有增加胆酸合成，促进胆固醇分解而降低血胆固醇的作用。强调低脂饮食，即减少饱和脂肪酸和胆固醇的摄入，饱和脂肪酸供能不超过总能量的 7%，多不饱和脂肪酸供能达到总能量的 10%，单不饱和脂肪酸供能达到总能量的 10%，胆固醇摄入低于300mg/d（脂代谢异常者应低于 200mg/d）。总体来说，脂肪应占总能量的 20%，不应超过25%。适当增加多不饱和脂肪酸供给，减少饱和脂肪酸摄入，多不饱和脂肪酸－饱和脂肪酸比值（P－S 比值）以 >1 为宜。提倡选用低脂肪、低胆固醇优质蛋白质食物，如鸭肉、鱼肉、鸡肉、豆腐等，禁用动物类高饱和脂肪酸的食物。

（四）控制碳水化合物摄入

碳水化合物摄入超过生理需要量时，将以糖原的形式储存，最终转变为脂肪，在脂肪组织中 90% 以上的能量以甘油三酯的形式存在。过多的碳水化合物摄入易导致血液中的甘油三酯升高，从而会增加冠心病的危险性，若同时伴有较低的高密度脂蛋白水平，冠心病的危险会进一步增加。碳水化合物的供给应占总能量的 60% 左右，以复合碳水化合物为主，应限制单糖的摄入；蔗糖和果糖有可能促使甘油三酯增加，应注意限制摄入。中老年人群胰岛功能对超负荷碳水化合物摄入的血糖调节能力较差，有可能导致糖耐量减退，应适当减少碳水化合物的摄入。

（五）补充维生素

维生素能改善心肌代谢和心肌功能。维生素 B$_6$ 能降低血脂的水平。维生素不仅能使部分高胆固醇血症者血胆固醇水平下降，还能增强血管的弹性，保护血管壁的完整性而防止出血。尤其对心肌梗死患者，维生素 C 能促进心肌梗死的病变愈合。维生素 E 是抗氧化剂，能防止脂质过氧化，改善冠状动脉血液供应，降低心肌的耗氧量。在平时应注意补充富含 B族维生素、维生素 C、维生素 E 的食物。多食用新鲜绿叶蔬菜，深色蔬菜富含胡萝卜素和维生素 C。水果中维生素 C 含量丰富，同时含有大量果胶，其中山楂除富含维生素 C 和胡萝卜素外，还有黄酮类物质，有显著扩张冠状动脉和镇静作用，多聚黄烷醇有降压强心功能。海产品中以紫菜、海带为代表，均有利于冠心病治疗。

（六）适量膳食纤维摄入

膳食纤维具有减少胆固醇吸收、加速胆酸从粪便中排泄及降血脂的作用，应多食富含膳食纤维的食物，如粗粮和蔬菜，推荐摄入量为每天 20～30g。多选富含水溶性纤维的食物，如荚豆、谷物、蔬菜类等。但值得注意的是，过量膳食纤维摄入，会影响某些无机盐和微量元素的吸收。

三、营养护理

（一）营养健康教育

1. 开展冠心病的营养与健康教育　膳食营养治疗可有效辅助药物治疗，减慢冠心病的进展，改善患者自觉症状。在营养与健康教育中，不局限于患者本人，动员其家属加入其中，明确膳食营养治疗的重要性，营造家庭式合理膳食氛围。在这个过程中，明确限制总能量摄入，增加膳食纤维、维生素等营养素的摄入，从根本上转变患者本人及家属的营养健康观念。

2. 科学指导膳食营养　从实际出发，了解患者及其家属的进食习惯，帮助其合理改善不良进食习惯与行为，讲解合理膳食对其疾病防控的重要性，纠正不良的生活习惯，耐心指导患者及其家属严格限制总能量摄入，增加膳食纤维、维生素等营养素，及时回访患者本人及其家属，加强家属监督指导的重要作用，以家庭成员为中心帮助患者本人改善膳食习惯，提高患者膳食营养管理能力。

3. 加强饮食心理护理　冠心病患者因长期服药、心理社会因素容易产生不良情绪，不良情绪将影响其进食行为，产生抵触膳食营养治疗的心理，以暴饮暴食、饮食偏嗜等为主要表现。护理人员要提前告知患者家属，互相配合及时做好饮食心理护理，发现问题及时进行心理疏导，多方共同努力，纠正患者不良膳食行为，使其保持良好的心态、稳定的情绪，有利于病情的稳定和康复。

4. 宣传戒烟与控烟，改善不良生活方式　吸烟等不良生活方式是冠心病发病的危险因素，不良生活方式还会增加高血压、血脂异常、糖耐量异常、超重与肥胖发生的风险，这些又都是冠心病发病的危险因素。戒烟与控烟，改善不良生活方式，在机体可承受的范围内，适当增加运动与锻炼，可以有效改善心功能，有助于疾病的防控。

（二）食物选择

1. 宜选食物　谷物类的燕麦、糙米、小米、藜麦、玉米，豆类及其制品，低脂奶制品，鸭瘦肉、兔瘦肉、鹅瘦肉、牛瘦肉，新鲜水果与蔬菜，香菇、鲜菇、木耳等菌菇类，海带、紫菜等菌藻类。

2. 忌（少）用食物　富含饱和脂肪酸和胆固醇的食物，如动物内脏类、动物油脂类、肥肉、全脂奶油等；高能量高糖类食品，如巧克力、蜂蜜、糖果、冰激凌、蛋糕糕点等；刺激性食品，如辣椒、花椒、胡椒、咖喱、芥末、酒、咖啡、浓茶等。

本章小结

思考题

1. 试述原发性高血压的营养治疗。

2. 试述原发性高血压的营养护理。

3. 试述冠心病的营养治疗。

 更多练习

第六章　呼吸系统疾病

教学课件

学习目标

1. 素质目标

具有关心关爱患者，指导呼吸系统疾病患者进行营养治疗的综合素养。

2. 知识目标

（1）掌握：慢性阻塞性肺疾病患者的临床表现及营养治疗方法。

（2）熟悉：机械通气患者的营养治疗原则。

（3）了解：慢性阻塞性肺疾病患者的病因。

3. 能力目标

能规范应用营养方案对呼吸系统疾病患者实施营养护理。

案例

【案例导入】

患者，男性，65 岁，烟龄 30 年。10 年前首次出现咳嗽、咳痰；近 3 年咳嗽、咳痰不断，呈进行性呼吸困难，近 2 天因上呼吸道感染、咳脓痰收入院。

查体：体温 37.9℃，神志恍惚，气促，不能平卧，痰液黏稠，不易咳出，胸廓呈桶状，呼吸音弱，叩诊过清音，听诊双肺底可闻及散在干、湿啰音。

辅助检查：动脉血气分析示 PaO_2 54mmHg，$PaCO_2$ 75mmHg，pH7.20，HCO_3^- 34mmol/L。

【请思考】 该患者的营养治疗措施有哪些?

【案例分析】

第一节　慢性阻塞性肺疾病

慢性阻塞性肺疾病（chronic obstructive pulmonary disease，COPD）简称慢阻肺，是以进行性、不可逆性气流受限为主要特征的慢性肺疾病，并且与气道和肺组织对有害气体（如烟雾等）或颗粒的慢性炎症反应增加有关。有关研究表明，COPD 在 40 岁以上人群的总发病率为 8%～10%。气道慢性炎症、通气功能受限、肺气肿形成、肺功能进行性下降、并发症增多等成为 COPD 死亡的相关原因。

一、病因

COPD 可能是多种环境因素与机体自身长期相互作用的结果。

（1）炎症机制：气道、肺实质及肺血管的慢性炎症是 COPD 的特征性改变。

（2）蛋白酶–抗蛋白酶失衡机制：蛋白水解酶对组织有损伤和破坏作用，抗蛋白酶对弹性蛋白酶等多种蛋白酶有抑制功能。

（3）氧化应激机制：氧化应激可导致细胞功能障碍或死亡，引起蛋白酶–抗蛋白酶失衡，促进炎性反应。

（4）其他机制：自主神经功能失调、营养不良、气温变化等都有可能参与 COPD 的发生。

二、临床表现

COPD 起病缓慢，病程较长，其临床表现如下。

（1）慢性咳嗽：常晨间咳嗽明显，夜间有阵咳或伴有排痰，随病程发展可终身不愈。

（2）咳痰：一般为白色黏液或浆液性泡沫痰，偶可带血丝，清晨排痰较多。

（3）气短或呼吸困难：早期在剧烈活动时出现，逐渐加重，在日常活动甚至休息时也感到气短，是 COPD 的标志性症状。

（4）喘息和胸闷：重病患者或急性加重时可出现喘息。

（5）其他：晚期患者可有体重下降、食欲缺乏等。

三、营养治疗

研究表明，30%～60% 的住院 COPD 患者及 10%～45% 的门诊 COPD 患者均存在不同程度的营养不良。COPD 合并营养不良的机制比较复杂，其中患者长期能量摄入和能量消耗的负平衡是其主要原因，COPD 患者会因为饮食摄入过少、消化吸收障碍、能量消耗增加、炎症因子介导造成营养不良。一方面，营养不良会降低 COPD 患者呼吸肌的运动能力，从而影响肺通气功能；另一方面，营养不良会降低肺泡表面活性物质的稳定性，使肺泡表面张力增大，导致肺泡萎陷，影响气体交换功能，最终导致肺结构改变、免疫功能下降，这是增加患者再入院率及死亡率的主要因素。对患者进行正确的营养干预治疗对改善患者症状、降低死亡率、提高生存质量具有重要意义。

（一）COPD 稳定期的营养治疗

对于 COPD 稳定期患者，总体营养干预原则为充分满足包括能量在内的各类营养摄入需求，避免或纠正体重下降，维持适宜的瘦体重（lean body mass，LBM）或肌肉容量，同时为其他治疗提供保障。营养支持以给予高脂肪、低碳水化合物和适宜的优质蛋白质为营养治疗原则。

除高能量的补给外，还应摄入水果、蔬菜和维生素等。对所有的 COPD 患者而言，均衡的饮食不仅对其肺部有益处，而且对患者的心血管疾病风险防控方面有公认的好处。某些具有抗氧化和抗炎作用的食物如蓝莓、蔓越莓等组合食用时，COPD 患者肺功能下降得更慢，死亡风险降低。

1. 能量供给　静息能量消耗（resting energy expenditure，REE）占总体能量消耗（total energy expenditure，TEE）的 60%~70%，营养支持的能量目标为每天 30~35kcal/kg 体重。需要注意的是，过度能量供给会导致 CO_2 显著增加，产生不良影响。

2. 营养素摄入

（1）蛋白质：蛋白质供能比例应在 15%~20% 或 1.0~1.5g/（kg·d），也可根据 24 小时尿素氮的排出量来评价分解代谢的情况，计算每日蛋白质需要量。优质蛋白质比例应在 50% 以上，可根据患者基本的肝肾功能适当调整剂量。

（2）脂肪：高脂饮食能相对减少 CO_2 的产生，从而减少呼吸负荷。故针对 COPD 患者，可适当增加脂肪的供能比例至 40%~50%。十二碳六烯酸（DHA）大量存在于鲑鱼和金枪鱼中，是一种不饱和 ω-3 脂肪酸，其具有保护肺组织和缓解肺部炎症的作用。

（3）碳水化合物：占总能量的 50%~60%。

（4）电解质、微量元素：包括低钾、低钙、低镁、低磷血症在内的电解质紊乱，均可能对呼吸功能产生影响，应注意监测和补充。

（5）维生素：注意维生素尤其是具有抗氧化作用的维生素 A、维生素 C、维生素 E 及 β-胡萝卜素的补充。另外，维生素 D 对骨骼及钙稳态有重要影响，COPD 患者补充钙剂和维生素 D 可预防或治疗骨质疏松这一常见的并发症，对于应用糖皮质激素治疗者更为有效。

（6）水：当出现水潴留、心肺功能障碍时应限制水的摄入量。

3. 营养支持途径　对 COPD 患者而言，临床上常采用的营养支持途径包括肠内营养与肠外营养。当患者胃肠道功能基本良好时，主张采用肠内营养，以防止因肠道菌群失衡产生并发症。这是因为肠内营养能显著增加患者肠黏膜的血流量，从而较好地保护肠道功能，预防肠道内毒素的移位。所以，对于胃肠道功能良好的 COPD 患者，肠内营养的疗效明显优于肠外营养。

（二）COPD 急性加重期的营养治疗

重症患者预计超过 3 天不能充足摄食时即应启动肠内营养支持，如果患者血流动力学稳定、胃肠功能评估具备相应功能状态即可早期（<24 小时）开始肠内支持。每天 25~30kcal/kg 能量支持；保证充足蛋白质摄入，对于无高分解代谢状态的患者可给予蛋白质 1.0~1.5g/（kg·d），消耗严重者则可予 1.5~1.8g/（kg·d）。在 COPD 合并营养不良患者急性加重期的治疗过程中，建议给予肠外营养支持，肠外营养可有效地改善肺功能及营养状况，提高疾病治疗效果。但肠外营养可能产生胃肠功能退化和胆囊相关并发症等，不宜长期使用。

大量研究表明，NRS 2002 运用于 COPD 住院患者的营养筛查时，不仅能判断患者的营养及肺功能状态，还能较好地预测患者的临床结局。同时，研究者在使用 NRS 2002 时发现，此筛查工具无须监测患者的人体学指标，操作简单，耗时较短。但对于意识不清，不能回答问题的患者可能并不适用。目前，对于 COPD 患者而言，国内外常使用的营养评定方法包括人体组成评定（boby composition assessment，BCA）、微型营养评定（mini-nutritional assessment，MNA）、微型营养评定简表（mini-nutritional assessment short-form，MNA-SF）、主观全面评定（subjective globe assessment，SGA）、中文版老年人营养量表（nutritional form for the elderly，NUFFE-CHI）等。

第二节　机械通气

机械通气（mechanical ventilation）是在患者自然通气和/或氧合功能出现障碍时，运用器械（主要是呼吸机）使患者恢复有效通气并改善氧合的方法。根据是否建立人工气道分为有创机械通气和无创机械通气。有创机械通气指通过建立人工气道（经鼻或口气管插管、气管切开）进行机械通气的方式。无创机械通气是指无须建立人工气道（如气管插管等）的机械通气方法，包括气道内正压通气和体外负压通气等。

一、营养代谢特点

机械通气患者一般是危重患者，这类患者往往合并多系统疾病，甚至存在多器官功能衰竭。患者机体代谢紊乱，分解代谢大于合成代谢，蛋白质过度消耗，脂肪分解，糖异生增加，胰岛素效应降低，血糖增高，大量氮丢失，出现负氮平衡，造成营养不良。营养不良又会增加感染的概率，病死率明显增加。

二、营养治疗

机械通气患者的营养治疗原则是积极维持生命体征和水电解质平衡，给予高脂肪、低碳水化合物和适宜优质蛋白。营养管理的目标在于维持体重稳定，一定程度缓解肌肉高分解代谢状态。对于因急性呼吸衰竭进行机械通气支持的危重患者，如无禁忌，应于 48 小时内开始肠内营养支持，经鼻胃管、鼻空肠管、胃造口管、空肠造口管进行喂养。

1. 能量供给　急性期能量摄入过高可能增加并发症发生率，建议每天摄入能量 20 ~ 30kcal/kg，稳定后可调整为 30 ~ 35kcal/kg。

对于危重患者，基础代谢率（BMR）可通过哈里斯 - 本尼迪克特公式进行估算。计算公式如下：

$$BMR(男性) = 66.47 + 13.75 \times 体重(kg) + 5.00 \times 身高(cm) - 6.76 \times 年龄$$

$$BMR(女性) = 655.1 + 9.65 \times 体重(kg) + 1.85 \times 身高(cm) - 4.68 \times 年龄$$

初步计算的结果需要根据不同临床情况下的应激系数进行校正。呼吸系统重症患者的应激系数多为 1.2，还需根据患者有无发热、体力活动情况以及疾病严重程度进行调整。但公式法的使用存在一定争议，计算不精确，可能高估能量需求。

2. 营养素摄入

（1）碳水化合物：急性期碳水化合物的供应总量应小于总能量的 40%，随病情好转可以逐渐增加至 50%～60%。

（2）脂肪：供能比例占总能量的 40%～50%。

（3）蛋白质：无高分解代谢状态的患者可给予蛋白质 1.0～1.5g/（kg·d），消耗严重者则可予以 1.5～1.8g/（kg·d）。蛋白质的充分摄入可增加分钟通气量、血氧分压以及改善在缺氧及高碳酸血症情况下的通气反应。注意根据患者的肝肾功能适当调整摄入量。

（4）矿物质、微量元素及维生素：充足的磷、镁、钙、锌、钾有助于维持正常的呼吸肌功能，尤其是正在尝试脱机的患者，应维持其在正常血清浓度范围。此外，铜、硒、维生素 A、维生素 C、维生素 E 具有抗氧化作用，可抑制肺部炎症。

3. 肠内营养　机械通气患者肠内营养可选择高脂肪、低碳水化合物、优质蛋白营养剂，同时补充抗氧化剂，可改善患者的血气指标及肺功能，降低死亡率、缩短机械通气时间。若患者合并轻度全身感染，可以选择含免疫调节成分（n-3 脂肪酸、精氨酸、核苷酸）的肠内营养剂。肠内营养应用时注意床头抬高 30°～45°，采用持续滴注或肠内营养泵输入，监测胃内容物，预防误吸。

4. 肠外营养　若患者胃肠道功能障碍，可选择肠外营养，尽量通过中心静脉进行输注。一旦肠道功能恢复，应尽早过渡到肠内营养。肠外营养不可给予过多脂肪，否则可能造成肺通气/血流比例失调，导致动脉血氧饱和度和二氧化碳弥散能力降低，引起肝功能损害，建议使用中链和长链脂肪乳剂，同时保持低速输入，输注时间 12～15 小时。

本章小结

思考题

患者，男，65 岁。因反复咳痰、气喘 4 年，加重伴气短 1 周入院，被诊断为慢性阻塞性肺疾病急性加重期。查体：体温 36.8℃，脉搏：90 次/分，呼吸 22 次/分，血压 117/69mmHg，身高 176cm，体重 70kg。辅助检查：红细胞计数 3.29×10^{12}/L，血红蛋白 99g/L，降钙素原 0.105ng/ml；胸部 CT 平扫示左肺门稍大伴软组织密度影、左肺下叶感染；双肺间质性改变伴散在感染；双肺气肿征象。

（1）该患者营养治疗措施有哪些？

（2）该患者病情稳定后饮食注意事项有哪些？

更多练习

第七章 胃肠道疾病

学习目标

1. 素质目标

具有关心关爱患者，指导胃肠道疾病患者进行营养治疗的综合素养。

2. 知识目标

(1) 掌握：胃肠道疾病的营养治疗原则。

(2) 熟悉：胃肠道疾病的营养因素。

(3) 了解：胃肠道疾病的病因。

3. 能力目标

能够综合考虑胃肠道疾病的营养治疗原则和营养因素来展开相应的营养治疗。

案例

【案例导入】

患者，女性，55 岁。因进食后上腹痛 1 年余入院。患者近 1 年每于进食后 1 小时左右出现胃区疼痛，伴胸骨区烧灼感，进食酸辣食物等可加重，偶有恶心、反胃。无呕吐、腹痛、腹泻、脓血便等，患者精神状态可，二便正常，体重近半年下降 2kg。食管造影提示食管下段狭窄，食管钡剂通过受阻，但黏膜未见异常。

【请思考】

通过病例采集，我们获得的临床信息有哪些？

【案例分析】

第一节　胃食管反流病

胃食管反流病（gastroesophageal reflex disease，GERD）是指当胃酸或胃内容物反流到食管时，导致胸部产生灼烧感，引起不适和并发症的一种消化系统疾病，也称胃酸反流或胃灼热，可分为非糜烂性反流疾病（non-erosive reflux disease，NERD）、糜烂性食管炎（erosive esophagitis）和巴雷特食管（Barrett esophagus）三种类型。

一、病因

1. 食管下括约肌张力异常　食管下括约肌（lower esophageal sphincter，LES）是位于胃－食管交界处的一个解剖学上复杂的区域，LES 和横膈膜都有助于胃－食管括约肌的功能。生理上，在食管收缩之前 LES 的松弛允许食物进入胃。在静息状态下，LES 维持高于胃内压 15~30mmHg 的高压区。少数胃反流患者的 LES 持续较弱且压力较低，每当胃内压力超过 LES 压力时，就会出现反流。LES 静息张力长期降低通常与严重的食管炎有关。同样，在许多有其他 GERD 并发症的患者中也发现了 LES 缺陷，如食管狭窄和巴雷特食管。降低 LES 张力的因素包括内源性激素（胆囊收缩素、妊娠期孕酮）、药物（硝酸盐、钙通道阻滞药等）、高脂肪食物和巧克力等特定食物，以及吸烟、喝咖啡和饮酒等习惯。

2. 短暂性食管下括约肌松弛（transient lower esophageal sphincter relaxations，TLESR）　许多胃食管反流患者的 LES 静息张力正常，没有食管裂孔疝，因此这些患者的胃食管反流异常可以用另一种理论来解释。事实上，在健康志愿者中的研究发现睡眠期间和餐后期间的反流发作是由于不适当的 LES 放松次数增加所致。TLESR 是与吞咽或蠕动无关的短暂的 LES 松弛发作。神经生理学研究表明，TLESR 是一种具有迷走神经传入和传出通路的内脏反射，在迷走神经背核之间传递信息。

在正常受试者中，胃食管反流仅发生在 TLESR 和吞咽诱导的 LES 松弛期间，而在 GERD 患者中，TLESR 占反流发作的 48%~73%，即 TLESR 占胃食管反流发作的大部分。像 LES 静息压力一样，TLESR 的频率受某些食物（脂肪、巧克力等）、饮酒和吸烟的影响。

3. 食管酸清除能力障碍　食管黏膜损伤的程度、症状出现的频率和严重程度取决于食管酸暴露的程度和持续时间。事实上，食管酸清除过程是防止胃食管反流发生的重要保护机制，这个过程包括蠕动和唾液分泌。原发性和继发性蠕动都是食管酸清除的重要机制。唾液（pH7.8~8.0）对于完成食管酸清除和恢复食管 pH 至关重要。此外，唾液分泌速率降低或唾液中和酸的能力下降，会延长酸的清除时间。睡眠期间或睡前唾液分泌减少，能够明显延长酸清除时间，这似乎是胃食管反流的主要致病因素。

4. 胃排空延迟　胃排空延迟导致酸化的胃内容物在餐后期间长时间滞留在胃中，这可能增加胃反流的可能性。目前认为胃排空延迟可通过增加可用的反流量和引起胃膨胀引起小部分患者的胃食管反流病发作。在一项通过对 GERD 患者和对照组进行胃内球囊充气来研究胃扩张的影响的研究中，发现胃扩张明显增加 TLESR 的发生率，提示胃扩张可能是餐后 GERD 的触发因素。

5. 食管黏膜屏障受损　食管黏膜抗损伤能力是胃食管反流病发生的决定性因素。食管黏膜屏障由前上皮屏障、上皮屏障和后上皮屏障三部分组成。前上皮屏障主要包括食管黏膜表面黏液层、不动水层、表面 HCO_3^- 复合物和黏膜表面活性物质。上皮屏障包括结构屏障和功能屏障。后上皮屏障主要包括食管血供、食管上皮损伤后的修复机制。当这些屏障功能受损时，均可引起胃食管反流。

 知识拓展

食管胃角

食管胃角，也称 His 角、His 瓣，是指食管腹内段与胃底所形成的夹角，正常情况下为一锐角。进食后胃底容受性舒张可使 His 瓣贴向食管壁，阻止胃内容物反流食管，起到抗反流作用。如果 His 角变钝或胃底容受性舒张障碍会影响 His 瓣的作用，容易发生反流。

二、临床表现

胃食管反流病的临床表现可分为典型症状、非典型症状和消化道外症状。典型症状有胃灼热、反流；非典型症状有胸痛、上腹部疼痛、恶心、反胃等；消化道外症状包括口腔、咽喉部、肺等部位的一些症状。

（1）胃灼热或胸部烧灼感，有时会导致上腹部或胸部疼痛，症状通常在进食后 1 小时左右发生，平躺、弯腰或夜间时更严重，过热、过酸食物也会使之加重。

（2）躯体前屈或卧床时有酸性液体或食物从胃、食管反流至咽部或口腔。

（3）食管反流经常导致食管痉挛，使吞咽食物或饮料时出现疼痛，导致吞咽困难，后期可能形成狭窄导致永久性吞咽困难。

（4）胃食管反流液可能侵蚀咽部和气管引起持续咳嗽、频繁打嗝，进而导致慢性咽炎和气管炎。

三、营养治疗

膳食是 GERD 的主要加重因素，因为它们刺激产生的胃酸可反流至食管。食物一般会诱导 TLESR，尤其是睡前 3 小时内吃的饭菜或饮的酒，可能会诱发患者夜间反流。十二指肠中来源于饮食中的脂肪也是一个强烈的反流触发因素，部分是通过损害胃排空来实现的。对某些患者来说，被确定为潜在加重因素的特定食物包括生洋葱、巧克力、咖啡因、薄荷、柑橘汁、乙醇饮料、番茄制品和辛辣食物。薄荷和巧克力被认为可以降低 LES 压力，促进反流；柑橘汁、番茄汁可能会刺激受损的食管黏膜；可乐饮料、咖啡、茶和啤酒的 pH 偏低，会降低 LES 压力，从而引发症状。故应限制潜在的食管刺激物。

（1）患者在急性发作期可短期使用清流饮食，禁食一些刺激性、油煎炸食物。

（2）患者病情缓解后可采用过渡饮食，即清流食—流食—厚流—无渣半流—软食—普食。另外，烹调过程应多采用清蒸、清炖等方法，避免油炸。

（3）餐饮次数：从少食多餐，逐渐过渡到一日三餐。

患者应养成良好的膳食习惯，控制能量和脂肪摄入量，保持标准体重；食物宜清淡，少盐，不吃刺激性食物和调味品，忌餐后喝菜汤和肉汤；抬高床头，睡前 3 小时不进食；戒烟酒。

第二节 慢性胃炎

慢性胃炎（chronic gastritis）是多种病因引起的胃黏膜慢性炎症，病理上以淋巴细胞浸润为主要特点，部分患者在后期出现胃黏膜固有腺体萎缩和化生，继而出现上皮内瘤变，与胃癌发生密切相关。结合我国的实际情况将慢性胃炎分为慢性非萎缩性（浅表性）胃炎、萎缩性胃炎和特殊类型胃炎三大类。

一、病因

1. 生物因素 幽门螺杆菌（helicobacter pylori，Hp）感染是慢性胃炎的主要病因，90%以上的慢性胃炎患者感染有 Hp。Hp 为一种微需氧革兰阴性杆菌，通过调节脲酶、谷氨酰转肽酶、蛋白溶解酶等诱导胃屏障稳态下调；Hp 分泌的细胞毒素相关蛋白（Cag A）和空泡细胞毒素（Vac A）可导致胃黏膜细胞空泡变性及坏死。

2. 免疫因素 以胃体萎缩为主的慢性胃炎发生在自身免疫基础上者，又称之为自身免疫性胃炎或 A 型萎缩性胃炎。在自身免疫性胃炎患者中，免疫系统会攻击胃黏膜，增加患维生素缺乏、贫血和癌症的风险。自身免疫性胃炎通常是慢性但非糜烂性的。

3. 物理或化学因素 长期饮用茶、烈酒、咖啡及摄入过热、过冷的食物，可导致胃黏膜反复损伤。长期大量服用非甾体抗炎药，会破坏黏膜屏障，导致胃黏膜糜烂和出血；烟草中的尼古丁不仅可以影响胃黏膜的血液循环，还可以导致幽门括约肌松弛，造成胆汁反流而削弱胃黏膜屏障；各种原因形成的胆汁、胰液和肠液反流均可破坏黏膜屏障造成胃黏膜慢性炎症。

二、临床表现

慢性胃炎缺乏一些特异性症状，并且症状的轻重与胃黏膜的病变程度并非一致。

（1）上腹饱胀、隐痛、食欲缺乏、反酸、恶心、呕吐等消化不良症状。

（2）胃黏膜损伤、胆汁反流。

（3）严重萎缩性胃炎患者可出现贫血、消瘦、舌炎、腹泻等。

三、营养治疗

患者可通过调整营养膳食成分组成，减少对胃黏膜的刺激，促进胃损伤黏膜的修复，防止慢性胃炎发作。

（1）慢性胃炎发作期以流食和少渣半流食为主。

1）流食：新鲜果汁、藕粉、米汤、鸡蛋汤等。

2）半流食：米粥类、水蒸蛋、挂面、面片、馄饨等。

（2）慢性胃炎缓解期可采用软食，并逐步过渡到普食。

1）软食：馒头、花卷、包子、软米饭、馄饨、鱼肉、虾肉、黄瓜、菠菜、西葫芦、番茄、冬瓜、白菜等。

2）对胃酸分泌过少的患者，可通过浓鱼汤、肉汁来刺激胃酸分泌。对胃酸分泌过多的患者，应避免食用含氮浸出物高的原汁浓汤。牛乳有中和胃酸的作用，但其中蛋白质会刺激胃酸分泌，可适量饮用。

3）可防止贫血的食物有动物肝、蛋黄、瘦肉等含铁高的食物。

4）富含维生素 A 或β-胡萝卜素的食物有动物肝、瘦肉、胡萝卜、番茄等。

（3）避免无规律性进食、咀嚼不充分、富含膳食纤维的水果蔬菜、粗粮、咸食；禁食霉变、腌制、熏烤和油炸食物及饮浓茶、酒、富含酒精的饮料等。

第三节　消化性溃疡

消化性溃疡（peptic ulcer）是指胃肠黏膜被胃酸和胃蛋白酶持续作用而发生的溃疡，定义为黏膜缺损直径至少 0.5cm 并且深度超过黏膜肌层。消化性溃疡好发于胃和十二指肠，也可发生在食管下段、小肠、胃肠吻合口，以及异位的胃黏膜，如位于肠道的梅克尔（Meckel）憩室。胃溃疡（gastric ulcer，GU）、十二指肠溃疡（duodenal ulcer，DU）是最常见的消化性溃疡。

一、病因

1. 胃酸分泌异常　胃酸分泌异常是形成消化性溃疡的主要原因之一，胃酸对胃黏膜的损害一般只有在正常黏膜防御修复功能遭受破坏时才发生。DU 患者胃酸分泌量明显增高，而 GU 患者发病过程中除幽门前区溃疡者外胃酸分泌量大多正常。

2. 幽门螺杆菌感染　Hp 感染导致的消化性溃疡发病机制尚未完全阐明，不同部位的 Hp 感染引起溃疡的机制有所不同。Hp 主要存在于胃或十二指肠，正常情况下，不会诱发胃肠道感染，但是当其过度增殖，就破坏了胃肠道中微生物的平衡，引发炎症反应，胃肠道黏膜的慢性炎症会使其衰竭，自我修复能力降低。同时 Hp 也可能主动攻击侵染胃肠道黏膜造成溃疡。

3. 非甾体抗炎药的广泛应用　常见的非甾体抗炎药（non-steroidal anti-inflammatory drugs，NSAIDs）有阿司匹林、布洛芬、乙酰氨基酚、吲哚美辛、舒林酸等，这些 NSAIDs 通过局部作用和系统反应两方面导致黏膜损伤。这些药物一般是脂溶性药物，易通过黏膜细胞膜进入细胞内，使细胞酸化，增加上皮黏膜细胞的通透性，破坏黏液－碳酸氢盐屏障稳定性，导致溃疡形成。

二、临床表现

该病临床表现不一，慢性中上腹痛、反酸是消化性溃疡的典型症状，并发症有大出血、穿孔、幽门梗阻和癌变。

1. 疼痛部位　中上腹疼痛为主，或在脐上方，可偏左或偏右。

2. 疼痛程度和性质　隐痛、钝痛、灼痛、饥饿样痛。

3. 疼痛节律性　疼痛与饮食之间有明显的相关性和节律性，DU 疼痛常发生于两餐之间，GU 疼痛常在餐后 1 小时内发生，1~2 小时后逐渐缓解，直至下餐进食后再次出现疼痛。

4. 疼痛周期性　消化性溃疡特征之一，尤其以 DU 突出。上腹疼痛发作几天、几周后，需要较长时间缓解，以秋末至春初较冷的季节更为常见。

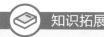 **知识拓展**

溃疡穿孔

消化性溃疡可穿透浆膜层达游离腹腔导致急性穿孔，部位多为胃或十二指肠前壁。若十二指肠后壁溃疡穿透至浆膜层，可与邻近器官、组织粘连，胃肠内容物在局部形成包裹性积液，称为穿透性溃疡。急性穿孔时，患者突然出现剧烈腹痛，疼痛起始于右上腹或中上腹，可持续而快速蔓延至全腹。患者可因腹痛剧烈而卧床，两腿蜷曲而不愿移动。查体可见腹肌强直，有压痛和反跳痛。影像学检查可见膈下有游离气体，但无膈下游离气体者并不能完全排除穿孔。亚急性或慢性穿孔者可有局限性腹膜炎、肠粘连或肠梗阻征象。十二指肠后壁溃疡穿透时，疼痛可向后背放射，疼痛节律可改变，制酸治疗效果差。

三、营养治疗

消化性溃疡的营养治疗原则是减轻食物对胃黏膜的刺激，减少胃酸的分泌，保护黏膜屏障，促进溃疡愈合。患者饮食参考见表 7-1。

（1）当消化性溃疡处于急性发作期时，患者宜选用流质饮食，食物宜选用易消化、无刺激性、不宜产气的食品，如米汤、菜汁、蛋花汤、藕粉、牛奶等。

（2）当消化性溃疡处于病情稳定且自觉症状明显减轻或基本消失的时期，患者宜选用少渣半流质饮食，食物宜选用易于吞咽消化、极细软、营养较全面的食品。除一些流质食物外，还可食面片汤、大米粥、虾仁粥、清蒸鱼、软烧鱼等；主食可用馒头片、面包、馄饨、挂面以及肠内营养剂。

（3）当消化性溃疡处于病情稳定且进入恢复期的时期，患者宜选用细软、易于消化、营养全面的饮食。食物选择除流质和少渣半流质外，还可食软米饭、馒头、包子、水饺、易消化的肉丸等。

（4）消化性溃疡患者患病期间，不宜食用一些产气多的食物，如生葱、生萝卜等；不宜使食用富含纤维多的食物，如粗粮、芹菜、茭白等；不宜食用刺激性强的食品和调味品，如辣椒、浓咖啡、酒等。

表 7-1　消化性溃疡患者饮食参考

食物类别	推荐食物	慎用食物	禁用食物
乳制品	牛奶、低脂奶酪、酸奶、发酵牛奶	高脂奶酪	
油籽	亚麻籽、坚果、核桃		
食用油	植物油、橄榄油		油炸食物

续　表

食物类别	推荐食物	慎用食物	禁用食物
水果	苹果、木瓜、甜瓜、香蕉	橙子、菠萝、百香果	柠檬
蔬菜	绿叶蔬菜、胡萝卜、甜菜、菠菜、羽衣甘蓝、西葫芦、韭菜	西蓝花、菜花、卷心菜、黄瓜、洋葱	辣椒
豆类	扁豆、大豆、鹰嘴豆		
肉类	牛肉、猪肉、鸡肉、鱼肉	肥肉、内脏肉、浓汤	
甜食		高糖甜食	巧克力
饮料	天然果汁	柑橘汁、酸性果汁	咖啡、红茶、碳酸饮料
其他食物		工业化调味品、香料和调味品（番茄酱、蛋黄酱、芥末等）	

第四节　炎症性肠病

炎症性肠病（inflammatory bowel disease，IBD）是一种病因尚不明确的慢性非特异性肠道炎症性疾病，包括溃疡性结肠炎（ulcerative colitis，UC）和克罗恩病（crohn disease，CD）。

一、病因

1. 环境因素　炎症性肠病在经济较发达的地区发病率持续增加，如北美、西欧、日本等。南美洲、东南亚、非洲和澳大利亚的发病率较低。从低发病率地区迁移到发达国家的移民的发病率也增加，表明环境因素起着重要作用。吸烟对 UC 患者起保护作用，相比之下，在 CD 患者中，吸烟延长了疾病的病程，促进瘘管和狭窄的形成，增加了病情加重的速度和对皮质类固醇的需求，因此戒烟是 CD 患者的有效治疗措施。有一种假说：随着环境条件的改善，人们接触致病菌的机会减少，儿童期肠黏膜针对病原菌不能产生有效的"免疫耐受"，以致其后对肠道抗原刺激产生异常免疫调节。

2. 遗传因素　来自双胞胎的一致性研究证明了遗传因素是导致 IBD 易感性的主要原因之一。研究表明单卵双胞胎 CD 的合并一致性为 37.3%，UC 为 10%。与之相比，双卵双胞胎中 CD 和 UC 的合并一致性分别为 7% 和 3%。因此，与 UC 相比，CD 中的遗传因素对 IBD 的影响更为明显。已发现 IBD 有超过 163 个基因易感性位点，其中一些基因可能与疾病诊断、严重程度、预测患病易感性及并发症有关。第一个发现与 CD 相关的 *NOD2* 基因位于 16q12，*NOD2/CARD15* 突变引起免疫激活异常，抑制炎症作用降低，导致组织和细胞发生持续性损伤，约 30% CD 患者被检测出异常的 *NOD2* 基因。目前认为 IBD 不仅是多基因疾病，也是一种遗传异质性疾病，患者在一定环境因素作用下由于遗传易感性而发病。

3. 免疫因素　正常情况下，先天性免疫是监视微环境改变，限制感染入侵的生物手段。当肠道上皮屏障破坏，黏膜通透性增加，肠组织暴露于大量肠腔内抗原物质中，会产生免疫耐受的丢失，而获得性免疫是 IBD 肠黏膜损伤最重要的原因。其中黏膜固有层的 T 细胞激活，Th1/Th2 比例失衡，Th1 升高促使 IFN-γ、IL-12 增加，IL-4 减少，Th2 升高刺激 IL-5 和

IL-13 分泌增加；另外，TH17 细胞通过 IL-17 和 IL-23 进一步上调和维持异常免疫反应，导致肠道免疫系统错误识别，释放大量细胞因子和炎症介质，刺激炎症免疫应答逐级放大，最终导致组织损伤。

二、临床表现

炎症性肠病一般起病缓慢，少数起病急骤；易反复发作，发作的诱因有精神刺激、过度疲劳、饮食失调、继发感染等。

1. 症状　UC 典型的症状包括腹泻、腹痛、发热、里急后重、便血等。严重情况下可出现贫血、恶心、呕吐和体重减轻等。CD 典型的症状为腹痛、腹泻，其他常见症状包括发热、营养不良和体重减轻。有些患者可出现突发性剧烈腹痛或阵发性加重腹痛伴腹胀、恶心、呕吐等肠梗阻或肠穿孔症状。

2. 体征　与疾病的类型、部位和严重程度有关。UC 轻型者或在缓解期者可无阳性体征，重症者可有发热、脉速等表现，左下腹或全腹部压痛，若出现腹部膨隆、腹肌紧张，伴发热、脱水、呕吐等，应考虑中毒性巨结肠。CD 患者腹部常扪及腹块伴压痛，以右下腹和脐周多见。有急性或慢性胃肠道梗阻、肠穿孔和消化道出血、肛门周围炎症等体征。

3. 肠外表现　与自身免疫有关。①骨病，是最常见的肠外表现，包括外周关节痛、骨软化、关节炎、强直性脊柱炎、骶髂关节炎，严重程度可与胃肠道症状相关。②皮肤表现，结节性红斑、坏疽性脓皮病等。③原发性硬化性胆管炎，多见于直肠炎患者，特征是非梗阻性结肠扩张。④贫血，唇炎可能是由于缺铁性贫血所致，而维生素 B_{12} 缺乏可引起周围神经病变。

 知识拓展

炎症性肠病内镜检查

对腹泻、便血、腹痛等症状疑似 IBD 者，内镜检查对诊断有重要价值，但急性期重型患者应暂缓进行，以防穿孔。UC 表现为从直肠开始，弥漫性黏膜充血水肿，质脆、自发或接触出血和脓性分泌物附着，常见黏膜粗糙、呈细颗粒状，黏膜血管纹理模糊、紊乱，多发性糜烂或溃疡；慢性病变见假性息肉，结肠袋变钝或消失。CD 早期表现为表面阿弗他溃疡，随着疾病发展，溃疡变深变大，成纵向和匍匐形溃疡，炎症黏膜非对称分布，周围鹅卵石样增生，肠腔狭窄，偶见瘘口等改变，病变为节段性，从食管至肛门均可累及，但在回肠部位多见。通常认为，若发现小肠多发性阿弗他溃疡，环形、线形或不规则溃疡≥3 个，或发现狭窄，则应当考虑 CD 的诊断。胶囊内镜检查结果仍应遵循由小肠镜活检进一步证实。因其有创伤，应遵循胶囊内镜优先原则，若有狭窄等并发症则不考虑胶囊内镜检查。少部分 CD 病变可累及上消化道，胃镜检查应列为 CD 的常规检查，尤其伴有上消化道症状者。

三、营养治疗

IBD 患者可由于营养摄入减少、吸收不良、营养丢失增加、药物的影响、能量和蛋白质需求增加等导致营养不良发生。CD 患者营养不良的发生是长期而缓慢的，而 UC 患者营养不良的发生往往是一个急剧过程，因此 IBD 的主要营养治疗原则是改善营养不良。

1. 肠内营养　肠内营养对 IBD 儿童帮助较大，以确保其获得生长所需的足够营养。某些类型的肠内营养，如元素配方，可以减少 CD 的炎症。

2. 肠外营养　当患者发作太严重时，除了药物治疗，还需要肠外营养，使肠道得到休息。严重营养不良或患有短肠综合征的 CD 患者也可能需要肠外营养。

3. 膳食指导　对于 IBD 患者，饮食需个体化，应保持多样化和营养丰富的饮食，患者饮食参考见表 7-2。此外，IBD 患者可能会因药物治疗、手术治疗或肠道炎症本身而导致缺乏维生素和矿物质等营养素，需注意补充。

表 7 - 2　炎症性肠病患者饮食参考

食物类别	推荐食物	慎用食物
蔬菜	宜食用容易消化的蔬菜，如芦笋、土豆等；煮熟、煮成泥或去皮的蔬菜；米饭和面食中加入蔬菜高汤以增加营养	不宜食用一些产气的蔬菜，如西蓝花、花椰菜等；不宜食用有坚韧外皮的蔬菜
水果	宜食用容易消化含不溶性纤维少的水果；煮熟、泥状的、罐装的或去皮的水果	不宜食用纤维含量高的水果，如橙子、干果等
谷物	宜食用含不溶纤维少的谷物；燕麦片、土豆、酸面包、法式面包等	不宜食用带籽和坚果的谷物
蛋白	宜食用含丰富蛋白的食物，如肉类、海鲜、豆类、鸡蛋、坚果、种子等	不宜食用整粒种子或坚果，高脂肪、油炸或高度加工的肉类

第五节　腹　泻

腹泻（diarrhea）是指每日排便 3 次及以上，或明显超过平日习惯的频率，粪质稀薄或水样便，常伴有排便急迫感及腹部不适或失禁等症状。常以每日大便重量超过 200g 作为腹泻的客观指标。腹泻按病程分为急性和慢性两类，急性腹泻发病急，常呈自限性，多为病毒或细菌感染引起，病程在 2 周之内，少数可持续至 2 周以上；慢性腹泻的病程超过 4 周，或为间歇期在 2~4 周内的复发性腹泻，常为非感染因素引起。

一、病因

根据病理生理机制，腹泻可分为四类：渗透性、分泌性、渗出性或动力性腹泻。

1. 渗透性腹泻　是由胃肠道中溶质的存在引起的，这些溶质吸收不良并产生渗透效应。渗透效应是指水从低溶质浓度向高溶质浓度运动。渗透性腹泻的原因可能是乳糖不耐受、脂肪吸收不良、胃手术后倾倒综合征或某些药物（如高渗或含山梨醇的液体药物）。

2. 分泌性腹泻　细菌毒素（艰难梭菌、大肠埃希菌等）、咖啡因、病毒或回肠切除术后胆汁酸增加，导致肠内水和盐分泌过多，就会出现分泌性腹泻。

3. 渗出性腹泻　与肠黏膜损伤有关，可导致细胞因炎症或损伤而释放或渗出黏液、血液和血浆蛋白。这增加了粪便中的液体含量，可出现在溃疡性结肠炎、克罗恩病或放射性肠炎中。

4. 动力性腹泻 由结肠推进性活动增加引起。当结肠比正常情况下收缩得更剧烈时，食物通过消化系统的速度更快，被身体吸收的水分更少，导致大便含水过多。这种类型的腹泻原因包括肠易激综合征、手术分流、胃和肠道切除、抗生素或压力。

急性腹泻约80%为感染性，包括病毒、细菌及其毒素、寄生虫等；非感染性因素包括药物、化学品、缺血性结肠炎、过敏、放疗等。慢性腹泻则主要是由于吸收不良引起的。

 知识拓展

吸收不良综合征

吸收不良综合征是一种因小肠对营养物质消化、吸收功能障碍，造成营养物质不能正常吸收，而从粪便中排泄，引起营养物质缺乏的临床综合征。临床上常表现为腹泻，粪便稀薄而量多、油腻多等脂肪吸收障碍症状，故又称脂肪泻。吸收不良综合征可分为原发性和继发性两大类。原发性吸收不良综合征是指小肠黏膜具有某种缺陷，从而影响营养物质吸收以及脂肪酸在细胞内的再酯化而发病。继发性吸收不良综合征见于多种因素造成的消化不良或吸收障碍。

二、临床表现

1. 年龄和性别 功能性腹泻、肠结核和炎症性肠病多见于青壮年；而结肠癌多见于老年男性，但近年来发病有年轻化趋势；显微镜下结肠炎多见于老年人。

2. 起病与病程 炎症性肠病、肠易激综合征、吸收不良综合征等疾病引起的腹泻，可长达数年至数十年之久，常呈间歇性发作。

3. 排便情况与粪便外观 病变位于直肠和乙状结肠的患者多有里急后重，每次排便量少，有时只排出少量气体和黏液，粪色较深，多呈黏冻状，可混有血液，腹痛多为持续性，位于下腹或者左下腹，便后可稍减轻；显微镜下结肠炎则表现为慢性反复发作的水泻；小肠病变的腹泻无里急后重，粪便稀烂成液状，色较淡，量较多。慢性胰腺炎等吸收不良性腹泻患者的粪便中可见油层漂于水面，多泡沫，含食物残渣，大便有恶臭，质黏不易冲洗；慢性痢疾、血吸虫病、溃疡性结肠炎、直肠癌等疾病引起的腹泻，粪便常带脓血；肠结核和肠易激综合征常有腹泻与便秘交替现象。

4. 伴随症状 慢性腹泻伴发热、腹痛时，要考虑克罗恩病、溃疡性结肠炎、淋巴瘤和肠结核。显著消瘦和营养不良要考虑引起小肠吸收不良的各种疾病、胃肠道肿瘤和甲状腺功能亢进症。伴随关节炎症状的要考虑溃疡性结肠炎、克罗恩病等。腹泻伴少见部位或难治性消化性溃疡者要排除胃泌素瘤。吸收不良引起的腹泻可伴维生素和矿物质缺少的表现，如铁、叶酸、维生素 B_{12} 缺乏可引起食欲缺乏；钙、镁、维生素 D 缺乏引起骨质疏松、骨痛等。

5. 体格检查 长期腹泻营养不良可见双下肢水肿，甲状腺肿大。

三、营养治疗

腹泻会影响营养物质、水和矿物质等在肠道中的吸收，导致脱水、酸中毒、严重营养缺乏，因此腹泻的营养治疗原则是改善水与电解质失衡，维持机体的新陈代谢和生命活动。

1. 急性腹泻 为了使肠道功能缓解，水泻期间应禁食，通过输液及时改善水、电解质失衡。病情缓解后，逐步给予清流质如米汤、藕粉等，之后逐步给予半流食、软食、普食。急性腹泻应忌糖、牛奶。

2. 慢性腹泻 饮食应逐步采用清流食—流食—厚流—无渣半流—软食—普食，同时患者也可辅用益生菌制剂。禁食坚硬食物（如火腿、腊肉、腌肉等）和刺激性食物（如辣椒、芥末等）。患者饮食注意如下。

（1）喝大量的常温液体来预防腹泻导致的脱水，如果汁、椰子水、淡茶等。如果出现胀气或抽筋，限制含咖啡因或者碳酸的饮料。

（2）多吃富含钾的食物，如香蕉、去皮土豆、无乳糖牛奶、酸奶等。

（3）多吃一些高钠食物，如肉汤、饼干、椒盐卷饼等，来补充钠的损失。

（4）尝试吃一些"白色饮食"，如香蕉、米饭、苹果酱、白色吐司、面条、鸡胸肉、鸡蛋、软豆腐、白干酪等。

（5）避免油腻、辛辣、高度调味和含糖高的食物，避免生蔬菜和果皮。

（6）禁忌使用无糖口香糖和山梨糖醇制成的糖果，这些可能会产气导致腹胀、腹泻。

第六节　便　　秘

便秘（constipation）是指排便次数减少、粪便量减少、粪便干结、排便费力。

一、病因

1. 缺乏锻炼 经常锻炼的人一般不会出现便秘。一般来说，良好的肌肉张力对正常的排便很重要。腹壁肌肉和横膈膜在排便过程中都起着至关重要的作用。增加锻炼来改善便秘可能对老年人更有效。

2. 阿片类药物及其他药物 消化道有阿片类药物的受体，当服用阿片类镇痛药时，便秘会发生或者恶化。阿片类药物引起的便秘发生在大约90%服用阿片类药物治疗疼痛的癌症患者和40%服用阿片类药物治疗慢性非癌症疼痛的患者中。便秘是许多处方药和非处方药的副作用。这些药物包括含铝的抗酸药、抗痉挛药、抗抑郁药、安定剂和镇静药、铁补充剂、利尿药、抗胆碱药、钙通道阻滞药和抗惊厥药。

3. 肠易激综合征 一些患有肠易激综合征的人排便缓慢，排便时紧张，腹部不适。便秘可能是主要症状，也可能与腹泻交替出现。抽筋、胀气和腹胀也很常见。

4. 日常生活的变化 旅行有时会导致便秘，由于扰乱了正常的饮食和日常生活。衰老通常会减少肠道活动和肌肉张力，从而影响规律性。妊娠可能会导致便秘，是因为激素的变化或者因为扩张的子宫对肠道的挤压。

5. 饮食中没有足够的纤维和水分 饮食中纤维和液体含量过低而脂肪含量过高会导致

便秘。纤维会吸收水分，导致大便更大、更软、更容易排出。增加纤维摄入量有助于治疗便秘，但那些便秘严重的人有时会发现，增加纤维会使便秘更严重，并导致胀气和不适。

6. 其他原因　可引起便秘的疾病包括神经系统疾病，如帕金森病、脊髓损伤、卒中或多发性硬化症；代谢和内分泌疾病，如甲状腺功能减退症、糖尿病或慢性肾病；肠癌和憩室炎。一些全身性疾病，如硬皮病，也会引起便秘。此外，由手术留下的瘢痕组织或结肠或直肠狭窄引起的肠梗阻会压迫、挤压或缩小肠道和直肠，导致便秘。

二、临床表现

（1）缺乏便意，每周大便少于三次。

（2）大便坚硬、干燥或块状。

（3）排便时紧张或疼痛。

（4）感觉直肠被阻塞。

（5）腹部肿胀，胃痛或痉挛。

三、营养治疗

（1）对于年老体弱、营养不良、肥胖以及运动过少导致的无张力便秘，因大肠肌肉失去原有敏感性或紧张力，致使推动粪便的蠕动缓慢，使粪便蓄积，此类患者应增加饮食中膳食纤维的量，可以用粗糙食物代替精细食物，多吃蔬菜及带皮水果。

（2）对于胃肠道疾病或某种神经失调、使用泻药过久导致的痉挛性便秘，因肠道神经末梢刺激过度，使肠壁肌肉过度紧张或痉挛收缩，此类患者饮食应采用少渣饮食，给以质软、光滑、低纤维饮食，可减轻肠道刺激。禁食蔬菜及膳食纤维多的水果。

（3）因机械性或麻痹性肠梗阻或因肿瘤压迫肠道而引起肠道不全或完全梗阻导致的阻塞性便秘，关键在于去除病因；不全性梗阻者可给予清淡流质。

 知识拓展

肠梗阻

肠梗阻指由于病理因素发生肠内容物在肠道中通过受阻，为临床常见急腹症之一。起病之初，梗阻肠段先有解剖和功能性改变，继而发生体液和电解质的丢失、肠壁循环障碍、坏死和继发感染，最后可致毒血症、休克、死亡。按梗阻的原因可分为机械性肠梗阻、动力性肠梗阻、缺血性肠梗阻。其中动力性肠梗阻又可分为麻痹性肠梗阻和痉挛性肠梗阻。麻痹性肠梗阻亦称无动力性肠麻痹，因感染、中毒、低钾血症、脊髓炎、甲状腺功能减退、腹部手术等原因影响到肠道自主神经系统，致使肠道平滑肌收缩障碍，使肠管扩张，蠕动消失，肠内容物无法推进。

（4）地中海饮食是一种易于遵循的便秘饮食，主要由纤维含量高的植物性食物组成，有助于改善胃肠道症状，包括便秘。一项研究报告显示，与坚持地中海饮食的人相比，较少使用地中海饮食的人经常面临便秘，这可能是由于摄入的富含纤维的水果和蔬菜远远少于推荐量。一般来说，女性每天应摄入 21 ~ 25g 纤维，男性每天应摄入 30 ~ 38g 纤维，地中海饮食每天可以提供超过 30 ~ 50g 纤维。

（5）弹性素食饮食是另一种预防和控制便秘的饮食，主要由富含纤维的素食组成，包括豆类、扁豆、全谷物、坚果和种子等。同时在特殊情况下保留动物蛋白。

（6）研究表明，高纤维饮食可以促进消化，而低纤维饮食会导致便秘，含有可溶性纤维的饮食可以减轻慢性便秘的症状。

以下是一些高纤维膳食的食物。

1）西梅：西梅和西梅汁是治疗便秘的一种古老疗法。西梅可以作为治疗轻度至中度便秘的一线疗法，比车前草更安全、更有效。每天可以吃 8 ~ 10 个西梅，或者喝一杯不加糖的西梅汁，以达到有效的效果。

2）坚果和种子：含有纤维、蛋白质和其他营养物质，可以促进消化，防治便秘。大多数坚果和种子都含有一定量的纤维，但奇亚籽和亚麻籽是纤维含量最高的，其他的一些富含纤维的坚果和种子包括杏仁、核桃、松子、开心果、南瓜子、芝麻、向日葵籽。

3）豆类：富含纤维、蛋白质和其他植物性生物活性化合物使豆类成为肉类的完美替代品。可以将豆类添加到汤、沙拉、咖喱中来补充膳食中的纤维。富含纤维的豆类包括小扁豆、豌豆、鹰嘴豆、白豆、黑豆、芸豆、大豆等。

4）水果和蔬菜：包括苹果、梨、成熟的香蕉、橙子、草莓、覆盆子、胡萝卜、甜菜、西蓝花等。

5）全谷物：全谷物中的胚芽、胚乳和麸皮是营养和纤维的重要来源。麦麸粉和燕麦麸粉是治疗便秘的较好选择。全麦食物包括糙米、全麦面包、藜麦、大麦、燕麦等。

6）流食：脱水会引起并加重便秘，因此，便秘患者一定要保持足够的水分。水、少糖和奶油的咖啡、清汤，以及不添加糖的水果和蔬菜汁都是健康的流质饮食，它们可以使膳食纤维更好地发挥作用，软化大便。

以下是便秘应避免的食物。

1）谷蛋白：是一种存在于大麦、小麦和黑麦中的蛋白质，对于患有乳糜泻、对麸质敏感或过敏的人来说，含麸质产品可能会有问题。与谷蛋白相关的疾病可以引发胃肠道症状和非胃肠道症状。谷蛋白的胃肠道症状包括便秘、腹胀、恶心、腹泻和腹痛。

2）口香糖：在极少数情况下，短时间内吞下多块口香糖会阻塞消化道，这种消化阻塞会引起便秘。当食用了几块口香糖和其他难以消化的食物时，也会发生这种情况。

3）油炸、加工和焙烤类食品：这些食物的纤维含量是有限的，而且加工、精炼和油炸使其更难消化，如薯片、炸薯条、精致面粉制成的面包、汉堡、甜甜圈、洋葱圈、糕点等。

4）未成熟的香蕉：未成熟的香蕉含有大量的抗性淀粉，使身体难以消化。这种难以消化的淀粉从肠道中吸收水分，会使便秘更严重。

5）柿子：涩柿子含有大量的单宁，减缓了食物通过肠道的运动，加剧了便秘，然而吃甜柿子通常是安全的。

本章小结

思考题

1. 患者，男性，60 岁。因黑便 3 天伴呕血 1 天入院，患者 3 天前无明显诱因排柏油样便 3 次，量约 300ml，略感疲惫乏力，1 天前呕吐红色胃内容物，伴血凝块，量约 200ml，既往反复出现上腹部疼痛，发作性节律性疼痛，自服奥美拉唑可缓解。

（1）通过病例采集，我们获得的临床信息有哪些？

（2）上消化道出血的病因是什么？

2. 患者，男性，25 岁。因反复腹泻 2 年余入院。患者 2 年前无明显诱因出现腹痛、腹泻，每日 2～3 次，偶有黏液脓血便，无发热、恶心、呕吐。

（1）通过病例采集，我们获得的临床信息有哪些？

（2）若需明确诊断，需要哪些辅助检查？

更多练习

第八章　肝胆疾病

学习目标

1. 素质目标

充分考虑患者的个体情况，具有尊重患者、关爱患者的职业精神。

2. 知识目标

(1) 掌握：肝胆疾病的营养治疗措施。

(2) 熟悉：肝胆疾病的临床表现。

(3) 了解：肝胆疾病的病因。

3. 能力目标

能根据患者营养情况，给予合理的营养教育；能够规范地执行营养方案。

第一节　肝　炎

【案例导入】

患者，男性，38 岁，大专文化，因皮肤发黄 1 周，恶心，腹胀伴乏力 3 天入院。2 年前体检时发现肝功能异常，未予以重视及治疗。既往饮酒 10 余年，啤酒每天 1~2 瓶，白酒每月 1~2 次，每次 4~5 两。否认肝病家族史，否认手术外伤及输血史。

查体：体温 36.8℃，脉搏 89 次/分，呼吸 20 次/分，血压 120/78mmHg。神志清楚，对答切题，全身皮肤中度黄染，巩膜重度黄染，全身淋巴结无肿大，心肺无异常，腹平坦，无胃肠型及蠕动波，右上腹轻压痛，无反跳痛，墨菲斯征（−），麦氏征（−），肝区、脾区轻叩痛，双肾区无叩痛，双下肢无水肿。

辅助检查：谷丙转氨酶 38U/L，谷草转氨酶 31U/L，总胆红素 64.72μmol/L，结合胆红素 23.8μmol/L；HBsAg > 250IU/ml，乙型肝炎病毒 DNA 定量为 7.27E + 06 IU/ml。

【请思考】
　　　　如何对该患者进行饮食宣教？

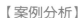

【案例分析】

　　肝炎（hepatitis）即指由微生物感染、免疫反应、药物作用等多种因素引起的肝炎症性疾病。患者常表现为疲乏、食欲缺乏、厌油、恶心等症状。日常生活中所说的肝炎多是指由病毒造成的病毒性肝炎，具有一定的传染性。经积极有效治疗后，多数肝炎患者病情可得到控制，而部分病情严重者也可发生死亡。

一、病因

　　多种因素可引起肝炎的发生，包括病毒感染、药物及免疫作用等，这些因素作用于肝可使肝细胞损伤，进而引起肝的炎症性变化。不同类型肝炎的病因有所不同。

　　1. 病毒性肝炎　由多种肝炎病毒感染所致，常见的肝炎病毒有甲型肝炎病毒、乙型肝炎病毒、丙型肝炎病毒、丁型肝炎病毒及戊型肝炎病毒等。病毒进入肝后，会激活人体的免疫系统，一些免疫细胞及免疫因子会攻击肝细胞，引起肝细胞的死亡；病毒本身也可对肝细胞造成损害，从而引起肝炎的发生。

　　2. 药物性肝炎　是指药物或/及其代谢产物引起的不同程度和类型的肝损害。肝是药物清除、生物转化和分泌的主要场所。当药物代谢过程中毒反应性产物的产生超过肝能安全排泄的速率时就会引起肝损伤。

　　3. 自身免疫性肝炎　是一类病因尚不明确，具有自身免疫基础的非化脓性炎症性肝病。

　　4. 酒精性肝炎　饮酒后乙醇主要在小肠上段吸收，90%以上在肝内代谢。长期大量饮酒可导致中毒性肝损伤，从而导致酒精性肝炎的发生。

　　5. 脂肪性肝炎　病因较多，高能量饮食、含糖饮料、久坐少动等生活方式，肥胖、2型糖尿病、高脂血症等单独或共同成为脂肪性肝炎的易感因素。

　　6. 非酒精性脂肪性肝炎　多因营养过度引起，好发于中年特别是超重肥胖个体。其主要特征为肝细胞大泡性脂肪变伴肝细胞损伤和炎症，严重者可发展为肝硬化。

二、临床表现

　　1. 消化道症状　患者常有腹痛、恶心、食欲缺乏、腹部不适等症状。

　　2. 皮肤表现

　　（1）皮肤、巩膜黄染较常见，可伴有皮肤瘙痒。

　　（2）部分患者有肝掌（手部大小鱼际处皮肤发红，加压后退色的表现）、蜘蛛痣（皮肤上扩张的小血管,形似蜘蛛)的发生,蜘蛛痣可见于颈部、前胸、手背和上臂等部位。

(3)慢性肝病者面色灰暗无光泽,皮肤干燥、没有弹性,称为肝病面容。

3. 神经系统症状　部分患者可有乏力、倦怠、精神萎靡等症状,若病情加重,可发生嗜睡、昏迷。

4. 其他症状　部分患者在急性发作时可伴有发热、畏寒、关节疼痛等伴随症状,也可能会出现肝性脑病、上消化道出血及肝肾综合征等并发症。

三、营养治疗

(一)慢性病毒性肝炎的营养治疗

1. 营养治疗原则　慢性病毒性肝炎患者的膳食习惯及饮食结构的不合理与疾病的发生发展息息相关。不健康饮食会导致血液中特定免疫细胞数量的异常增加,从而影响免疫系统的功能发生变化,不利于机体清除病毒。建议选择能量充足、优质高蛋白、高维生素及碳水化合物平衡易消化的膳食。可以少量多餐,绝对戒酒,不吃霉变的食物。患者饮食营养不足,不能满足生理需要时,可遵医嘱静脉补充营养。

2. 营养素摄入

(1)碳水化合物:平素膳食适量的碳水化合物可增加肝糖原的储备,维持转氨酶的活性,增加肝细胞对毒素的抵抗力。碳水化合物摄入过多会造成血糖升高,每日碳水化合物保证在 300~400g 为宜。

(2)蛋白质:选择优质高蛋白为主,每天蛋白质摄入在 80~120g 为宜,可选用包括鱼虾类、瘦肉、动物肝、大豆、乳类、蛋类等优质蛋白。

(3)脂肪:过多脂肪摄入会加重肝负担,引起脂肪肝或消化不良,另外肝病患者由于胆汁的生成及分泌功能发生障碍,影响脂肪类食物的代谢,易引发高脂血症、脂肪肝、动脉粥样硬化等疾病,又加重肝损伤,所以应控制高脂饮食的摄入,多选择豆制品或鱼类。

(4)维生素:要充分保证患者维生素的供给,特别是摄入足量富含 B 族维生素和维生素 A、维生素 C、维生素 D 的食物。维生素 A 水平能反映肝的储备供能,富含维生素 A 的食物主要是动物肝、鱼肝油、奶类制品及胡萝卜等;患者预后与维生素 B_1 相关,血维生素 B_1 越低病死率越高,因而患者需要及时补充维生素 B_1,其多贮存于谷类食物中;维生素 C 是有效的抗氧化剂,又能清除细胞内氧自由基和抗脂质过氧化,能降低内源性过氧化损伤,另外维生素 C 能辅助治疗乙型肝炎,食物中的蔬菜、水果含有大量维生素 C,特别是绿叶蔬菜中含量丰富。

(5)矿物质及微量元素:肝的炎症病变所引起的病理变化必然影响到矿物质尤其是微量元素的代谢和平衡,其中锌是人体内不可缺失的微量元素,存在于众多的酶系中,是机体内许多重要酶的成分,主要参与机体内 DNA、RNA 及金属硫蛋白的合成,血清锌降低易受乙型肝炎病毒感染,富含锌的食物包括肉、蛋、牡蛎、蟹、花生、杏仁、土豆等。

(6)其他:食用酸奶有益于慢性乙型肝炎患者,酸奶中富含有多种益生菌,益生菌对肠道菌群失调具有良好的改善、修复作用,而肠道菌群在病毒感染引起的肝损伤过程中发挥着重要作用。增加有益菌的数量不仅可调控肠道菌群的平衡,而且能增强机体的免疫力,促进慢性肝病的康复。

(二)非酒精性脂肪性肝炎(NASH)的营养治疗

改变不良生活方式,减少体重和腰围是预防和治疗非酒精性脂肪性肝炎及其并发症最重要的治疗措施。患者需控制膳食能量摄入，建议采用低能量平衡饮食，每日总能量摄入减少500～1000kcal，提倡平衡膳食结构，并补充维生素和微量元素。

第二节　肝硬化与肝性脑病

案例

【案例导入】

　　患者，男性，55岁。因午餐后1小时突然呕吐大量暗红色血液1次，伴头晕、乏力急诊入院，既往有乙型肝炎肝硬化病史10年。

　　查体：体温37.9℃，脉搏106次/分，呼吸28次/分，血压90/52mmHg，患者神志清楚，对答切题；面色晦暗，甲床、睑结膜苍白；肝掌（＋），胸前可见蜘蛛痣；肝右侧肋弓及剑突下未触及，脾脏左侧肋弓下三横指，质韧，无触痛，移动性浊音（－）。

　　辅助检查：血常规示血红蛋白74g/L，红细胞3.25×10^{12}/L，白细胞8.12×10^9/L，血小板102×10^9/L。

【请思考】

　　如何对该患者进行饮食护理？

【案例分析】

　　肝硬化（hepatic cirrhosis）是一种由不同病因引起的慢性进行性弥漫性肝病。病理特点为广泛的肝细胞变性坏死、再生结节形成、纤维组织增生，正常肝小叶结构破坏和假小叶形成。临床早期症状不明显，后期主要表现为肝功能损害和门静脉高压，可有多系统受累，晚期常出现消化道出血、感染、肝性脑病等严重并发症。2017年全球肝硬化患者已超过1.6亿，并且呈上升趋势，肝硬化死亡人数占全球总死亡人数的2.4%。

　　肝性脑病（hepatic encephalopathy，HE）是肝硬化晚期患者较为严重的并发症之一，是由严重肝病或门体分流引起的、以代谢紊乱为基础的中枢神经系统功能失调的综合征，包括认知障碍、精神状态改变、失眠和昏迷等，发病率为20%～80%。

一、病因

1. 肝硬化病因

（1）病毒性肝炎：在我国最常见，占60%～80%，主要为乙型、丙型和丁型肝炎病毒感染。

（2）酒精：慢性酒精中毒引起的肝硬化在我国约占15%，女性较男性更易发生酒精性肝病。

（3）营养障碍：长期食物营养摄入不足或不均衡、慢性疾病导致消化吸收不良、肥胖或糖尿病等致非酒精性脂肪性肝炎，都可发展为肝硬化。

（4）药物或化学毒物：长期服用双醋酚丁、甲基多巴、异烟肼等药物可引起中毒性肝炎，最终演变为肝硬化。

（5）其他：胆汁淤积、遗传和代谢性疾病、循环障碍如慢性充血性心力衰竭和缩窄性心包炎等、免疫性疾病、血吸虫病等均可导致肝硬化。

2. 肝性脑病病因 各型肝硬化，特别是肝炎后肝硬化是引起肝性脑病最常见的原因，暴症肝炎、暴发性肝衰竭、原发性肝癌、严重胆道感染等肝病亦可导致肝性脑病。

二、临床表现

1. 肝硬化临床表现

（1）代偿期肝硬化：早期无症状或症状轻，以乏力、食欲缺乏、低热为主要表现，可伴有腹胀、恶心、厌油、上腹隐痛或腹泻等症状。

（2）失代偿期肝硬化

1）肝功能减退的临床表现：一般状况较差，疲倦、乏力、精神不振；消化系统最常见症状为食欲缺乏；内分泌失调可出现蜘蛛痣和肝掌，其他可表现为出血和贫血。

2）门静脉高压的临床表现：肝硬化时，门静脉血流量增多且门静脉阻力升高，导致门管脉压力增高。门静脉高压症的三大临床表现是脾大、侧支循环的建立和开放、腹水。

2. 肝性脑病临床表现

一般根据意识障碍程度、神经系统体征和脑电图改变，将肝性脑病临床过程分为 5 期。

（1）0 期（潜伏期）：轻微肝性脑病，表现轻微异常，无性格、行为异常，无神经系统病理征，脑电图正常。

（2）1 期（前驱期）：焦虑、淡漠、健忘等轻度精神异常，可有扑翼样震颤，脑电图多数正常，易被忽视。

（3）2 期（昏迷前期）：嗜睡、行为异常、言语不清，此期扑翼样震颤存在，脑电图有特异性异常。

（4）3 期（昏睡期）：昏睡但可以唤醒，醒时尚可应答，但常有神志不清和幻觉。

（5）4 期（昏迷期）：昏迷，不能唤醒，扑翼样震颤无法引出，脑电图明显异常。

三、营养治疗

1. 肝硬化患者的营养治疗 肝硬化患者是营养不良高危人群，静息能量消耗（REE）通常增加，而且营养状态与临床预后密切相关。肝硬化患者营养不良主要是蛋白质 - 能量营养不良，营养支持治疗的首要目标是达到能量和蛋白质的目标摄入量。

（1）能量：研究显示，肝硬化患者 24 小时总能量消耗是静息能量消耗的 1.3~1.4 倍。营养不良的肝硬化患者每日建议摄入 30~35kcal/（kg·d）或 1.3 倍 REE，以满足代谢需求。肝硬化肥胖患者应实施营养和生活方式干预，使其体重进行性减轻。

（2）蛋白质：是肝细胞修复和维持血浆清蛋白正常水平的重要物质基础，适当蛋白质的补充对肝硬化患者有益。每日最佳蛋白质摄入量不应低于推荐的 $1.2 \sim 1.5g/(kg \cdot d)$。蛋白质来源以豆制品、鸡蛋、牛奶、鱼、鸡肉、瘦猪肉为主。

（3）维生素和微量元素：由于肝功能损伤导致食物摄入减少、吸收不良、储备减少等原因，患者常存在维生素不足。肝硬化患者可发生骨密度异常，据报道约有 88% 的肝硬化患者存在维生素 D 缺乏，建议血清维生素 25-(OH)-D 低于 20ng/ml 时，可以口服补充维生素 D，使血清 25-(OH)-D 达到 30ng/ml。硒是一种重要微量元素，补充硒制剂可以通过降低免疫炎症反应等机制改善肝病病情。

（4）脂肪：肝硬化患者肝功能减退，胆汁合成减少，脂肪消化受到影响。过多供给脂肪容易在肝内沉积，阻止肝糖原合成，加重肝功能损伤。因此应控制脂肪的供给量，每日以 $40 \sim 50g$ 为宜，尽量食用植物油。

2. 肝硬化伴腹水者的营养治疗　每日钠盐摄入量应控制在 $500 \sim 800mg$（相当于氯化钠 $1.2 \sim 2.0g$）。同时限制液体摄入量，以少于 1000ml/d 为宜。指导患者少食咸肉、酱菜、酱油、罐头等高钠食物；可选择含钠较少的食物，如谷类、瓜茄类、水果等。

3. 肝硬化伴食管-胃底静脉曲张者的营养治疗　忌食坚硬、粗糙食物。饮食应细软、易消化，宜采用煮、烩、炖、蒸等烹调方法。主食以粥、馒头、包子、馄饨、面条等为主；蔬菜以叶类、瓜类、茄果类为主，食用时宜切碎煮烂；水果宜做成果泥、果汁食用；肉类宜做成肉泥食用；可食用乳类及其制品。

4. 肝硬化伴消化道出血患者的营养治疗　食管-胃底静脉曲张破裂导致的消化道出血是肝硬化患者常见的危重并发症。由于经口进食会增加消化液分泌、促进胃蠕动、增加脾脏及门静脉血流等，从而加重消化道出血，因此，消化道出血期间需禁食禁水，待最后一次出血后 $24 \sim 48$ 小时后可根据大便颜色等情况，逐步恢复经口饮食：流食—半流食—软食。禁食期间可给予肠外营养，同时密切监测血糖、电解质、肝肾功能、血常规、便潜血等。

5. 肝性脑病患者的营养治疗

轻度肝性脑病患者可耐受正常进食者建议首选经口进食摄入能量和其他营养素。严重肝性脑病不宜或不能经口进食者，建议经鼻胃管或鼻空肠管给予管饲肠内营养进行营养支持治疗。当肠内营养仍不能满足营养需求时，应给予肠外营养。全肠外营养时应同时补充宏量和微量营养素。葡萄糖供能占非蛋白能量不低于 50%，由于长链脂肪乳长期输注可导致肝损伤和胆汁淤积，建议应用结构脂肪乳（含有人体必需脂肪酸且对肝功能影响小）或中/长链脂肪乳 $[\leqslant 1g/(kg \cdot d)]$。

轻度肝性脑病患者无须减少甚至禁止蛋白摄入，对于严重肝性脑病患者，可根据肝功能及肝性脑病等情况综合判断，酌情减少或短暂限制蛋白摄入，并尽早根据患者耐受情况逐渐增加蛋白质摄入至目标量。植物性蛋白质耐受性优于动物性蛋白质，同时可以摄入丰富的膳食纤维，可通过调节肠道微生态和通便，来预防或减轻肝性脑病。支链氨基酸（BCAA）作为蛋白质来源的一部分，如何进行补充是肝病营养永恒的主题，BCAA 在一定程度上改善肝性脑病症状，长期供给可提高生活质量，推荐剂量为 $0.25g/(kg \cdot d)$。应告知患者在白天少食多餐，深夜加餐复合碳水化合物，因为空腹会导致氨基酸转变为葡萄糖，从而产生氨。对蛋白质不耐受的患者，可选择在低蛋白饮食中加入 BCAA。BCAA 的食物来源主要有鱼、瘦肉、鸡蛋、牛奶等。

6. 患者及家属营养宣教　绝对戒酒，食物多样化、摄入充足的能量和蛋白质等多种营养素是非常重要的。食物的外观、口味、质地、温度，进食时情绪等均影响经口进食摄入量，鼓励患者家属根据患者饮食习惯调整，以促进饮食摄入和营养素的吸收；建议分餐至4~6餐，含夜间加餐，可酌情多摄入新鲜蔬菜和水果，减少食盐摄入。注意监测肝肾功能、血糖、电解质等指标。

第三节　胆囊炎与胆石症

案例

【案例导入】

　　患者，男性，40岁。因右上腹痛疼痛，伴恶心、呕吐3天入院，被诊断为胆囊炎。患者入院前3天因进食油腻食物出现恶心、呕吐胃内容物，伴有右上腹疼痛及右肩部放射痛，呈间断性钝痛。

　　查体：体温36℃，脉搏80次/分，呼吸19次/分，血压154/92mmHg。身高164cm，体重66.5kg。右上腹压痛阳性。

　　辅助检查：腹部B超示胆囊炎、胆囊结石（多发、沙砾样）。

【请思考】

　　该患者饮食营养的注意事项有哪些?

【案例分析】

胆囊炎（cholecystitis）与胆石症（cholelithiasis）是胆道系统的常见病和多发病，二者常同时存在且互为因果。胆囊炎常是胆囊结石的并发症，也可继发于胆管结石和胆道蛔虫病等疾病。胆石症指发生在胆道系统的结石及其所引起的胆道系统炎症、感染、胆管狭窄和扩张等常见的一类胆道系统疾病。在我国，胆石症的发病率为7%~10%，并且每10年胆石症患者数量约增加两倍。

一、病因

1. 胆囊炎病因　①急性结石性胆囊炎：由胆囊管梗阻、细菌感染引起。②急性非结石性胆囊炎：多见于严重创伤、烧伤、长期肠外营养、腹部非胆道大手术后、脓毒血症等严重患者。

2. 胆石症病因

（1）胆道感染：胆汁淤积、细菌或寄生虫入侵等引起胆道感染。

（2）胆道梗阻：引起胆汁淤滞，胆色素在细菌作用下分解为非结合胆红素，形成胆色素结石。

（3）代谢因素：胆汁中胆固醇浓度明显增高，呈过饱和状态并析出、沉淀、结晶，从而形成结石。

（4）胆囊功能异常：胆囊收缩功能减退，胆囊内胆汁淤滞导致结石形成。

二、临床表现

胆囊炎与胆石症的主要临床表现为腹痛、寒战、发热、黄疸、恶心、呕吐、腹胀、食欲缺乏。60%以上的胆囊炎患者可出现中上腹或右上腹疼痛，少数可发生于胸骨后或左上腹部，并向右肩放射。腹痛常发生在晚上和饱餐后，呈持续性疼痛。慢性胆囊炎在发作间歇期可有右上腹不适或胃灼热、嗳气、反酸等症状。

胆石症的临床表现与结石的大小、性质、所在部位和并发症有关，胆道内结石容易产生嵌顿，在胆囊或胆总管平滑肌痉挛或弛张时，产生胆绞痛。胆囊内结石一般不产生绞痛症状，有腹部饱闷感或胃灼热、嗳气、反酸及腹胀。

三、营养治疗

胆囊炎与胆石症是可防可治的慢性疾病，膳食结构与胆囊炎及胆石症的发生、发展相关，调整患者膳食结构，对预防和治疗胆囊炎及胆石症具有重要的意义，有助于减轻症状、缓解病情发展。

（一）急性发作期营养治疗

急性发作期可先控制炎症，应暂禁饮食，尽量减少胃肠道对胆囊收缩的刺激。可选用肠外营养，经静脉输注脂肪乳、葡萄糖、复方氨基酸、微量营养素等，以满足急性期患者营养需求。如果保守治疗，待症状稍缓解可以进食后，可根据病情循序渐进地调配饮食，若患者主要表现为右胁胀满疼痛、胸闷、嗳气等，适合食用苦瓜、芹菜、白菜、丝瓜等；若患者主要表现为右胁胀满疼痛、纳呆、恶心呕吐、心烦或见黄疸，适合食用薏苡仁、黄瓜、冬瓜等；若患者主要表现为右胁刺痛、面色晦暗、口干口苦，适合食用山楂、大枣等；若患者主要表现为右胁胀痛、倦怠乏力、口苦、食欲缺乏等，适合食用莲藕、山药等；若患者表现为右胁灼热疼痛、恶心呕吐、大便不畅或见黄疸，或伴发热，适合食用冬瓜、苦瓜、菊花等。

（二）手术后营养治疗

行胆囊切除术后，消化能力有所减弱，饮食应从流食，逐步给予低脂半流食或低脂、少渣软食，最后过渡到固体类食物。

饮食原则：清淡、低脂、低胆固醇、高蛋白、消炎利胆饮食。脂肪是人体必需的营养素，清淡饮食不代表不摄入脂肪。建议选择富含不饱和脂肪酸的食物，如鱼类、禽类、豆类等，以维持体内脂肪平衡。消炎利胆饮食可选用玉米、黄瓜、生菜等。蛋白质是身体修复组织器官的基本物质，机体需要足够的蛋白质来促进伤口愈合和恢复体能，建议每日摄入100g左右的蛋白质，如鸡胸肉、鱼肉、豆腐等。建议每日饮水量不少于1200ml。忌食油炸食物。

（三）慢性期营养治疗

饮食要有规律，定时定量，避免暴饮暴食、进食高脂肪食物。饮食注意清洁卫生，预防因进食不洁食物导致肠道寄生虫感染；戒酒，少食辛辣刺激性食物。

1. 能量　控制能量摄入，胆石症多见于超重、血脂异常的患者，人体不能将过剩的胆固醇转化为胆盐，而是仍以胆固醇的形式存在胆汁中，容易形成胆石症。

2. 蛋白质　建议蛋白质按标准体重 1.0～1.2g/(kg·d) 摄入，可以保证人体内的正氮平衡，又能间接预防胆囊炎与胆石症。可食用优质蛋白质如鱼虾类、瘦猪肉、大豆及其制品。

3. 脂肪和胆固醇　脂肪的摄入量和胆囊炎、胆石症的病情直接相关。摄入过多的脂肪特别是动物性脂肪，会诱发胆囊炎与胆石症的急性发作。胆固醇的摄入量一般以每天低于 300mg 为宜。饮食宜清淡，忌食油腻食物，烹调方式以蒸、煮、炖为主，避免油炸、油煎。增加摄入富含磷脂的食物。

4. 碳水化合物　增加碳水化合物供能的比例，应摄入富含膳食纤维的多糖类食物，高纤维饮食是降低胆石症发生的保护因素，如燕麦、玉米、甘薯、蔬菜等。

5. 维生素　维生素 A 有助于预防胆石症，也有助于病变胆道的修复。维生素 K 对内脏平滑肌有解痉镇痛作用，不仅能缓解疼痛，还能促进胆汁排泄。B 族维生素、维生素 C 也有利于胆道的功能康复。

6. 水　鼓励患者每日应多饮水，以稀释胆汁，促使胆汁排泄，这是预防胆囊炎与胆石症发生和复发的关键。日饮水量以 1500～2000ml 为宜，推荐白开水或茶水为主，不喝或少喝含糖饮料。

第四节　胰　腺　炎

案例

【案例导入】

　　患者，女性，45 岁。1 天前进食并饮酒后感上腹部疼痛，疼痛进行性加剧，伴恶心、呕吐，呕吐物为胃内容物和胆汁。

　　查体：BMI 为 26；腹肌紧张，明显压痛、反跳痛。

　　辅助检查：血淀粉酶 537U/L、脂肪酶 316.6U/L，白细胞 12×10^9/L。腹部 CT 示胰腺形态饱满，密度不均匀并见斑片状稍低密度影，周围见片絮影，考虑胰腺炎可能；腹部 B 超示胰内光点增多、增粗、增强，分布均匀。

【请思考】

　　该患者的营养治疗措施有哪些？

【案例分析】

急性胰腺炎（acute pancreatitis，AP）是多种病因导致的胰酶在胰腺内被激活后引起的胰腺组织自身炎症反应，是临床常见的消化系统急腹症。患者发病前多有暴饮暴食、酗酒史，临床主要表现为急性上腹痛、血淀粉酶或脂肪酶升高。我国急性胰腺炎诊治指南中显示，急性胰腺炎的发病率有逐年升高的趋势，总病死率为 5%～10%。全身炎症反应综合征与多器官功能障碍综合征是导致重症急性胰腺炎病死率高的重要因素。

一、病因

引起急性胰腺炎的病因较多，我国以胆道疾病为常见病因，西方国家则以大量饮酒引起者多见。

（1）胆道疾病：国内胆石症、胆道感染、胆道蛔虫病是急性胰腺炎发病的主要原因，占50%以上，又称胆源性胰腺炎。

（2）酗酒和暴饮暴食：大量饮酒和暴饮暴食均可致胰腺分泌增加，并刺激奥狄（Oddi）括约肌痉挛，十二指肠乳头水肿，胰液排出受阻，使胰管内压增加，引起急性胰腺炎。

（3）其他：手术与创伤、某些急性传染病、药物等。

二、临床表现

急性胰腺炎以急性腹痛和全身炎症反应综合征为主要临床表现。根据严重程度可分为轻症、中度重症和重症。轻症急性胰腺炎一般在1~2周内恢复。中度重症急性胰腺炎存在局部并发症或全身并发症。重症急性胰腺炎伴有持续性器官功能衰竭。

（1）腹痛：为本病主要表现和首发症状，常在暴饮暴食或酗酒后突然发生。疼痛剧烈而持续，呈钝痛、钻痛、绞痛或刀割样痛，可有阵发性加剧。

（2）恶心、呕吐及腹胀：起病后多出现恶心、呕吐，有时频繁，呕吐物为胃内容物，重者可混有胆汁，甚至血液。

（3）发热：多数人有中度以上发热，一般持续3~5天。

（4）低血压或休克：重症胰腺炎常发生。

（5）水、电解质及酸碱度平衡紊乱：多有轻重不等的脱水，呕吐频繁者可有代谢性酸中毒。

三、营养治疗

急性胰腺炎的营养支持疗法是急性胰腺炎治疗中非常重要的组成部分，尤其是对重症胰腺炎患者而言。目前肠内营养作为重症胰腺炎的治疗手段也越来越受到重视。

早期对患者进行营养评估是治疗的重要步骤，营养评估包括观察患者临床表现，如精神状况、食欲等，定期复查血糖、清蛋白、尿素氮、血甘油三酯、血钙、血钠、血钾、体重，评估病情；有无水电解质和酸碱平衡失常，应注意出入量，根据尿液、血压等调整补液量和补液速度，必要时记录24小时出入量。

1. 营养治疗原则 对于轻症胰腺炎患者，如果没有恶心和呕吐且腹部疼痛已缓解，则可以根据患者耐受情况，尽早开始经口进食，经口进食是一种快速恢复胃肠道功能的途径。多项研究表明，早期进行经口进食的轻症急性胰腺炎患者可以缩短住院时间，减少感染并发症，降低死亡率。对于重症急性胰腺炎患者，从预防感染的角度，肠内营养优于肠外营养。除非患者的胃肠道途径不可用、不能完全耐受肠内营养或48~72小时内未达到肠内营养目标要求，否则应避免完全肠外营养。对于不能耐受经口进食且没有消化系统并发症的中重症急性胰腺炎患者，推荐肠内营养。

2. 肠内营养 AP患者肠内营养可以改善肠黏膜屏障，维持肠道屏障功能，促进胆汁、黏液、免疫球蛋白A的产生，维持血液流动，可降低肠上皮细胞的凋亡和坏死。早期肠内营养可以减少 AP 患者的并发症，缩短住院时间，改善临床结局。

轻症 AP 患者肠内营养可首选非流质饮食，因为非流质饮食中的软食或固体饮食不会增加腹痛的复发率，而且能缩短住院时间。美国胃肠病学院指南中指出，对于轻症急性胰腺炎患者，与流质饮食相比，低脂的固体饮食是安全的，可以为患者提供更多的卡路里。由于急性胰腺炎患者胰腺消化酶减少，所以对于需经鼻饲管进行肠内营养的患者，建议使用高蛋白、低脂肪、半要素型制剂，每日营养的需要量建议根据患者所需能量和体液需求，制订合理、适度、个体化的营养治疗方案。

进行肠内营养时，推荐使用鼻胃管或鼻肠管，两者均有良好的安全性及耐受性。肠内营养成分遵循"浓度由低到高，容量由少到多，速度由慢到快"的原则，推荐先从短肽型制剂到整蛋白型制剂的过渡形式。

3. 肠外营养　建议对于不能耐受肠内营养或不能耐受目标营养需求的 AP 患者，或存在禁忌证的患者，应给予肠外营养。肠内营养不耐受的表现包括腹痛加重、呕吐、腹胀及腹泻。高营养风险的重症急性胰腺炎患者推荐早期实施补充性肠外营养治疗。肠外营养配方应根据患者实际情况来制定，必须考虑与其他药物或液体治疗、营养素之间的配伍禁忌，通常采用全营养液混合方式将各种营养素混合输注。重症 AP 患者不建议使用益生菌。

4. 健康教育　调整生活方式是最主要的干预和预防复发方式，包括饮食、减肥、戒烟、戒酒、控制血糖、去除病因等多方面因素。

本章小结

思考题

患者，男性，55 岁。因腹胀，进食后明显，伴腹围增大、食欲缺乏、乏力半年入院，被诊断为肝硬化、腹水。患者 15 年前体检发现"乙肝小三阳"；4 年前 B 超提示"肝硬化"。查体：身高 168cm，体重 66kg；贫血貌，右上腹轻压痛，移动性浊音（+）。辅助检查：血红蛋白 90.0g/L；Ⅳ型胶原蛋白 309.32ng/ml、Ⅲ型前胶原肽 26.19ng/ml。上腹部 MRI 平扫 + DWI + 钆塞酸二钠增强扫描示肝硬化征象、脾大、少许腹水、食管 - 胃底静脉曲张。

（1）该患者在食盐和液体的摄入量方面应该怎样处理？

（2）该患者食管 - 胃底静脉曲张，饮食上要特别注意哪些问题？

更多练习

第九章　肾疾病

教学课件

学习目标

1. 素质目标

具有关心关爱患者，为肾疾病患者提供个体化营养指导的综合素养。

2. 知识目标

（1）掌握：常见肾疾病的营养治疗目的、原则以及营养护理要点。

（2）熟悉：常见肾疾病的食物选择推荐。

（3）了解：常见肾疾病的病因和临床表现。

3. 能力目标

能为常见肾疾病患者进行合理的营养健康教育。

案例

【案例导入】

患者，女性，63 岁。高血压病史 21 年，已退休。患者 3 年前因眼睑水肿，在当地医院查尿常规，结果示尿蛋白（++）、尿红细胞（++），予激素、雷公藤等治疗；后复查示尿蛋白（+～+++）、尿红细胞（+～++），自行停药。1 周前查体：目前患者身高 170cm，体重 55kg。血压 155/95mmHg，颜面及双下肢轻度水肿。

辅助检查：血尿素氮 9.1mmol/L、肌酐 320μmol/L；尿常规中尿比重稍低，肾小球滤过率 43ml/（min·1.73m^2）。

【请思考】

该患者肾出现了什么问题？在每日蛋白质、水、钠、钾的摄入方面有何注意事项？

【案例分析】

肾是泌尿系统的主要器官，负责生成尿液，还可以分泌促红细胞生成素、肾素、前列腺素等激素，在维持机体水电解质平衡和内环境稳定方面发挥着重要的作用。营养治疗是肾疾病整体治疗的重要组成部分，有助于帮助患者维持最佳营养状态，保护残余肾功能，延缓肾功能的恶化，减少并发症的发生，从而提高患者的生存质量。本章主要对急性肾小球肾炎、急性肾损伤、慢性肾脏病以及透析等常见肾疾病的临床概况、营养治疗原则及营养护理方案进行介绍。

第一节　急性肾小球肾炎

急性肾小球肾炎（acute glomerulonephritis，AGN），简称急性肾炎，起病急，是以急性肾炎综合征（包括血尿、蛋白尿、水肿和高血压）为主要临床表现的一组疾病，常为感染后免疫反应引起，可伴一过性肾功能损害。

一、病因

急性肾炎多见于儿童、青少年及免疫功能失调的人群，高峰年龄段为 2~6 岁，男性多于女性。该病病因及发病机制复杂，细菌、病毒、寄生虫等感染均可能导致急性肾炎。临床上根据致病病原菌的不同将急性肾炎分为链球菌感染和非链球菌感染两种类型，乙型溶血性链球菌的"致肾炎菌株"感染后所致的急性肾炎在儿童中最常见，如扁桃体炎、猩红热和脓疱疮等。目前对该病的发病机制认为主要是与感染诱发的免疫反应有关，包括补体系统的活化、外毒素致抗原–抗体沉淀和肾组织自身免疫反应。

二、临床表现

通常在前驱感染（如上呼吸道感染、扁桃体炎、猩红热或皮肤感染）1~3 周后起病，临床表现严重程度不一，轻者无明显临床表现（仅血清 C3 及尿常规异常），重者可出现急性肾衰竭；典型者呈急性肾炎综合征表现。

1. 血尿、蛋白尿　常为疾病的首发症状和患者就诊原因。急性肾炎患者多有肾小球源性血尿，部分有肉眼血尿。可伴有轻、中度蛋白尿，少部分患者可呈肾病综合征范围的大量蛋白尿。尿沉渣检查除红细胞外，可见红细胞管型、颗粒管型等。

2. 水肿　绝大部分患者会出现水肿，一般不重，典型者为晨起眼睑水肿，严重者可表现为全身凹陷性水肿。

3. 高血压　30%~80% 患者在病初出现一过性、轻或中度高血压，主要是由于水钠潴留所致，给予利尿治疗后可恢复正常。少数患者可出现严重高血压甚至高血压脑病、急性左心衰竭。

4. 尿量减少　患病早期，患者可因肾小球滤过率下降、水钠潴留表现出尿量减少（400~700ml/d），甚至少尿（<400ml/d）。

5. 肾功能受累　肾功能可有一过性受损，表现为轻度氮质血症，血尿素氮、肌酐增高。一般可于数日后逐渐恢复正常，极少数患者可表现为急性肾衰竭，需与急进性肾炎相鉴别。

6. 免疫学检查异常　绝大部分患者在患病早期会出现血清总补体及 C3 的明显下降，

6~8周后恢复正常，对诊断本病有较大意义。若患者血清抗链球菌溶血素"O"抗体（ASO）的效价升高，提示近期内曾有过链球菌感染。另外，部分患者急性期可测得血清循环免疫复合物及冷球蛋白阳性。

7. 其他　少数重症患者，尤其原有心脏病者，由于循环血容量急骤增加，可能出现心力衰竭，多见于成年及老年人。急性肾炎严重者有并发脑病的可能，表现为剧烈头痛、恶心、呕吐、嗜睡、神志不清、黑矇，甚至出现阵发性惊厥及昏迷，多见于儿童。

三、营养治疗

该病为自限性疾病，常可在数月内自愈，主要以休息和对症治疗为主，合理的营养治疗有助于促进康复。急性肾炎的营养治疗原则是不增加肾的代谢负担，采用低盐、优质低蛋白饮食，以协助修复肾组织、改善肾功能。

1. 能量　建议急性肾炎患者多休息，严重者需卧床休息，故总能量不必过高，按25~30kcal/（kg·d）为宜。

2. 蛋白质　蛋白质被机体消化、吸收利用后会代谢出含氮代谢废物，正常情况下这些废物通过泌尿系统排出体外。而肾病患者对含氮代谢废物的排出减少，废物堆积体内会对人体产生毒害作用，甚至可能导致尿毒症，因此对于肾病患者要尤其注意根据病情合理控制蛋白质的摄入。轻型患者无须严格限制蛋白质的摄入，蛋白质的供给量可为1.0g/（kg·d）。若出现肾功能异常，则应限制蛋白质的摄入，其供给量按照肾功能受损程度分级，轻度肾功能受损者每日蛋白质摄入量可为0.8g/（kg·d），中、重度肾功能受损者每日蛋白质摄入量一般为0.6g/（kg·d），推荐选择富含必需氨基酸的优质蛋白类食物，如鸡蛋、畜禽肉、鱼肉、大豆及其制品等。需注意动态观察肾功能的变化，一旦肾功能接近正常，蛋白质摄入逐步加量至0.8~1.0g/（kg·d），以免发生贫血。

3. 碳水化合物和脂肪　建议将碳水化合物和脂肪作为能量的主要来源，碳水化合物的供能比占60%~70%，脂肪的供能比占20%~30%。当肾功能异常需控制蛋白质摄入量时，应适当提高碳水化合物的供给量，以满足患者尤其是患儿的能量需求，防止能量不足，使供给的蛋白质用于肾的修复和儿童生长发育所需。合并高血压病的患者，要适度限制动物脂肪的摄入，建议选择富含不饱和脂肪酸的食物，少食动物油脂多及煎炸食品。

4. 矿物质　轻症者每天食盐在5g以内；水肿或高血压者，食盐每日摄入量在2~3g或酱油10~15ml；严重水肿者，每日食盐的摄入量应控制在2g以内，必要时短期内予无盐饮食，即烹调中不使用食盐和酱油，控制钠摄入量小于1000mg/d。除限制食盐摄入外，还要避免高钠食物，如咸菜、腌制食品、苏打粉等。少尿或无尿者，有发生高钾血症的风险，应控制钾的摄入，少吃或不吃含钾丰富的食物如海带、贝类、鲜蘑菇、黄豆、菠菜、鲜枣、香蕉、桂圆等。

5. 维生素　保证充足的维生素摄入，可选用新鲜的蔬菜、水果和全谷物。每日维生素C的摄入量保持在300mg以上。

6. 水　明显水肿、少尿或无尿者，应严格记录24小时出入液量，量出为入。入液量的粗略计算方法为前1天的出量（尿量、粪便、呕吐物等）加上500ml。

四、营养护理

1. 疾病防治宣教　预防和减少上呼吸道及皮肤等感染对预防急性肾炎具有重要意义。

要积极开展宣教活动，让父母意识到尽早、及时治疗扁桃体炎、猩红热及脓疱疮等疾病的重要性；患病后通过合理的膳食营养，配合药物治疗，有利于肾病的早日康复。

2. 密切关注病情　每日评估患者的尿量和体重，定期监测尿蛋白和肾功能。提高患者或其照顾者对摄水量与肾病关系的认识，指导其学会评估水肿严重程度及准确记录24小时尿量。

3. 指导膳食营养　科学评估患者的膳食习惯与行为，采用小讲堂、互联网＋、一对一交流等多种方式，指导患者或其照顾者采用低盐、优质蛋白质和富含维生素的饮食，注意根据病情合理调整饮水量和蛋白质摄入量，提高其膳食营养管理能力。

4. 做好心理护理　加强与患者及其家属的良好沟通，及时给予心理疏导，提高治疗信心。

5. 食物的选择推荐

（1）宜用食物：急性肾炎患者适当多选食蔬菜、水果等富含维生素和矿物质的食物；选择富含必需氨基酸的优质蛋白质类食物。

（2）忌用或少用食物：禁饮酒及酒精性饮料；限制各类辛辣调味品和盐、酱油、味精的用量；少吃各类油炸食品如油条、油饼、炸鸡腿、炸鱼干等；根据病情，必要时不吃或少吃高钠食物（咸菜、咸鸭蛋、榨菜、腐乳、各类腌渍食品、各类烧烤制品等）和高钾的蔬菜和水果（如鲜蘑菇、香菇、香蕉、橘子等）。

第二节　急性肾损伤

肾衰竭指由于各种原因引起的肾功能减退直至衰竭的一系列临床综合征。按肾功能衰减的速度，可分为急性肾衰竭和慢性肾衰竭。急性肾衰竭目前多被称为急性肾损伤（acute kidney injury，AKI），是由各种病因引起的短时间内肾功能迅速下降而导致的一系列临床综合征，是常见的危重病症之一，涉及临床各科。AKI的诊断标准为48小时内血肌酐升高≥26.5μmol/（0.3mg/dl），或7天内血肌酐比基线值升高≥1.5倍，或尿量<0.5ml/（kg·h）持续6小时以及上。改善全球肾脏病预后组织（Kidney Disease：Improving Global Outcomes，KDIGO）采用血肌酐和尿量作为主要指标将AKI做了不同分期，见表9-1。

表9-1　AKI的KDIGO分期标准

AKI分期	尿量	血肌酐
1	<0.5ml/（kg·h），持续6~<12小时	48小时内升高≥0.3mg/dl（26.5μmol/L），或7天内升高达基线值的1.5~1.9倍
2	<0.5ml/（kg·h），持续≥12小时	升高达基线值的2.0~2.9倍
3	<0.3ml/（kg·h），持续≥24小时；或无尿≥12小时	升高达基线值的3.0倍；或升高达≥4.0mg/dl（353.6μmol/L）；或开始RRT；或年龄<18岁，eGFR下降达<35ml/（min·1.73m²）

一、病因

AKI可由各种损伤导致，如肾灌注降低、暴露于肾毒素、肾性肾疾病、尿路梗阻等。根据病变部位和病因的不同，一般可将AKI分为肾前性、肾实质性和肾后性三大类。

1. 肾前性AKI　是最常见的AKI类型。主要由于大出血、大面积烧伤、严重感染以及心、肺、肝、胃肠道严重疾病，或败血症、脓毒血症等肾前性因素，导致有效循环容量减少、血流动力学异常，从而引起肾血流量减少、肾小球灌注压降低，肾广泛缺血，导致肾小球滤过率（glomerular filtration rate，GFR）下降、急性肾小管坏死，尿量明显减少，甚至无尿，并伴有氮质血症、代谢性酸中毒及电解质紊乱，出现低血钠和高血钾等一系列肾衰竭现象。

2. 肾实质性 AKI　是由肾本身的功能障碍所引起的 AKI。可发生在不同的肾结构中，包括肾血管疾病（肾动脉血栓、栓塞等）、肾小球疾病（急进性肾小球肾炎等）、急性间质性肾炎和急性肾小管坏死。其中急性肾小管坏死是最主要的原因。

3. 肾后性 AKI　最不常见的 AKI 类型。主要是各种原因引起的急性尿路梗阻，引起梗阻段上方压力升高，甚至出现肾盂积水，继而导致肾功能受损。

临床实际中，AKI 的分类可能复杂多样，如在肾实质性基础上合并肾前性因素，往往无法区分以哪个因素为主导。

二、临床表现

AKI 的临床病程可分为起始期、维持期和恢复期三个阶段。起始期患者通常并无明显的肾实质损伤，此时去除病因可预防 AKI 发生；维持期一般持续 7~14 天，患者尿量减少，伴有水、电解质、酸碱平衡失调及消化、呼吸、循环、神经、血液等各系统症状；进入恢复期后可出现尿量增多（对于少尿型），可达 3000~5000ml/d。恢复期持续 1~3 周后尿量恢复正常，GFR 3~12 个月恢复正常，肾小管功能约 12 个月恢复。若 AKI 迁延不愈，有可能导致慢性肾脏病、终末期肾病，甚至引发死亡。

1. 尿量减少　发病数小时或数日后，出现少尿（<400ml/d）或无尿（<100ml/d）；但非少尿型 AKI 患者尿量可正常，并且预后较好。

2. 电解质紊乱　维持期患者可出现低钠血症、高钾血症、低钙高磷血症和低镁血症。低钠血症主要是严重水肿所致的稀释性低钠血症；高钾血症是 AKI 较严重的并发症之一和主要死亡原因，当 GFR≤25ml/(min·1.73m^2) 时，肾排钾能力逐渐下降，易出现高钾血症；高磷血症常见于高分解代谢或伴大量细胞坏死（如横纹肌溶解）的 AKI 患者；低镁血症则常见于顺铂和氨基糖苷类抗生素所致的 AKI，可表现为神经肌肉痉挛、抽搐和癫痫发作。在进入恢复期后，部分患者可出现血压下降及明显失液而造成的高钠血症及低钾血症等。

3. 氮质血症　AKI 时，蛋白质的代谢废物不能经肾排泄而潴留体内，血中尿素氮、肌酐升高超过正常范围，称之为氮质血症。

4. 代谢性酸中毒　当 GFR<25ml/(min·1.73m^2)（Scr>350μmolL）时，代谢产物如硫酸盐、磷酸盐等酸性物质因肾排泄障碍而潴留体内，引发代谢性酸中毒，即尿毒症性酸中毒。多数患者可耐受轻度慢性酸中毒，但若动脉血 HCO_3^-<15mmol/L，则有较明显症状，如虚弱无力、食欲缺乏、呕吐、呼吸深大等。

5. 各系统症状　消化系统不适常为 AKI 的首发症状，主要表现为食欲缺乏、恶心、呕吐、腹泻；消化道出血也较常见，多由胃黏膜糜烂或应激性溃疡引起。血液系统可表现为贫血、血小板减少和出血倾向；循环系统可有心力衰竭、心律失常、心包炎和高血压等；神经系统可有反应淡漠、嗜睡、疲乏、视物模糊、头痛、谵妄、惊厥、幻觉甚至昏迷等表现。

三、营养治疗

AKI 患者机体代谢环境复杂，蛋白质分解代谢亢进、糖异生增加、疾病伴有的胃肠症状及透析相关营养素丢失等因素导致患者发生营养不良的风险增加，而已存在的或医院获得性营养不良又是导致 AKI 高死亡率的一个重要因素，因此营养治疗是 AKI 治疗的必要和重要组成部分。营养治疗首要目的是通过个体化的营养治疗，增强免疫力，减轻炎症反应和内环境紊乱，尽可能减少高分解所致的机体蛋白质消耗，防治营养不良；其次是减少潜在有害代谢产物的蓄积，减轻肾负担，延缓肾疾病进展。由于能量和蛋白质等营养需求在不同 AKI 患者个体间以及疾病不同阶段差异很大，在制订营养治疗方案时需视病情发展和是否接受透析治疗分情况处理和调整。

1. 能量 AKI 患者的能量消耗受潜在疾病及其并发症的影响，最佳方法是根据间接测热法确定，无法测量时可从 20～25kcal/(kg·d) 推荐量开始，酌情增减。

2. 蛋白质 蛋白质摄入量需根据病情严重程度和是否接受透析治疗进行调整。低蛋白饮食有利于降低血尿素氮，减轻尿毒症症状。因此，对于采取保守治疗、非高分解代谢的患者，初始阶段可采用 0.6g/(kg·d) 的优质低蛋白饮食，当血尿素氮维持在 13.3mmol/L 以下时蛋白质摄入量可逐渐增加至 0.8g/(kg·d)。对于血液透析治疗的患者，蛋白质摄入量应增加至 1.0～1.2g/(kg·d)；腹膜透析治疗的患者，由于氨基酸和蛋白质双重流失，蛋白质摄入量应增加至 1.2～1.3g/(kg·d)。对于存在高分解代谢的患者，蛋白质摄入应大于 0.8g/(kg·d)。

3. 碳水化合物和脂肪 AKI 患者易发生胰岛素抵抗，建议葡萄糖限制在 3～5g/(kg·d)，控制血糖 <10mmol/L 预防高血糖相关的肾损害。AKI 患者脂肪分解相关的酶（包括外周的脂蛋白脂肪酶及肝的甘油三酯脂肪酶等）活性降低，脂肪分解能力受损，可导致静脉输注脂肪乳的清除延迟，因此建议静脉补充脂肪乳剂时以中、长链混合液为宜。

4. 矿物质 纠正相应的电解质紊乱，如高钾、低钙、高钙、低镁血症等。根据 AKI 患者的尿量、水肿程度、血钠和血压水平，相应采用少盐、无盐或少钠膳食。少尿期易出现高钾血症，此时应严格限制高钾食物的食用；多尿期又易出现低钾血症，应注意补钾，多食富含钾盐的新鲜水果、蔬菜。含钾低的蔬菜包括西蓝花、冬瓜、黄瓜、丝瓜、南瓜、茄子、大白菜、芹菜等；含钾高的蔬菜包括笋干、苋菜、菠菜、荠菜、苦瓜、韭菜等。硒、锌、铁等矿物质在透析过程中的丢失常被忽略，需及时补充。

5. 维生素 口服喂养的患者宜食用富含维生素的食物，使用肠内或肠外营养治疗的患者应注意水溶性、脂溶性维生素的补充。建议对比剂暴露前可以补充维生素 E，预防对比剂相关 AKI。

6. 水 AKI 少尿期和无尿期应严格限制液体量的摄入，量出为入，每日补液量为显性失液量加上非显性失液量减去内生液量。可按前 1 天尿量加 500ml 来估算进液量，透析治疗时补液量可适当放宽。

为 AKI 患者实施营养治疗时，还需考虑其并发症的情况。出现神经系统并发症如意识障碍、躁动、谵妄、抽搐、昏迷时，肠内营养无法实现，须使用肠外营养；肠外营养输注应从提供 50% 的需求量开始，逐步增加至目标量，以避免代谢紊乱和保证营养素的充分利用。若发生出血、贫血等血液系统并发症，需注意补充铁剂、叶酸和维生素，尤其是维生素 C。

四、营养护理

（1）密切关注患者的病情，定时评估患者的尿量、血压等，密切观察血生化等指标变化，及时发现水、电解质紊乱和酸碱失衡，严格控制补液的速度和量。

（2）疾病防治宣教，提高患者及其家属对饮食营养治疗重要性的认识。提高患者或其照顾者对摄水量与肾病关系的认识，指导其学会评估水肿严重程度及准确记录24小时尿量。

（3）做好患者或其照顾者的营养指导工作，指导他们根据病情和治疗情况合理调整饮水、钠、钾和蛋白质的摄入量，提高其膳食营养管理能力。必要时给予肠内、肠外营养。

（4）做好心理护理，注意加强与患者及其家属的良好沟通，及时给予心理疏导，提高治疗信心。

（5）食物的选择推荐

1）宜用食物：主食可选择麦淀粉类饮食，如米饭、面条、馒头、面片、山药、芋头、藕粉、粉丝等。

2）忌用或少用食物：禁饮酒及含酒精的饮料；限制各类辛辣调味品和盐、酱油、味精的用量；少吃各类油炸食品如油条、油饼、炸鸡腿、炸鱼干等；根据病情，必要时不吃或少吃高钠食物（咸菜、咸鸭蛋、榨菜、腐乳、各类腌渍食品、各类烧烤制品等）和高钾的蔬菜和水果（如鲜蘑菇、香菇、香蕉、橘子等）。

第三节　慢性肾脏病

慢性肾脏病（chronic kidney disease，CKD）指各种原因导致的肾结构或功能异常超过3个月，可基于肾损伤标志（尿沉渣异常、清蛋白尿、影像学检查异常、肾组织学异常、肾小管相关病变）或肾小球滤过率下降 $[GFR < 60ml/(min \cdot 1.73m^2)]$ 等任一指标的异常持续超过3个月进行诊断。中国《慢性肾脏病早期筛查、诊断及防治指南（2022年版）》中基于估算肾小球滤过率（GFR）将CKD分为1~5期，见表9-2。

营养不良是CKD常见的并发症，也是CKD发生、进展及心血管事件与死亡的重要危险因素。《中国慢性肾脏病营养治疗临床实践指南（2021版）》中指出，CKD 2期开始即可出现蛋白质能量消耗（protein-energy wasting，PEW），18% ~ 48%的透析前CKD患者合并PEW。营养管理是CKD一体化治疗重要的组成部分，直接关系到CKD的三级预防。关注CKD患者的营养问题，将营养治疗贯穿于整个CKD治疗过程，不仅有利于延缓CKD的进展，降低其发展为终末期肾病的比例，还可预防和治疗CKD导致的营养不良或PEW，对提高CKD整体诊治水平及减少医疗费用支出有着重要意义。

表9-2　慢性肾脏病（CKD）的分期

CKD 分期	GFR/ $[ml \cdot (min \cdot 1.73m^2)]^{-1}$	描述	治疗重点
G1	≥90	肾功能正常，微量蛋白尿	CKD病因诊治，缓解症状；保护肾功能，延缓CKD进展

续　表

CKD 分期	GFR/ [ml · (min · 1.73m²) ⁻¹]	描述	治疗重点
G2	60 ~ 89	轻度肾功能减退	评估、延缓 CKD 进展；降低心血管病风险
G3a	45 ~ 59	轻中度肾功能减退	延缓 CKD 进展
G3b	30 ~ 44	中重度肾功能减退	评估、治疗并发症
G4	15 ~ 29	肾功能严重丧失	综合治疗，肾脏替代治疗准备
G5	<15	肾衰竭	适时肾脏替代治疗

一、病因

CKD 发病机制复杂，主要包括肾单位血流动力学改变、肾小球基底膜通透性改变、肾小管的高代谢、脂质代谢紊乱以及尿毒症毒素影响。肥胖、高血压、糖尿病、高饱和脂肪酸、高钠和高嘌呤饮食等均是 CKD 的重要危险因素。糖尿病引起的 CKD 占 CKD 伤残调整寿命年（DALY）的 30.7%，是造成 DALY 的贡献最大疾病。

二、临床表现

CKD 不同阶段临床表现不同。CKD 患者早期可无任何症状，或仅有轻微腰酸、乏力、夜尿增多等；少数患者有食欲缺乏、轻度贫血、水肿等。CKD 3 期后，上述症状可加重，可合并出现消化道症状、水电解质代谢紊乱、贫血、矿物质 – 骨代谢异常、高血压、心力衰竭、中枢神经系统障碍等。

1. 水、电解质代谢紊乱　CKD 4 期及以后常出现各种酸碱平衡失调和电解质代谢紊乱，以代谢性酸中毒、水钠平衡紊乱和高钾血症最常见。此外，还可能有高钙或低钙血症、高磷血症、高镁或低镁血症等。

2. 消化系统症状　主要表现为食欲缺乏、恶心、呕吐、口腔有尿素味。

3. 血液系统症状　主要表现为肾性贫血和出血倾向。大部分患者有轻、中度贫血，主要是由于肾组织分泌的促红细胞生成素减少而导致，称为肾性贫血。CKD 5 期患者可有出血倾向，多与其血小板功能降低有关，轻者可出现皮下或黏膜出血点、瘀斑，重者则可发生胃肠道出血、脑出血等。

4. 矿物质 – 骨代谢异常　钙、磷等矿物质代谢及内分泌功能紊乱在 CKD 早期即可出现，继而导致矿物质异常、骨病、血管钙化等临床综合征，称为慢性肾脏病 – 矿物质 – 骨代谢异常（chronic kidney disease-mineral and bone disorder，CKD-MBD），包括高转化性骨病、低转化性骨病（骨软化症和骨再生不良）和混合性骨病。患者可出现骨痛、行走不便和自发性骨折。

三、营养治疗

CKD 营养治疗的目的是改善机体的营养状况，延缓肾功能减退的进展，推迟开始透析的时间，减少体内毒素和中毒症状，纠正各种水电解质代谢紊乱，减少并发症，从而提高生存率和改善患者生活质量。营养治疗的原则是不增加肾代谢负担，特别是对蛋白质和水的科学摄入，可以减轻肾负担、协助修复肾组织、改善肾功能。

及早识别 CKD 患者的营养风险是预防营养不良、改善预后的关键，建议 CKD 4～5 期非透析患者于住院的每周和每次门诊复诊时接受常规的营养筛查。CKD 3 期患者至少每半年筛查一次；若患者临床状况发生变化，应尽早进行筛查。

营养评估是实施营养治疗的基础。国内外指南均建议，临床营养治疗需在医师和肾营养师全程定期监测患者肾功能、蛋白质及能量摄入量、SGA 评分等营养状况的前提下，遵循以下原则开展：对于诊断为营养不良或具有营养不良风险的 CKD 患者，应在注册营养师或同等资历人员的评估和管理下，进行膳食指导和饮食调整；对于仅靠常规饮食无法达到其营养需求且可经口进食者，应向其提供口服营养补充剂以改善营养状况；对不能通过口服营养达到至少 70% 宏量营养素需求的 CKD 住院患者，应考虑给予肠内、肠外营养。

CKD 不同分期采取不同营养治疗方案，充分考虑患者饮食喜好、社会经济状况、食欲、临床用药等潜在影响因素，结合膳食调查和营养评估结果，制订个体化营养治疗方案，并通过定期监测调整营养治疗方案。

以下为非透析 CKD 患者的能量和营养素推荐摄入量。当 CKD 患者进行血液透析和腹膜透析等替代治疗时，其营养特点及营养治疗有明显的变化，见本章第四节。

1. 能量　建议 CKD 1～2 期非糖尿病患者保证足够能量摄入并维持健康体重的稳定；CKD 1～2 期糖尿病患者推荐能量摄入为 30～35kcal/（kg·d），老年 1～2 期糖尿病肾病（DKD）患者可考虑减少至 30kcal/（kg·d）；肥胖 CKD 1～2 期糖尿病患者建议减少能量摄入至 1500kcal/d。CKD 3～5 期非透析患者可采用 30～35kcal/（kg·d）作为能量摄入推荐，建议根据患者年龄、性别、体力活动、身体成分、去脂体重、CKD 分期以及并发疾病或炎症的存在等因素，个体化调整能量的摄入，以维持正常的营养状况。

2. 蛋白质　建议 CKD 1～2 期患者遵循一般人群的膳食推荐，蛋白摄入量在 0.8～1.0g/（kg·d），避免高蛋白饮食［>1.3g/（kg·d）］；CKD 1～2 期非持续性大量蛋白尿患者或合并糖尿病患者，建议蛋白摄入量 0.8g/（kg·d）；大量蛋白尿的 CKD 1～2 期患者，建议蛋白摄入量 0.7g/（kg·d），加用酮酸制剂治疗。代谢稳定的 CKD 3～5 期非透析患者，建议低蛋白质饮食［0.6～0.8g/（kg·d）］，可选酮酸制剂并保证充足的能量摄入；对于依从性很好的患者必要时可采取极低蛋白饮食［0.3～0.4g/（kg·d）］联合补充酮酸制剂。在实施低蛋白饮食时，应注意平衡饮食蛋白结构，摄入的蛋白质中至少 50% 为高生物价蛋白，将蛋类、奶类、鱼类、禽畜肉类、大豆蛋白等优质蛋白质食物作为蛋白质的主要来源。主食可选择蛋白质含量低的食物如土豆、莲藕、山药、绿豆粉丝等，以保证蛋白质摄入总量不超标。

3. 脂肪　建议供能比 30%～35%，其中饱和脂肪酸不超过 10%，反式脂肪酸不超过 1%，可适当提高 ω-3 脂肪酸和单不饱和脂肪酸摄入量。对于 CKD 3～5 期非透析患者，可考虑补充 2g/d ω-3 多不饱和脂肪酸的膳食补充剂，以降低血清甘油三酯水平。

4. 碳水化合物　建议供能比 50%～65%，其中精制糖供能比 <10%，膳食纤维 25～30g/d。当肾功能异常需控制蛋白质摄入量时，应适当提高碳水化合物的供给量，以满足患者尤其是患儿的生理能量需求。有糖代谢异常者应限制精制糖摄入。

5. 矿物质

（1）钠和钾：控制食盐的摄入有利于改善患者的血压、蛋白尿和水肿。建议 CKD 1～5 期非透析患者的钠摄入量不超过 2300mg/d（或盐 <5g/d），但不推荐 CKD 1～2 期患者严格限制钠的摄入（盐 >3g/d）；对于水肿者，根据严重程度，在临床医师或营养师指导下相应采用低盐（盐 <3g/d）、无盐（钠 <1000mg/d）或低钠膳食（钠 <500mg/d）。建议定期复查血钾，膳食钾的摄入量应基于患者个体化需求和临床检验结果而定。高钾血症患者需限制含钾高食物的摄入，避免摄入浓肉汤等，推荐烹调时先焯水弃汤后食用，必要时口服降钾药物；低钾血症患者应适当增加膳食钾的摄入量，以维持血清钾在正常范围内。

（2）钙和磷：CKD 3～5 期非透析患者磷的摄入量应根据患者实际情况综合考虑给予个体化建议。当存在低磷血症时应适当增加膳食磷的摄入；而当血磷超过正常值时，则应限制膳食磷摄入在 800～1000mg/d，或联合其他降磷治疗措施。在制订限磷膳食建议时，应考虑磷酸盐的来源（如动物、蔬菜、食品添加剂），推荐选择磷/蛋白比值低、磷吸收率低的食物，限食含有大量磷酸盐添加剂的食物。建议 CKD 3～5 期非透析患者，应尽可能避免高钙血症。对于没有服用活性维生素 D 类似物的 CKD 3～4 期患者，建议钙摄入量控制在 800～1000mg/d（包括膳食钙、钙补充剂和钙基磷酸盐结合剂）以维持体内钙平衡。

（3）其他：以维持血液中正常范围为宜，避免发生水电解质紊乱。当出现贫血时，选择瘦肉等含铁量高的食物，必要时配合红细胞生成刺激剂治疗和口服铁剂治疗。

6. 维生素　对于 CKD 非透析患者，建议基于临床体征和症状适量补充叶酸、维生素 B_{12}、维生素 D_2 或维生素 D_3 等膳食补充剂，以补充日常膳食之不足，防治维生素缺乏。

7. 液体量　CKD 患者根据自身病情调整饮水量，维持机体液体平衡。若无水肿且尿量正常，推荐每日饮水量 1500～1700ml；若出现少尿（每日尿液量 <400ml）或合并严重心血管疾病、明显水肿，需适当限制水的摄入量，量出为入，维持出入量平衡。

8. 外源性营养素的补充　对于 CKD 非透析患者，若长期营养摄入不足，并且其蛋白质和能量需求不能通过营养咨询和口服营养补充剂获得，应优先考虑进行肠内营养；若现有的口服和肠内营养均不能满足营养需求，再考虑进行肠外营养以改善和维持营养状况。

 知识拓展　●●●

酮酸制剂

　　为了减少肾的代谢负担，常建议 3 期及以上的非透析 CKD 患者采取低蛋白或极低蛋白饮食。但长期低蛋白饮食可能导致患者出现蛋白质–能量营养不良，进而会增加肾衰竭、感染的风险和死亡率。在低蛋白或极低蛋白饮食的同时配合予以酮酸制剂有助于为机体提供充足的必需氨基酸，同时尽量减少氨基氮的摄入，减少营养不良的发生。

　　常用的酮酸制剂为复方 α-酮酸片，含有 1 种羟氨基酸钙、4 种酮氨基酸钙和 5 种氨基酸。羟或酮氨基酸钙不含有氨基，而是利用非必需氨基酸的氮转化为氨基酸，因此有助于减少尿素的合成和尿毒症毒性产物的蓄积。由于复方 α-酮酸片的组分中含有钙，患者使用期间应注意定期监测血钙水平，防止出现高钙血症。

四、营养护理

1. 做好疾病防治宣教　建立以患者为中心的医师、护士和营养师三位一体的 CKD 管理团队，定期对患者进行慢性肾脏病相关知识宣教。

2. 提高患者及其家属对饮食营养治疗重要性的认识　耐心指导患者严格采用低盐、低脂、优质蛋白质和富含维生素、矿物质饮食，注意控制饮水量，提高其膳食营养管理能力。

3. 膳食计划及营养教育个体化　根据患者的生活方式、CKD 分期及营养状况、经济条件等进行个体化膳食安排和相应的营养教育。

4. 做好心理护理　加强与患者及其家属的良好沟通，及时给予心理疏导，提高治疗信心。

5. 食物的选择

（1）为限制蛋白质的摄入，应限制米类、面类等植物蛋白质的摄入量。可采用低蛋白淀粉（如麦淀粉、玉米淀粉等）、粉丝、藕粉、薯类等，或用低蛋白米面作为主食部分代替普通米、面类。将蛋类、奶类、鱼类、禽畜肉类和大豆蛋白等优质蛋白质的食品作为蛋白质的主要来源。

（2）当病情需要限制磷的摄入时，慎选鲜蘑、奶类、坚果类和西葫芦、茄子、芥蓝、丝瓜、四季豆、香蕉、西瓜等磷/蛋白比值高的蔬菜水果，不吃浓肉汤、各种含磷的加工食品（如加工肉类、快餐食品、速食食品、某些碳酸饮料等）。

（3）当病情需要限制高嘌呤食物时，慎选动物内脏、肉汤和海鲜、大量果汁饮料等，因其在代谢过程中产生的嘌呤会加重肾负担。

（4）当病情需要限制含钾高的食品时，慎选奶酪、虾皮、海产品等。

（5）当能量摄入不足时，可在食物中适当增加碳水化合物及植物油，以达到所需能量。

（6）推荐 CKD 非透析患者摄入足够的全谷物、蔬菜、水果、豆类、低脂或脱脂奶，并减少含糖饮料和加工腌渍食品，忌食辛辣、刺激食品。

第四节　血液透析与腹膜透析

根据诊治指南推荐，当慢性肾脏病患者有尿毒症临床表现和体征，并且 GFR 下降至 $5 \sim 8\text{ml}/(\text{min} \cdot 1.73\text{m}^2)$ 时，应进行肾脏替代治疗。肾脏替代治疗包括血液透析、腹膜透析和肾移植。由于肾供体缺乏，目前大多数患者需要透析以维持生命。透析治疗在纠正尿毒症患者体内酸碱平衡和电解质紊乱的同时，也增加了机体蛋白和体内营养素的丢失。透析患者容易出现营养不良，部分患者甚至因此而死亡。慢性营养不良可严重影响透析患者的生存质量，也会降低其长期存活率，正确有效的营养治疗有助于保护患者残余肾功能，提高生活质量。

一、概述

血液透析（hemodialysis，HD）是利用半透膜原理，将人体内血液与透析液同时引入透析器，通过化学性半透膜进行两侧血液和透析液的物质交换，清除血液中的代谢废物，并将经过净化的血液回输人体，可以调节机体水电解质和酸碱平衡，稳定内环境。HD 可出现急性并发症（首次使用综合征、透析高血压、透析低血压、心律失常、溶血等）和远期并发症（电解质和酸碱代谢紊乱、骨病和甲状旁腺功能亢进、营养不良等）。

腹膜透析（peritoneal dialysis，PD）是通过向腹腔内注入一定量的生理性腹膜透析液，利用腹膜作为透析膜，借助血管内血浆与透析液中溶质浓度梯度和渗透梯度，通过弥散和超滤作用，清除体内过多的水分和代谢废物，以维持机体内环境稳定。PD 常见的并发症包括腹膜炎（最常见）、代谢性并发症（如水电解质紊乱、高血糖、反应性低血糖、高张性脱水）、机械性并发症（如透析液引流不畅、透析管堵塞、腹痛腹胀、透析液渗漏、出血、内脏损伤）等。

HD 和 PD 均为治疗终末期肾脏病的有效方法，可有效改善患者的尿毒症症状，相对稳定患者病情，从而达到延长存活时间的目的。一般从患者病情、经济条件及医疗设备综合考虑选择透析方式。相对于 HD，PD 更适用于以下情况：婴幼儿；心功能差、有缺血性心脏病、常规 HD 易出现低血压或高血压控制不满意、伴活动性出血等的患者；建立血管通路有困难的患者；想要更多行动自由的患者；要求在家透析，而不具备家庭 HD 条件的患者；糖尿病患者。而当患者因各种原因腹膜有效面积低于正常的 50% 或肝硬化腹水、腹壁感染时，PD 则一般不作为首选。

二、营养治疗

一方面，部分患者随着透析的进行，体内毒素被清除，消化道症状及食欲明显改善，不节制的饮食往往容易出现高钾、高磷、高尿酸血症、酸中毒、水及尿毒症毒素潴留等，从而导致心血管并发症、残肾功能丢失甚至威胁生命；另一方面，多数透析患者存在蛋白质能量消耗（PEW）。PEW 会加快残肾功能的丢失、降低生活质量、增加医疗费用以及死亡率。因此，透析患者的营养治疗目的不仅要纠正营养不良，还要防止代谢产物过度蓄积，保持内环境平衡，使体内电解质、酸碱、微量元素接近正常，帮助改善和维持残余肾功能，保持患者正常的营养状态，提高患者透析耐受性，降低医疗成本。

1. 能量　透析患者的总能量需求在各指南有所不同。一般透析患者的每日能量摄入建议为 30~35kcal/（kg·d）。60 岁以上患者、活动量较小者可减少至 25kcal/（kg·d）。根据患者年龄、性别、体力活动水平、体重指数、合并疾病和炎症水平等，制订个体化能量平衡计划。每日总能量 = 标准体重 × 每日能量推荐摄入量，若患者体重超过或低于标准体重20%，即患者处于超重或极度消瘦状态，可适当减少或增加能量供应量。PD 患者计算能量摄入时，应减去透析液中所含葡萄糖被人体吸收的能量。

2. 蛋白质　对于代谢稳定的 HD 患者，推荐蛋白摄入量 1.0~1.2g/（kg·d）（按标准体重计算）。无残余肾功能的维持性 PD 患者推荐蛋白质摄入量 1.0~1.2g/（kg·d），有残余肾功能的维持性 PD 患者推荐 0.8~1.0g/（kg·d）。应平衡饮食蛋白结构，摄入的蛋白质中至少 50% 为高生物价蛋白。根据患者的膳食摄入情况，对于蛋白质摄入不足的患者，可直接补充蛋白质粉；或者予以复方 α-酮酸 0.12g/（kg·d）补充，既能利用体内尿素氮变废为宝，又补充必需氨基酸，促进蛋白质合成利用，改善营养状况。

3. 脂肪　每日饮食中脂肪供能以不超过 35% 为宜，包括食物本身脂肪含量及烹调用油。因患者常合并有高脂血症，可适当限制饮食中的饱和脂肪酸及胆固醇量，以免加重动脉硬化。适当增加中链甘油三酯和多不饱和脂肪酸的摄入量。

4. 碳水化合物　碳水化合物供能占 50%~65%，以多糖为主，限制单糖、二糖的摄入。适量糖类可防止体内蛋白质过多分解。

5. 矿物质

（1）钠和钾：透析患者常处于液体超负荷状态，若长期水钠潴留可导致高血压、肺水肿、心力衰竭等并发症，因此应严格控制钠的摄入。根据有无水肿和高血压，透析患者建议控制盐的摄入在 3~5g/d。根据血钾调整钾的摄入，保持血清钾在正常范围内。高钾血症的患者应避免含钾高的食物，蔬菜多选择瓜类蔬菜；避免"汤泡饭"；不宜食用低钠盐（含钾高）、薄盐酱油等；烹饪时可通过浸泡、焯水等方法降低食物中的含钾量。

（2）钙和磷：与 CKD 患者的建议一致。

（3）其他：与 CKD 患者的建议一致。

6. 维生素　建议基于临床症状和体征补充相应的维生素，以弥补日常膳食中的不足，防治维生素缺乏。不推荐合并高同型半胱氨酸 HD 患者常规补充叶酸。HD 患者可考虑补充维生素 C 60mg/d，但不推荐过度补充维生素 C，以免导致高草酸盐血症。建议合并 25 -（OH） - D 不足或缺乏的 HD 患者补充普通维生素 D。

7. 液体量　取决于残余尿排出量及透析方式。残余尿 >1500ml/d 者，不严格限制；无尿患者，液体量 <2000ml/d。HD 期间体重增加控制在 <干体重的 5%。推荐容量情况稳定的 PD 患者，每日进液量 =500ml + 前 1 天尿量 + 前 1 天透析净脱水量。

8. 外源性营养素的补充　与 CKD 患者的建议一致。

三、营养护理

透析患者的营养治疗应该个体化。临床工作中，准确评估患者的营养状况、膳食摄入情况以及临床检查结果，根据不同的年龄、体重指数、病史、透析情况、消化功能和饮食习惯，因人而异，制订不同的营养治疗方案，合理营养治疗。同时应该加强患者及家属的营养宣教，使他们意识到营养不良的危害及营养治疗的重要意义，增强自我管理意识，得到患者积极配合，建立完善的营养管理模式。

本章小结

思考题

慢性肾脏病血液透析患者的营养治疗原则是什么？

更多练习

第十章 感染性疾病

教学课件

学习目标

1. 素质目标

具有关心关爱患者，为常见感染性疾病患者提供个体化营养指导的综合素养。

2. 知识目标

（1）掌握：常见感染性疾病营养治疗的目的、原则以及营养护理要点。

（2）熟悉：常见感染性疾病的食物选择推荐。

（3）了解：常见感染性疾病的病因和临床表现。

3. 能力目标

能为常见感染性疾病患者进行合理的营养健康教育。

案例

【案例导入】

患者，男性，49岁。3年前受凉后低热、咳嗽、咳白色黏痰，接受抗生素及祛痰治疗2个月后症状未见好转，且体重下降，胸部X检查诊断为"浸润性肺结核"，予链霉素肌内注射1个月，利福平、异烟肼口服3个月，症状减轻后患者自行停药。1个月前劳累后咳嗽加重，少量咯血伴低热、盗汗、胸闷、乏力；自发病以来饮食、睡眠、精神欠佳，二便正常。

查体：体温37.4℃，血压130/85mmHg；两上肺呼吸音稍减低，并闻及少量湿啰音。

辅助检查：胸部CT发现双肺上叶及下叶背段感染性病变，部分病灶钙化（陈旧性）；痰结核分枝杆菌培养阳性。诊断为肺结核。

【请思考】

1. 该患者每日能量、蛋白质、维生素的摄入有何注意事项？

2. 如何对该患者及其照顾者进行营养宣教？

【案例分析】

第一节 结 核 病

结核病，俗称"痨病"，是由结核分枝杆菌感染引起的一类传染性疾病，几乎人体所有组织、器官均可发生，以肺结核最常见；可分为结核分枝杆菌潜伏感染者、非活动性结核病和活动性结核病三大类。结核病目前仍是世界上单一传染源导致的主要死亡原因，是人类免疫缺陷病毒（HIV）感染者的主要杀手，也是与抗菌药物耐药性相关的主要死亡原因。

营养不良与结核病相互影响，患者的预后与其营养状况密切相关。一方面，结核病属于消耗性疾病，患者分解代谢加强，加上服药导致的胃肠道消化吸收功能下降、食欲缺乏、营养摄入不足等因素，其营养不良的发生率可达 38.3% ~ 75.0%。另一方面，营养不良会直接或间接地影响结核病患者的抗结核治疗效果，还可导致患者继发性免疫缺陷，增加宿主个体对感染的易感性，使得结核分枝杆菌潜伏感染者转为活动性结核病或非活动性结核病再发的风险增加。

一、病因

结核病是由结核分枝杆菌（mycobacterium tuberculosis，MTB）感染引起的一类慢性传染性疾病，通常累及肺部，几乎任何器官均可受累。肺结核是临床上所有结核病的最常见类型，15 ~ 54 岁青年人群为肺结核的好发人群，男性发病率高于女性。据调查，2020 年中国的结核病发病率为 59 例/10 万人，略高于 2019 年的 58 例/10 万人。

MTB 分为人型、牛型、鸟型、鼠型等，对人致病的主要是人型和牛型。结核病主要经呼吸道传染，少数也可经消化道传染，偶可经皮肤伤口传染。MTB 的致病性主要是由细胞壁及菌体内的某些成分如脂类、细胞菌素蛋白所决定，使得其可逃脱被巨噬细胞杀伤以及诱发机体产生迟发型变态反应。结核病的免疫反应和变态反应常相伴出现，并贯穿于疾病全过程。机体对结核分枝杆菌产生特异细胞免疫需 30 ~ 50 天，临床表现为皮肤结核菌素实验阳性。变态反应的出现则提示机体已获得免疫力，但同时伴随有干酪样坏死，即在杀灭结核分枝杆菌的同时，组织结构也有所破坏。

二、临床表现

结核病的典型病变为结核结节形成，伴不同程度的干酪样坏死，常表现为低热、食欲缺乏、盗汗、体重减轻、全身不适等中毒症状。肺结核最常见的症状是咳嗽、咳痰，可伴咯血、胸痛；累及其他器官时可导致其他症状。

三、营养治疗

结核病营养治疗的目的：①促进患者治疗期间的饮食摄入，以满足其疾病康复和体重增加所需的能量。②增强机体的免疫功能，促进受损和病变组织的修复。③减轻抗结核药物的不良反应如食欲缺乏、恶心、呕吐、腹泻和口味改变等。

确诊结核病的患者应先进行营养风险筛查和营养评定，并且对结核病治疗中出现体重丢失或增重失败的患者进一步评估临床相关问题，以便为其提供合理的营养咨询，制订营养治疗处方，并贯穿整个疗程。临床相关问题主要包括抗结核治疗的依从性差、耐多药结核、药物不良反应等，其他并发症如糖尿病、HIV 感染、酒精或药物滥用等，这些情况均会对结核病患者营养状况造成长期影响。

1. 能量 结核病是慢性消耗性疾病，由于长期发热、盗汗等，其能量需求可能增加。患者毒血症不明显、消化功能良好时，活动性肺结核患者的能量推荐量可参考表 10 - 1，再根据患者实际能量需求进行调整。

表 10 - 1　活动性肺结核患者的能量推荐摄入量　　　　　　　单位：kcal/(kg·d)

身体活动水平	能量推荐摄入量		
	体重过轻者	体重正常者	超重或肥胖者
轻	35	30	20 ~ 25
中	40	35	30
重	45	40	35

2. 蛋白质 建议供能比占 15% ~ 30%。推荐按照患者的标准体重计算每日蛋白质摄入量：每日蛋白质摄入量（g）=（1.5 ~ 2.0）g/(kg·d)×标准体重（kg）［标准体重（kg）= 身高（cm）- 105］。例如，某患者，身高 181cm，营养师推荐每日蛋白质摄入量为 1.5g/kg 标准体重，则该患者的蛋白质摄入量 = 1.5×（181 - 105）= 114g。其蛋白质构成可为主食蛋白质 20g、鸡蛋蛋白质 18g（2 个）、瘦肉蛋白质 76g（114g - 20g - 18g = 76g），换算成瘦肉量为 76×100/20.3g = 374.4g（每 100g 瘦肉中约含有 20.3g 蛋白质）。对于合并慢性肾脏病（CKD）的结核病患者，蛋白质推荐摄入量根据 CKD 分期进行调整。患者蛋白质代谢异常或合并尿毒症、肝性脑病、肝性脑病前期时，禁用高蛋白饮食。

抗结核化疗初期，应避免食用未曾食用过的异体蛋白食物，防止出现变态反应。异烟肼是一种单胺氧化酶抑制药，服用异烟肼时机体内因缺少有效的单胺氧化酶将组胺氧化，易发生组胺大量蓄积而引起中毒症状，故建议用药期间忌食青占鱼、无鳞类马丁鱼、沙丁鱼等组胺含量较高的鱼。服用利福平或利福喷汀时，禁与牛奶同服。

3. 矿物质

（1）钙：推荐摄入量为 800mg/d。多种危险因素使得肺结核患者缺钙风险增加，如食欲缺乏导致患者从食物中摄取的钙减少；肺结核干酪病灶偏酸性，可吸引血液中钙盐而引起血钙降低；利福平、异烟肼等肝药酶抑制剂可降低血 25 - OH - D 和 1，25 - $(OH)_2$ - D 的水平，进而降低血钙。因此应注意多选择含钙丰富的食物，包括乳类及其制品、鱼虾、坚果、大豆制品、芝麻等。

（2）钾：推荐摄入量为 2000mg/d。多种危险因素使得肺结核患者缺钾风险增加，如食欲缺乏导致钾摄入减少，长期出汗、使用利尿药导致钾排出增加；抗结核药物异烟肼、卷曲霉素和控制肺部感染常用的抗生素如羧苄西林、庆大霉素等亦可增加低钾血症的发生风险。因此饮食中应注意选择含钾较高的食物，如猪肝、羊肉、牛肉、瘦肉等动物性食品，牛油果、鲜枣、香蕉、龙眼、樱桃、石榴、杏等水果，笋干、苋菜、菠菜、荠菜、苦瓜、韭菜等蔬菜和土豆、口蘑、花生、荞麦等。

（3）锌：参与构成人体中两百多种酶，具有促进机体生长发育和组织再生、保护皮肤健康、促进食欲以及参与免疫功能等作用。锌能够影响 T 细胞的功能，而细胞免疫在机体抵御结核分枝杆菌中发挥着重要作用，因此结核病患者可注意机体内锌的水平。活动性肺结核患者锌推荐摄入量为 11mg/d。含锌丰富的食物有生蚝、扇贝、牡蛎等海产品，奶酪、奶粉等乳制品，松子、山核桃、瓜子、榛子等坚果类，牛肉、羊肉、猪肉等畜肉及其肝，鸡蛋黄、火鸡腿肉、鹅肝、鸭肝、全谷物等。

4. 维生素

（1）维生素 A：参与维持肺泡上皮结构的完整性，有助于抵抗肺结核的局部病变引起的肺泡结构损害。维生素 A 还有助于维持免疫系统功能，增强机体对呼吸道感染的抵抗力。活动性肺结核患者维生素 A 每日推荐量为 900μg（3000 IU）。含维生素 A 丰富的食物有动物肝、沙丁鱼、海产品和鸡蛋黄等。

（2）B 族维生素：维生素 B_1、维生素 B_6 在减少抗结核药物副作用方面有一定作用，异烟肼等抗结核药物则可抑制维生素 B_6 的吸收。建议多选择一些富含 B 族维生素的食物，如全谷物、坚果、鲜豆、瘦肉和动物内脏等。

（3）维生素 E：有助于抗氧化、稳定细胞膜和减少纤维化，故可在结核病治疗过程中适当补充维生素 E。活动性肺结核患者维生素 E 推荐摄入量为 15mg/d。含维生素 E 丰富的食物有大豆类制品、全谷物、小麦胚芽、蛋黄、绿叶蔬菜、坚果类、贝类等。

当饮食摄入加口服营养补充不能满足机体目标需要量或患者不能经口进食时，先考虑通过肠内营养进行营养支持；当肠内营养无法实施或不能完全满足机体需要量时，再通过肠外营养进行补充。

四、营养护理

（1）组建由临床医师、营养师、护士和照护者组成的营养管理团队，完成营养风险筛查、营养评估，执行营养医嘱，并做好健康教育和效果评价。

（2）指导患者密切监测体重并做好记录，因为体重是反映营养不良的重要指标。

（3）指导膳食营养，根据当地饮食文化，强化营养健康教育。宣教内容包括结核病的基本知识、膳食营养知识、营养素需求、食材搭配和烹饪技巧等。强化含维生素 A、B 族维生素、维生素 E、钙和锌的饮食教育，制作图文并茂的强化营养素食材的宣传页，提高其膳食营养管理能力。

（4）指导患者服用利福平或利福喷汀时禁与牛奶同服。抗结核治疗时若有恶心、呕吐等不良反应，可采取少量多餐或吃少量甜品、嚼口香糖等。

（5）做好心理护理，加强与患者及其家属的良好沟通，及时给予心理疏导，提高治疗信心。

第二节 艾 滋 病

艾滋病，即获得性免疫缺陷综合征（acquired immune deficiency syndrome，AIDS），目前尚无法治愈，仅能通过抗病毒治疗延长患者生存时间。据联合国艾滋病规划署估计，截至2020 年底，全球现存活 HIV 感染/AIDS 患者 3770 万，当年新发 HIV 感染者 150 万。随着病情的发展和恶化，AIDS 患者常出现营养不良，对患者进行科学、合理的营养管理，能够有效改善患者全身营养状况，从而延缓疾病进程、改善其生活质量。

一、病因

AIDS 由人类免疫缺陷病毒（human immunodeficiency virus，HIV）感染引起，是一种慢性消耗性传染病，其传播途径如下。①性传播：包括不安全的同性、异性和双性性接触。②血液传播：如不安全规范的介入性医疗操作、共用针具静脉注射毒品等。③母婴传播：包括宫内感染、分娩时感染和哺乳传播。

在病毒分类学上，HIV 属于反转录病毒科慢病毒属中的人类慢病毒组，分为 HIV-1 型和 HIV-2 型。我国以 HIV-1 型为主要流行株，已发现的有 A、B（欧美 B）、B'（泰国 B）、C、D、F、G、H、J 和 K 10 个亚型，还有不同流行重组型（circulating recombinant form，CRF）和独特重组型（unique recombinant form，URF）。

HIV 的受体主要表达于 T 淋巴细胞、单核巨噬细胞以及树突状细胞表面的 CD4 分子，可直接损伤淋巴系统、造血组织及神经系统。HIV 进入人体后，24～48 小时内可到达淋巴结，5～10 天可在外周血检测到病毒成分，随后产生病毒血症，导致急性感染，直观特点是 $CD4^+T$ 淋巴细胞数量短期内一过性迅速减少。由于病毒储存库的存在，宿主免疫系统不能完全清除病毒，形成慢性感染，最终导致人体细胞免疫功能缺陷，引起各种机会性感染和肿瘤的发生。此外，HIV 感染可破坏患者肠黏膜屏障，肠道菌群移位，引发相关并发症致使疾病进程加快。因此，通过营养治疗最大限度地维持患者肠黏膜的完整性，促进肠道免疫重建，有利于减少感染等并发症的发生，减缓疾病进程。

二、临床表现

HIV 感染的临床表现在不同阶段有所差异。根据感染后的临床表现，大致将 HIV 感染划分为急性期、无症状期及 AIDS 期。

1. 急性期　通常为发生 HIV 感染后的 6 个月内。此期大部分患者临床症状轻微且持续 1～3 周即可缓解，患者常见发热症状，并伴有盗汗、恶心、呕吐、咽痛、腹泻、皮疹、关节疼痛、淋巴结肿大及神经系统症状等。在感染病毒初期，机体可以产生抗病毒的抗体，在感染后半个月至 3 个月期间，产生的抗体可以被检测到，由此判断患者是否为 HIV 携带者；外周血可检测到 $CD4^+$ T 淋巴细胞计数一过性减少，$CD4^+/CD8^+$ T 淋巴细胞比值倒置，部分患者有轻度白细胞和血小板减少或肝功能异常。

2. 无症状期　可从急性期进入此期，或无明显的急性期症状而直接进入此期。因感染病毒的数量和型别、感染途径、机体免疫力、营养情况及生活习惯等因素的差别，该阶段持续时间不等，一般为 4～8 年，5%～10% 的快速进展者持续时间为 2～3 年，也有 5% 的长期不进展者可维持长达 12 年。在无症状期，HIV 虽然被机体免疫抑制，但无法完全清除，由于 HIV 在体内慢性持续复制，$CD4^+$ T 淋巴细胞数仍逐渐减少。患者可出现淋巴结肿大等症状或体征，并具有传染性。

3. AIDS 期　是感染 HIV 后的终末阶段。当 HIV 感染者的免疫力不能维持最低抗病能力时，机体出现各种并发症，即进入 AIDS 期。若此时不及时开展抗病毒治疗，患者一般会在

0.5~2.0 年内死亡。AIDS 期间，患者外周血中 CD4$^+$ T 淋巴细胞计数多 <200 个/微升，主要临床表现为 HIV 相关症状、体征及各种机会性感染和继发肿瘤。HIV 相关症状：持续超过 1 个月、不明原因、持续不规则的 38℃ 以上发热，1 个月以上的腹泻，6 个月内体重减轻超过 10%，反复发作的口腔真菌感染、单纯疱疹病毒感染、带状疱疹病毒感染、细菌性肺炎或败血症等；部分患者可有神经精神症状，如记忆力减退、精神淡漠、性格改变、头痛及痴呆等。此外，患者可见持续性全身性淋巴结肿大，特点如下：①除腹股沟以外有两个或两个以上部位的淋巴结肿大。②淋巴结直径 ≥1cm，无压痛，无粘连。③持续时间超过 3 个月。

三、营养治疗

患者感染 HIV 后，可因食欲缺乏导致的食物摄入减少、营养物质及能量需求增加、营养物质吸收障碍和排出增加、代谢异常及药物副作用等多种因素出现营养不良。90% 以上的 AIDS 患者存在营养不良、免疫力低下等问题，考虑到营养与免疫功能的关系，科学合理的营养管理就尤为重要。艾滋病营养管理的目的是补充人体所需的营养物质，为恢复人体免疫功能、维持机体器官功能提供必要的能量，增加患者对抗病毒治疗的反应性和提高机体免疫重建的效果。

AIDS 患者营养管理的基本步骤如下：①进行营养调查，通过收集服务对象的个人基本信息、疾病史（现病史、既往史）、营养状态、代谢率、人体成分、生化指标及生活方式等信息，了解患者的营养状况。②进行营养评定，通过对其疾病状态、营养状态、生活方式（饮食习惯、身体活动、精神心理）及危险因素分析，对患者的营养状况及疾病发展或死亡的危险性进行量化评估。③制订个性化的营养干预方案，包括基于患者的膳食营养素需要量和可选择食物范围规划膳食食谱，制订肠内肠外营养治疗方案，安排身体活动方案和心理辅导计划。④对营养干预的效果进行评估，并调整方案。《艾滋病病人营养指导专家共识》建议针对 HIV 感染的不同阶段制订相应的饮食指南。

1. 急性期 HIV 感染者　此期的营养供给原则是供给充足的能量和营养素，供给量不低于患者的平时摄入量。电解质和水应根据丢失情况和临床检验结果供给或补充。建议少食多餐，每日至少 5 餐，加餐可选择酸奶、细软面食、全营养配方膳、水果等；供给易消化吸收的软食或半流食；注意食物多样性，尽可能符合患者的饮食习惯；膳食摄入不足者应及时给予口服营养补充。

2. 无症状期 HIV 感染者　此期的营养供给原则是能量与营养素供给量应高于健康人的标准，同时要注意防止腹型肥胖和脂肪代谢紊乱。基本饮食原则是平衡膳食，大多数此期患者可通过合理饮食获取足够的能量和营养素。对于存在营养不良的无症状期 HIV 感染者，除了一日三餐外，需按时加餐，每日至少 5 餐，但每次加餐的能量不应高于正餐。

（1）能量：建议每日能量供给 30~40kcal/kg，其中碳水化合物供能比为 50%~60%，脂肪供能比为 20%~30%，蛋白质供能比为 15%~20%（1.2~1.8g/kg）。

（2）碳水化合物：控制精制糖的摄入，限制碳酸饮料和含糖饮料摄入。主食应包括谷类、薯类和豆类，如大米、面粉、玉米、小米、燕麦、荞麦、紫米、薏米、红薯、芋头、土豆、红豆、绿豆等，推荐摄入量为 250~500g/d。

（3）脂肪：注意控制饱和脂肪酸、胆固醇和 n - 6 多不饱和脂肪酸的摄入，避免反式脂肪酸的摄入。

（4）蛋白质：增加优质蛋白质占比，《艾滋病病人营养指导专家共识》建议平均每日摄入蛋类 50 ~ 100g、奶类 300 ~ 400g、大豆制品 50 ~ 100g、瘦肉鱼虾 100 ~ 200g（其中鱼虾类 50 ~ 100g）。

（5）维生素和矿物质：供给量应不低于中国居民膳食营养素的推荐摄入量。多吃新鲜蔬菜和水果，增加深色蔬菜、水果的比例。蔬菜摄入量每日 300 ~ 500g，水果每日 200 ~ 400g。

3. **AIDS 期患者**　此期的饮食方案需个体化设计，应根据患者的食欲、进食受限情况、胃肠道功能评估、营养状况、代谢状态、饮食习惯、经济条件、依从性等进行制订。绝大多数 AIDS 期患者仅常规饮食摄入的营养不能完全满足机体需要，通常需要配合口服营养补充剂进行补充，必要时给予肠内营养和肠外营养治疗。

（1）能量：推荐每日能量摄入 35 ~ 50kcal/（kg·d），其中蛋白质供能比约为 20%，脂肪供能比为 20% ~ 40%，必要时增加中链脂肪酸供能。

（2）蛋白质：AIDS 期患者通常会出现蛋白质消耗增加、小肠吸收能力减弱、体重减轻等系列症状，建议选择优质蛋白质食物如鱼虾类、家禽类、豆类和乳类等。蛋白质摄入量过高会造成肾负担，引起身体不适，故每餐进食的蛋白质含量需限制在一定范围内，如 40 ~ 60g 熟肉、100ml 豆奶等。

（3）维生素和矿物质：AIDS 期患者应坚持食用富含维生素和矿物质的食物，如新鲜水果、蔬菜以及各种坚果。根据机体缺乏情况合理补充维生素和矿物质，应特别注意维生素 A、维生素 D、维生素 E、硒及锌等营养素。补充维生素 D 可能有助于减少结核病、肝纤维化、冠状动脉钙化等并发症的发生风险；补充硒有助于延缓艾滋病病程进展，增加 $CD4^+$ T 淋巴细胞计数；适量补充锌对于减少 AIDS 期患者的机会性感染有一定作用，有助于提高免疫治疗成功率，降低腹泻的发病率。但是维生素和矿物质的补充应在一定范围内，推荐每日摄入维生素 C 50 ~ 100mg、维生素 E 400U、硒 200μg 及锌 50mg。

（4）少量多餐：在满足高蛋白质饮食、高维生素饮食的基础上，患者应坚持少食多餐的原则，男性每日进食 5 ~ 6 餐，女性每日进食 4 ~ 5 餐，以增加摄入饮食有效总能量。

4. **影响饮食的相关症状**

（1）腹泻：是 AIDS 患者常见的并发症，也是患者出现消耗症状、体重减轻的主要原因之一。建议腹泻患者选择精细、清淡、易消化的食物，并加工成流质、糊状、半流质食物；避免摄入生冷、油腻、刺激性的食物。每天摄入脂肪在 40g 左右，过多则不易消化，会加重腹泻。此外，要注意补充充足的水分，多吃含有富含钾的食物如香蕉、马铃薯、鱼和肉类。

（2）恶心、呕吐：采取少量多餐的方式，当患者自觉情况较好时可多吃一些。少量的低脂食物有助于抑止恶心和呕吐；喝清汤而不要喝油腻的汤；吃咸的食物，不要吃甜食；饭后不要立即躺下，最好隔一小时，如果感到体力不支，可半躺半坐；饭后要松衣带，并尽量呼吸些新鲜空气。

（3）发热：患者食欲差，优先选择精细软加工食物或半流食，选择易消化、易吸收的高能量密度和高营养素密度的食物，多选择优质蛋白质类食物。

四、营养护理

（1）组建由临床医师、营养师、护士和照护者组成的营养管理团队，完成营养风险筛查、营养评估，执行营养医嘱，并进行健康教育和效果评价。

（2）指导患者密切关注体重的变化，以了解是否获得足够的能量和营养素。

（3）指导膳食营养。根据当地饮食文化，强化营养健康教育。宣教内容包括艾滋病的基本知识、膳食营养知识、饮食行为习惯、营养素需求、食材搭配等。强化含维生素 A、维生素 D、维生素 E、锌和硒的饮食教育，制作图文并茂的强化营养素食材的宣传页，提高患者膳食营养管理能力。

（4）指导患者发热时可优先选择精细软加工或半流质食物，选择易消化、易吸收的高能量密度和高营养素密度食物，增加优质蛋白质的摄入。腹泻时选择精细、清淡、易消化的食物，并加工成流质、半流质或糊状，限制摄入不易消化的蔬菜和粗粮，避免摄入生冷、油腻、刺激性的食物；考虑补充益生菌。

（5）做好心理护理，加强与患者及其家属的良好沟通，及时给予心理疏导，提高治疗信心。

第三节 感染性腹泻

感染性腹泻（infectious diarrhea）是指由各种病原微生物及其产物或寄生虫感染肠道引起的、以腹泻为主要临床症状的一组肠道传染病，流行面广，发病率高，是危害人们身体健康的重要疾病。《中华人民共和国传染病防治法》规定，霍乱为甲类传染病；细菌性和阿米巴痢疾、伤寒和副伤寒为乙类传染病；除霍乱、细菌性和阿米巴痢疾、伤寒和副伤寒以外的感染性腹泻，称为其他感染性腹泻，为丙类传染病。本节主要讨论其他感染性腹泻。反复的腹泻可导致营养不良，而营养不良反过来又可以加重腹泻，延缓患者的恢复，从而形成恶性循环。

一、病因

我国感染性腹泻的发病率一直位居肠道传染病的首位，主要集中在 5 岁以下儿童。引起感染性腹泻的病原体复杂多样，包括细菌、病毒、真菌、原虫等，其中细菌和病毒感染更为多见。

1. 细菌感染 包括大肠埃希菌属、霍乱弧菌、志贺菌属、弯曲菌、耶尔森菌等。根据致病机制和细菌毒力，引起肠道感染的大肠埃希菌可分为 5 类，分别为肠产毒素性大肠埃希菌（旅行者腹泻的重要病原菌）、肠侵袭性大肠埃希菌、肠出血性大肠埃希菌、肠致病性大肠埃希菌（引起婴幼儿腹泻的常见病原菌之一）和肠黏附性大肠埃希菌。

2. 病毒感染 常见的有轮状病毒（rotavirus，RV）、诺如病毒（norovirus，NV）、星状病毒（astrovirus，AsV）、腺病毒（adenovirus，AdV）等。RV 是最常见的腹泻病毒，一般在夏秋冬季流行，主要通过粪—口途径传播。根据其内层衣壳特异性结构蛋白的不同，RV 可分为十余种不同的亚型，其中造成人感染性腹泻的主要为 A、B、C 组。A 组主要感染 6 个月到 2 岁的婴幼儿；B 组主要感染成人，腹泻绝大多数为水样便；C 组主要侵犯儿童。NV 又被称为诺瓦克病毒，属杯状病毒科，全年均有发病，以冬季较多。NV 可通过水、食品、患者呕吐物造成的气溶胶传播，易引起暴发，是成人病毒性腹泻最常见的病原菌。

3. 其他   由寄生虫、真菌引起的感染性腹泻较少，寄生虫以蓝氏贾第鞭毛虫、阿米巴和隐孢子虫为主；真菌主要有念珠菌、毛霉菌、放线菌、曲菌、隐珠菌等，以白念珠菌肠炎最多见。

二、临床表现

不同病原体感染或不同个体感染后的临床表现和预后均有不同，轻者可自愈，重者可因严重脱水、中毒和休克等致死。共同临床表现如下：腹泻为主要症状，表现为大便次数增多，每天排便 3 次及以上，并且粪便性状发生改变，如黏液便、稀便、水样便、脓血便或血便；可有恶心、呕吐、腹痛、发热、食欲缺乏及全身不适。病情严重者，常并发脱水、代谢性酸中毒、电解质及酸碱平衡紊乱等，甚至出现惊厥、昏迷、休克等危及生命。

不同微生物感染所致腹泻的表现各异。病毒性腹泻最初多为黏液便，继而转为水样便，一般无脓血，次数和量均较多。细菌性腹泻多为黏液脓血便；某些急性细菌性腹泻可有特征性的腹泻症状，如副溶血弧菌感染者表现为洗肉水样便、霍乱弧菌感染者表现为先米泔水样便后水样便。细菌毒素所致腹泻多为水样便，一般无脓血，便次较多。

腹痛是患者除了腹泻外的另一常见症状。根据肠道感染部位的不同，腹痛的部位和轻重程度有所差异。小肠受到入侵者，多有中上腹痛或脐周痛，严重者表现为剧烈绞痛，局部可有压痛，无反跳痛；侵犯结直肠者，多有左下腹痛和里急后重；侵犯至结肠浆膜层者，可有局部肌紧张和反跳痛；并发肠穿孔者，表现为急腹症。腹胀、恶心和食欲缺乏可见于大多数感染性腹泻患者；呕吐多见于细菌性食物中毒，为细菌毒素所致。

三、营养治疗

1. 腹泻严重者禁食   患者一般无须禁食，但较严重呕吐的患者需要禁食，并根据情况给予肠外营养支持。口服补液疗法或静脉补液开始后，根据病情尽早恢复进食。

2. 无须禁食者   为减轻胃肠道负担，建议少食多餐，选择清淡、易消化、富含微量元素和维生素的食物，尽可能增加能量摄入。腹泻未缓解时，可以流质、半流质饮食为主，如米粥、面汤、面条、鸡蛋羹等。避免进食罐装果汁等高渗性液体，以防腹泻加重。忌油腻、生冷、刺激性食物和海鲜。部分患者因腹泻可能发生一过性乳糖酶缺乏，最好避免牛乳摄入。婴儿腹泻期间，原母乳喂养者可继续；若为配方乳喂养，可选择低乳糖或无乳糖配方，以免加重腹泻。随着患者排便次数减少、粪便性状好转、症状缓解，逐步从低脂流质、半流质饮食过渡到普通饮食。

3. 液体   腹泻未发生脱水者，可通过多饮用含钾、钠等电解质且有一定含糖量的运动饮料和进食苏打饼干等补充丢失的水分、电解质和能量。轻度脱水者及无临床脱水证据的腹泻患者可正常饮水，同时适当补充低渗口服补液盐溶液。水样泻及已发生临床脱水的患者应积极补液治疗。家庭自制电解质水的简易配方：25g 糖 +4.5g 盐 +500ml 饮用水，或 100g 大米加 8 倍的水煮成米汤后，加入相当于粥重量 0.3% ~0.5% 的食盐（约 3g），再加 1 ~2g 味精。

4. 益生菌和锌剂   腹泻时易发生肠道菌群失衡，补充益生菌有助于免疫功能正常的感染性或抗生素相关性腹泻患者减轻症状，缩短病程。口服补锌则有助于缩短6月至5岁龄患者腹泻病程，尤其是居住在缺锌患病率较高国家和有营养不良迹象的患者人群中。

四、营养护理

1. 做好腹泻预防的宣教   注意个人和食品卫生。饭前便后勤洗手；不喝生水，不吃过期变质的食物，烹饪时生熟食品分开；规律作息，加强运动。

2. 指导患者家庭的卫生   家庭成员患病后，其呕吐物和饮食用具严格消毒，室内保持空气流通。婴幼儿患儿应注意乳具、食具和玩具的定期消毒。

3. 指导膳食营养   指导患者腹泻时优先选择清淡易消化的流质、半流质饮食，限制摄入不易消化的蔬菜和粗粮，避免摄入生冷、油腻、刺激性的食物；及时使用口服补液盐溶液，考虑补充益生菌和锌剂。

本章小结

思考题

1. 从饮食和生活方式上，可以怎样应对细菌感染性腹泻？

2. 对于结核病、艾滋病和感染性腹泻这三类传染病，在营养治疗的思路上有何共同点？

更多练习

第十一章　外科疾病

教学课件

学习目标

1. 素质目标
具有关心关爱患者，指导外科疾病患者进行营养治疗的综合素养。

2. 知识目标
（1）掌握：常见外科疾病的营养代谢特点。

（2）熟悉：常见外科疾病的营养治疗目标与原则。

（3）了解：常见外科疾病临床治疗与营养治疗的原则。

3. 能力目标
能根据外科疾病营养代谢特点对患者合理实施营养护理。

案例

【案例导入】

　　患者，男性，48岁。身高180cm，体重33kg，入院治疗。两年前因胃癌行胃癌根治术，愈后良好，体重曾由48kg回升至55kg。手术一年后出现下腹部绞痛数次，开始能自行缓解，两个月后再次发作时出现休克，入院剖腹探查发现大段小肠粘连、坏死，行手术切除，残留小肠约40cm。出院后未行系统的营养治疗，体重快速下降，患者极度消瘦、无法步行，遂再次入院治疗。

【请思考】

　　该患者宜采用和建立何种营养治疗方案？

【案例分析】

第一节　围手术期

围手术期（perioperative period）是指从患者决定需要手术治疗开始至康复出院的全过程，包括术前、术中和术后三个阶段。由于不同类型的手术对围手术期时长的影响存在差异，并无统一且明确的时间界限，通常来说，围手术期可大致界定为术前 5~7 天至术后7~12 天。

手术是一种创伤性治疗手段，会对机体产生一系列复杂的影响，包括引发内分泌与代谢机能的改变，加剧体内营养物质的消耗，降低整体营养状况，并可能造成不同程度的免疫功能损伤，因此营养不良常见于外科住院患者。营养不良可导致患者对手术的耐受力下降，这不仅增加了术后感染风险，还可能导致伤口愈合迟缓等并发症，从而对预后产生不良影响。通过合理补充营养物质改善围手术期患者的营养状况，对于提高患者手术耐受力、减少并发症、促进术后康复进程具有极其重要的价值。

一、营养代谢特点

在围手术期，患者的机体会出现防御性的自卫机制——应激反应，主要表现为由神经内分泌引起的综合病理生理变化。

（一）营养物质代谢变化

手术创伤初期可引起下丘脑－垂体－肾上腺轴兴奋，肾上腺素、去甲肾上腺素、糖皮质激素、生长激素、醛固酮、胰高血糖素、抗利尿激素分泌增加。这些生理变化会引发以下系列效应：①肝糖原和肌糖原大量分解，外周组织摄取和利用葡萄糖出现障碍，导致高血糖甚至尿糖。②肝外蛋白质（主要是骨骼肌蛋白质）大量分解，糖异生作用加强。③脂肪动员加强，也促进了糖异生。尽管肌肉蛋白质大量分解，但体内各种酶类、抗体、免疫球蛋白、补体、肽类激素、神经介质等的合成并未因应激状态而减弱。

1. 蛋白质代谢　为了保证机体的不断需要，糖皮质激素一方面参与肾上腺素与去甲肾上腺素的作用，另一方面促进肝外蛋白质分解，促进糖异生以保证血糖的供应，使机体处于负氮平衡状态，总氮丢失量取决于创伤的严重程度。蛋白质缺乏的患者术后易出现以下几种不良反应：①低血容量性休克。②机体免疫功能受损。③组织间隙水肿。④伤口愈合延迟。⑤合并感染。

2. 脂肪代谢　为保证术后患者的能量供应，在肾上腺素、去甲肾上腺素、糖皮质激素、胰高血糖素的协同作用下，脂肪组织分解代谢增强。脂肪分解过度可导致必需脂肪酸缺乏，一旦必需脂肪酸供应不足，将直接影响到机体细胞的正常更新、再生能力以及组织修复进程。

3. 碳水化合物代谢　手术创伤诱发患者血液中儿茶酚胺和胰高血糖素浓度上升，胰岛素抵抗，并通过与肝细胞膜以及肌肉细胞膜上的特异性受体结合，加速肝糖原与肌糖原的分解，抑制外周组织对葡萄糖的摄取和利用，最终导致血糖水平显著升高。

4. 水、电解质代谢　术后体内抗利尿激素和盐皮质激素释放增加，对水、电解质代谢影响较大，主要表现为水钠潴留、术后早期尿钾增加、尿钠减少。当尿氮增加时，磷、硫、锌、镁排出量也增加，氯的变化与钠平衡，但程度较轻。

（二）心血管功能变化

创伤应激引发交感神经兴奋，导致心律失常，同时儿茶酚胺分泌增加，在适当范围内引起心血管防御反应，但过度的心肌收缩增强及心率增快会增加心肌耗氧量，脂质过氧化物生成增多，损伤心肌细胞膜结构，加之冠状动脉收缩，心肌组织缺氧，无法满足急剧增长的代谢需求，最终导致心肌细胞发生能量代谢障碍、结构损伤，乃至坏死，严重时可演变为心肌梗死。

（三）消化道功能变化

创伤应激时交感神经的过度兴奋直接导致胃肠道血管显著收缩，胃血流量减少。胃的运动功能发生显著改变，表现为胃蠕动异常亢进，胃部肌肉频繁收缩，可能导致胃内容物过快排空或滞留不畅，加重胃部负担，引发局部机械刺激与炎症反应。胃酸分泌增加，胃黏膜屏障功能降低，使胃黏膜出现充血、水肿、出血、浅表糜烂和溃疡等病理改变。

（四）免疫功能降低

围手术期患者因神经内分泌系统的功能紊乱，导致糖皮质激素、内啡肽、脑啡肽等应激激素大量分泌，这些激素通过多途径、多层次地抑制淋巴细胞的增殖、转化及功能发挥，从而引发明显的免疫抑制作用。

二、营养风险

营养不足和营养风险在围手术期及后续治疗过程中，常导致术后病死率和并发症、放化疗不良反应和抑郁症发生率升高；住院时间延长且短期内再入院率增多。它们全方位地影响着患者的身体功能、心理健康、治疗效果，严重影响患者生活质量，甚至缩短生存期限。

营养风险筛查旨在系统识别那些既已显现营养匮乏迹象或正处于营养失衡风险之中的患者，从而及时启动针对性的临床营养治疗措施，有助于预防和纠正营养不良，优化其整个医疗过程的转归。主要通过强化机体抵抗力、促进伤口愈合、维护器官功能等途径，有效减少术后并发症的发生率，进而加速康复进程，缩短住院周期，提升医疗资源利用效率，增进患者的生活质量。推荐使用 NRS 2002 为住院患者行营养风险筛查。值得注意的是，营养风险筛查阴性者不能排除营养不良；NRS 2002 评分≥3 分的患者，被判定为具有营养风险，对此类患者，临床团队应当依据其具体病情、生理需求、代谢状态以及治疗方案等因素，制订出个体化的营养支持计划；NRS 2002 评分 < 3 分的患者，虽目前营养风险较低，但鉴于疾病发展、治疗影响及个体营养需求的动态变化，仍建议在住院期间保持警惕，执行每周一次的营养风险复查。

三、营养评估

根据《成人围手术期营养支持指南》的建议，外科大手术或重症疾病患者应进行营养风险筛查，一旦筛查结果显示患者确存营养风险，应对其进行深度的营养评估，以全面揭示其营养状况的细微特征与复杂动态。这一阶段的评估不仅仅是对风险的确认，更是一种细致入微的病理生理学剖析，旨在明确营养不良的具体类型与严重程度，为后续的个体化营养支持策略提供精确导向。

营养评估是通过多元化的检测与分析方法，包括但不限于临床体征观察、人体测量参数测定、生化指标解析以及人体成分分析等手段，从不同维度揭示机体的营养储备、代谢状态、功能适应性乃至营养需求的独特模式。综合运用上述各项评估手段，判定机体营养状况，确定营养不良的类型，并量化其严重程度，监测营养支持的疗效，帮助医护人员适时调整营养方案，确保营养支持的效果最大化，助力患者顺利度过围手术期，加快康复步伐，降低并发症发生率，最终实现理想的临床转归。

四、营养治疗

对于面临营养风险或已诊断为营养不良的患者群体，适时且恰当的营养支持治疗能改善整体治疗效果，缩短住院周期，并提升患者的生活质量。围手术期营养治疗的核心宗旨在于以下几个方面：维持或改善术前营养状态、增强手术耐受性、维持或加强术后营养状态、促进患者伤口愈合和功能的恢复。

（一）手术前的营养治疗原则

对于大多数即将接受外科手术的患者而言，无须从手术前夜开始禁食。无误吸风险的非糖尿病患者麻醉前 2 小时可适量摄取碳水化合物；无法进食或术前禁饮的患者可通过静脉途径给予 200g 葡萄糖。术前碳水化合物负荷（糖尿病患者除外）能有效减轻患者术后胰岛素抵抗和抑制蛋白质分解代谢，缓解患者术前不适感，缩短手术患者住院时间。术前应尽量改善患者的血红蛋白、血清总蛋白及其他营养指标，最大限度地提高其手术耐受力。术前根据病情及手术方案制订合理的营养治疗方案，有助于术前或术中建立适宜的营养治疗途径，保证术后营养治疗方案的顺利实施，提高围手术期营养治疗效果。

1. 能量及三大营养素　围手术期患者的能量需要量可在基础代谢消耗能量的基础上，考虑疾病应激程度、体温及体力活动等因素计算确定。

一般患者术前每日能量供给量为 8.4 ~ 10.5MJ（2000 ~ 2500kcal）。碳水化合物供给量应占总能量的 65%，脂肪供给量应占 15% ~ 20%，蛋白质应占 15% ~ 20%，或按 1.5 ~ 2.0g/（kg·d）计算，其中 50% 以上应为优质蛋白质。

2. 维生素　一般应从手术前 7 ~ 10 天开始，每天供给维生素 C 100mg、胡萝卜素 3mg、维生素 B_1 5mg、维生素 PP 50mg、维生素 B_6 6mg，有出血或凝血机制障碍时需补充维生素 K 15mg。

3. 治疗合并疾病　在制订营养治疗计划时，应考虑合并疾病因素。①患者有贫血、低蛋白血症及腹水时，补充足够的能量和蛋白质是纠正营养不良的根本措施。②高血压患者需在药物治疗的同时给予低盐、低胆固醇膳食，以使血压平稳并维持在理想范围内。③糖尿病患者配合药物治疗的同时必须按糖尿病要求供给营养，术前糖化血红蛋白结果 ≤7% 提示血糖控制满意；以术前空腹血糖 ≤10mmol/L，随机或者餐后 2 小时血糖 ≤12mmol/L 为宜。④肝功能不全患者要给予高能低脂饮食，摄入高蛋白质，确保维生素全面补充，以改善肝功能；严重肝病患者可选用富含支链氨基酸的肠外营养剂，限制芳香族氨基酸的摄入，从而有效预防肝性脑病的发生。⑤肾功能不全患者需依照病情给予低蛋白、低盐、低磷膳食。

4. 肠内、肠外营养治疗　术前进行肠道准备的患者，可使用要素制剂进行肠内营养治疗，或给予肠外营养治疗，以减少粪便形成，尤其有不全性梗阻的患者，配合术前准备工作。

（二）手术后的营养治疗原则

无法自主经口进食的高营养风险患者，应该在术后 24 小时内开始肠内营养支持。手术后的营养治疗原则以肠内营养为主。术后营养支持优先选择肠内营养，肠内营养比肠外营养更能降低术后并发症发生率、缩短住院时间，但肠内营养的应用需考虑个体差异，部分患者可能对其耐受性不佳，此时需灵活调整策略以确保营养供给的有效性和安全性。随着术后恢复进程的推进，患者的膳食结构应遵循由特殊医学用途食品向日常饮食过渡的原则，依次经历要素制剂或整蛋白制剂、普通流食、半流食、软食，直至最终回归普通饮食。通常采用"少食多餐"的供给方式，必要时可由静脉及时补充部分营养素。具有营养支持指征但不宜或不能耐受肠内营养的患者应及早给予肠外营养；如果肠内营养摄入的能量和蛋白质＜60%目标需要量，应联合应用肠外营养。

1. 胃肠道手术　手术后胃及小肠的生理功能，特别是蠕动和消化功能，可在术后几小时内逐步回归正常运作状态，将营养管精确放置入空肠，即可启动并维持有效的肠内营养。通常胃、小肠手术患者术后经口摄食时的恢复过程需遵循严谨且渐进的原则，应先给予少量清淡的流质饮食，然后视病情逐渐过渡，3~5 天即可适应并安全摄入软食。直肠和肛门手术患者术后推荐使用高营养、少渣、低纤维、极易消化的要素制剂，以减少粪便形成，减轻对伤口的压力，防止并发症的发生，一周后可逐渐过渡到软食。拆线后应用富含蔬菜、水果的普食，以保证膳食纤维的摄入量，防止便秘时腹压增高裂开伤口。在整个恢复期内，医护人员将持续评估患者的肠道功能及伤口状况，灵活调整饮食计划，确保营养支持与康复进程紧密契合。

2. 肝、胆、脾手术　肝胆手术后患者的早期营养治疗应采用低脂肪、高蛋白质的半流食，既满足机体修复所需的充足营养供给，又最大限度地减轻肝代谢负担。伴有食管－胃底静脉曲张的患者，应使用少渣软食，并避免食用带有骨、刺及纤维多的食物，以免造成出血。

3. 口腔、咽喉部手术　通常情况下，口腔咽喉部术后禁食一餐；下一餐时引入冷流质饮食，低温食物在一定程度上帮助局部血管收缩，有助于手术创面止血；至第 3 天可转为少渣半流食，术后 1 周左右可供给软食，逐步增加食物的稠度，全面均衡营养。对于手术创面较大（如食管癌）的患者，应建议采用合理的营养治疗途径，如术中放置鼻胃管或行胃造口术，给予肠内营养治疗。

4. 其他部位手术　营养治疗方案应结合手术创伤的大小、个体状况以及潜在并发症风险等因素进行精细化设计与动态调整，决定营养治疗的时间和方式，以实现最佳的康复效果。

5. 营养供应　手术后患者的能量与营养素供给量的确立是一个严谨且动态的过程，必须依据患者具体病情、身体状况及康复进展进行细致评估与适时调整。

（1）能量：通常卧床休息的患者每日应供给的能量男性为 8.4MJ（2000kcal）、女性为 7.5MJ（1800kcal）；能经常下床活动者应增加到 10.9~12.6MJ（2600~3000kcal）；也可按基础代谢率公式进行个体化的计算。

（2）蛋白质：对术后患者应供给高蛋白质膳食，以纠正负氮平衡，每日供给量应达100～140g。

（3）脂肪：脂肪供给量可占总能量的20%～30%。对胃肠道功能低下和肝、胆、胰手术后患者，应限制脂肪摄入量。若患者长时间依靠肠外营养治疗，应保证必需脂肪酸的供给。对肝病患者可用中链甘油三酯替代部分长链甘油三酯。

（4）碳水化合物：作为主要能量来源，适量增加复合碳水化合物比例有助于维持血糖稳定。每天供给量以300～400g为宜。

（5）维生素：一般术前缺乏维生素者应立即补充。营养状况良好的患者术后无须供给太多的脂溶性维生素，但要给予足量的水溶性维生素。维生素C每天可给予500～1000mg。B族维生素每天供给量应增加至正常供给量的2～3倍为宜。

（6）矿物质：手术后患者因失血和渗出液体等原因造成钾、钠、镁、锌、铁等矿物质耗损增加，应及时监测相关指标，并通过饮食或口服/静脉补充剂进行合理补充。

6. 加速康复外科围手术期营养支持　加速康复外科（enhanced recovery after surgery，ERAS）作为一种为促进患者手术后快速康复的先进理念与实践模式，是指在围手术期采用一系列经循证医学证据证实有效的优化处理措施，以深度缓解患者术前、术中及术后的心理压力与生理应激反应，从而减少并发症的发生，缩短住院时间，降低再次入院和死亡的风险。ERAS在全球医疗领域的影响力与日俱增，其应用范围已广泛涵盖骨科、心胸外科、妇产科、泌尿外科、普通外科等众多外科分支学科，均取得了良好的效果。ERAS包括一系列关键措施，如精细化的疼痛管理、早期进食与活动指导、合理使用抗生素、标准化液体管理等的落地执行。

五、营养护理

1. 营养筛查和评估　及时进行营养筛查与复筛，使需要营养干预的患者能够及时得到专科医师的会诊与评估。

2. 营养护理计划实施　①协助专科医师评估并建立合理的营养治疗途径。②按照专科医师建议进行营养治疗，记录进食量与变化，以及与营养治疗可能相关的症状与体征，根据变化及时调整管饲的浓度、速度、剂量等。③输液护理，维持输液平衡、卫生、速度、通畅等。

3. 食物选择

（1）宜用食物：①胃肠道手术患者宜采用要素制剂、整蛋白型肠内营养剂或肠外营养剂，逐渐增加菜汁、果汁等液体食品，接着过渡到牛乳、稀粥、面条等流食，逐步转向普通饮食（普食）。肠道功能初步恢复后，宜选用高蛋白质、少渣食物，如蛋类、鱼肉、乳制品等，烹调方式优先采用蒸、煮、炖、煨等，确保食物易消化，减轻肠道负担。②肝、胆、脾等非胃肠道手术患者优先选用优质蛋白质，如瘦肉、蛋类、乳制品、豆制品等，以及富含维生素和矿物质的新鲜蔬果，如芹菜、白菜、油菜、菠菜等绿叶蔬菜，苹果、橘子、大枣、猕猴桃、香蕉等水果。

（2）忌（少）用食物：①忌（少）食生冷、油腻及辛辣刺激性食物，尤其伴有并发症的患者更应考虑忌食相应的食物。②胃肠道手术后患者或其他手术后胃肠道功能暂停超过一周的患者，在开始肠内营养治疗时应避免使用富含纤维的要素制剂或天然食物，以免刺激胃肠道引起腹泻，有腹泻的患者应积极治疗腹泻，以免因为腹泻造成胃肠蠕动亢进而增加吻合口漏的概率。

4. 营养监测　按照专科医师建议进行营养监测，认真做好营养治疗途径的护理，如鼻饲管的冲洗、静脉导管的维护等。营养监测的主要内容如下。①置管的输送速度、穿刺点、出入量、不良反应、输液通路、体位等。②患者的生命体征、并发症、营养状况好转情况等。③主要指标监测，包括电解质指标、营养学指标等。

5. 营养健康教育　给予患者及其家属必要的营养宣教，协助专科医师指导患者及其家属掌握基本的营养护理技能，如管饲的护理、食谱的调整、饮食注意事项等。

第二节　肠　瘘

肠瘘（intestinal fistula）是指肠壁上发生异常穿孔，导致肠道内部的内容物漏出体表或渗入腹腔内其他相邻的空腔脏器中。

肠瘘根据其漏出途径的不同可分为外瘘和内瘘。外瘘，即肠道内容物通过穿孔直接漏出至体表；内瘘，即肠道内容物通过穿孔流入腹腔内的另一段肠袢或其他空腔脏器。临床上较为常见的肠瘘病因主要可归结为以下几个方面：手术后肠壁缝合不良、人工肛门、腹部创伤、腹腔内感染及肿瘤等。肠瘘根据瘘口的多少可分为单个瘘和多发性瘘。根据瘘内口所在肠袢的部位可分为高位瘘和低位瘘，高位瘘位于胃、十二指肠及空肠上段，会流失大量的电解质和消化酶，易造成水、电解质平衡紊乱及营养不良；低位瘘位于空肠下段、回肠及结肠，更易引发感染。

肠瘘的位置和大小不同，由瘘口流出的肠内容物的质和量也不同。十二指肠瘘流出物为含胆汁的肠液，每日量高达 3～4L，进食后不久可见未完全消化的食物自瘘口流出。空肠瘘流出物为淡黄色液体。回肠瘘流出物多为稀糊状。结肠瘘流出物多为半成形或不成形的粪便。

一、营养代谢特点

肠瘘作为一种复杂的消化系统病变，对机体具有广泛的影响，患者通常处于高代谢状态，能量消耗增加，营养素大量丢失，同时伴有胰岛素抵抗等病理情况。其代谢特点主要概括如下。

1. 水电解质代谢紊乱　肠瘘造成消化液通过瘘口不断流失，水和电解质剧烈波动、紊乱、失调，这种紊乱进一步诱发血容量下降，导致血液浓缩、酸中毒等，极端情况下，可出现周围循环衰竭、肾衰竭等多器官功能不全的表现，可危及生命。

2. 消化酶体系的破坏　肠液的丢失会造成各种消化酶的损失，引起消化吸收能力实质性损害，消化吸收障碍，进而产生连锁反应，包括营养不良、体重锐减、肌肉萎缩和内脏器官功能退化。

3. 营养摄取障碍与全面匮乏　肠瘘使消化道内的食物未经充分消化、吸收和转化便过早地排出体外，导致蛋白质–能量营养不良、贫血、多种维生素与矿物质的缺乏等，整体营养状况极度恶化。

二、营养治疗

肠瘘患者营养治疗的目的是在不同时期选择适宜的营养治疗途径，在供给营养、改善营养状态的同时促进肠瘘的愈合及肠道功能的恢复，降低并发症和死亡率。肠瘘早期不宜给予过度的营养治疗，以免加重代谢负担。待代谢状态平稳后再加强营养。目前比较公认的是，肠瘘早期理想的营养支持策略为肠内与肠外营养相结合方式，这种双途径营养疗法具有多重优势，一方面，它能确保充分且有效的营养补给，另一方面，能较早激活和利用现存的部分胃肠功能，从而预防长期依赖单一肠外营养可能出现的如微生物移位、肠源性感染等各种并发症。

（一）肠外营养治疗

肠瘘初期，营养治疗方式以肠外营养为主，可以在提供必要营养的同时避免食物对肠道的刺激，促进瘘口的缩小、愈合。如有必要，肠外营养可在肠瘘的整个治疗过程中持续应用。可根据实际情况选择肠外营养和肠内营养合用。

（二）肠内营养治疗

肠瘘1~2周后，瘘口开始缩小，并构建起一条完整瘘管。此时，针对患者个体情况，可尝试经口进食专为肠瘘恢复设计的要素制剂，也可经鼻胃管或直接通过已形成的瘘管，借助微量泵技术，将营养液滴注至远端小肠。肠内营养途径可根据瘘口的位置而异。高位瘘可将鼻肠管置于瘘口下方，或在瘘口的远端做空肠造口。低位瘘可经口进食或使用肠内营养剂（要素制剂）。中段肠瘘所处位置特殊，肠内营养较为困难，往往在给予要素制剂的同时结合肠外营养才能取得较好的效果。

肠内营养应遵循由少到多、由稀到稠的原则逐渐过渡，同时逐渐减少并最终停用肠外营养，此外要素膳食也应逐渐减少用量，最终使患者过渡至软食或普食。

按每日能量消耗量供给能量，蛋白质供给量应占总能量的65%，脂类占25%~30%。若能将收集的未污染的消化液一起输入，则效果更佳。同时应注意及时补充维生素和矿物质，纠正水、电解质平衡。另外，在创伤、感染等应激状态下，谷氨酰胺是肠黏膜上皮细胞的主要能源，是肠道疾病患者的条件必需氨基酸，应给予补充。正确适当使用生长抑素或生长激素也是实现肠瘘病情快速改善，缩短治愈病程的切实有效的措施。

三、营养护理

1. 营养筛查和评估　及时进行营养筛查与复筛，使需要营养干预的患者能够及时得到专科医师的会诊与评估。

2. 营养护理计划实施　参考本章第一节围手术期相关内容。

3. 食物选择

（1）宜用食物：对于肠瘘患者的营养治疗，开始时可选用均衡型要素营养剂，以少渣、肠道刺激性小、易吸收者为佳。1~2周后可选用易于消化的半流食、软食等。

（2）忌（少）用食物：肠瘘患者应忌食油腻、高脂肪、多渣、不易消化的食物及刺激性强的食物。

4. 营养监测　参考本章第一节围手术期相关内容。

5. 营养健康教育　参考本章第一节围手术期相关内容。

第三节　短肠综合征

短肠综合征（short bowel syndrome）是指各种原因引起广泛小肠切除或旷置后，肠道有效面积显著减少，残存的功能性肠管不能维持患者的基本营养或生长发育需求，引起机体水电解质紊乱、酸碱失衡以及各种营养物质吸收及代谢障碍的综合征。其症状的轻重程度及预后取决于小肠切除的程度（长度、部位、是否保留回盲瓣以及残留小肠的适应）。当小肠切除长度小于50%时，机体仍可保持营养素的正常吸收；当小肠切除长度达70%或更多，则会危及生命。通常认为残余小肠长度大于100cm时，及时合理的营养治疗可使小肠发生代偿性变化，患者就能吸收足够的营养物质而不发生短肠综合征。若残余小肠在100cm以下甚至60cm以下时，则会出现严重的营养吸收障碍。

短肠综合征作为一种复杂的吸收不良综合征，其临床表现主要是从急性期的严重腹泻或脂肪泻（每日可高达5～10L）、脱水、感染，到慢性期的严重营养不良、多种代谢紊乱以及特定维生素与矿物质吸收障碍引发的一系列并发症。

一、营养代谢特点

小肠是人体消化系统中至关重要的营养吸收场所，其吸收功能的高效运行主要依赖于十二指肠、空肠近端以及回肠远端这三个关键区域。此外，完整的回盲瓣可提高残留小肠的吸收能力。小肠广泛切除后，其吸收面积减少，食糜在肠腔内的停留时间变短，引起营养物质代谢途径的紊乱，临床表现为能量摄取不足、负氮平衡、体重减轻及免疫功能下降等。

1. 小肠上段切除对吸收功能的影响　小肠上段包括十二指肠与空肠近端，构成了人体消化道中至关重要的营养吸收区，负责处理多种核心营养素的高效转化与吸收。若切除上段小肠，碳水化合物、蛋白质、脂肪、多数维生素、钙、镁、磷、铁等营养素的吸收会受到影响，出现低蛋白血症、缺铁性贫血、低钙血症和低镁血症等一系列营养相关性疾病。

2. 小肠下段切除对吸收功能的影响　大多数小肠下段切除的患者均丧失全部或部分回肠，而维生素 B_{12} 和胆汁酸的主动吸收仅限于回肠，因此可造成维生素 B_{12} 和胆汁酸的吸收障碍，从而影响脂肪的吸收，大量脂肪滞留在肠腔内，出现脂肪泻。维生素 B_{12} 的缺乏会导致巨幼细胞贫血。在脂肪吸收障碍的同时会伴有脂溶性维生素的大量丢失，如维生素 D 缺乏，加重了骨质疏松和骨质软化，导致相关症状出现。肠腔内的脂肪酸还与草酸竞争与钙离子结合成钙化灶，导致钙吸收率下降，形成高草酸尿症或泌尿系统结石。胆汁中胆盐缺乏会造成胆石症。胆汁酸大量进入结肠，未吸收的脂肪酸被结肠内细菌羟基化等均可刺激结肠分泌电解质和水，进而加重腹泻症状。腹泻可导致水和电解质紊乱、酸碱平衡失调，严重时可引发全身性的营养不良、代谢紊乱乃至器官功能受损危及生命。

3. 回盲部切除对吸收功能的影响　回盲瓣，位于回肠末端与盲肠交界处，主要功能有两个方面。①物理屏障作用：将回肠与结肠内容物分隔开来，减少细菌在小肠的定植。②调节排空节律：使回肠内容物不至于过快进入结肠，营养成分得到充分吸收。回盲瓣被切除会造成细菌移位加剧、营养素的吸收障碍加重。

4. 对胃酸分泌的影响 小肠大段切除可导致胃肠道动力紊乱，伴随着胃酸分泌量的过度增加，直接侵蚀胃黏膜，易诱发或加剧胃及十二指肠溃疡等病变，同时，浓度过高的胃酸反流至残存小肠，破坏肠道内适宜的酸碱环境，干扰多种消化酶的活性，从而在更深层次上阻碍营养物质的消化与吸收。

二、营养治疗

广泛肠切除手术后，应密切监测患者的血流动力学指标和电解质水平，采取综合措施维持体液和电解质平衡。

（一）肠外营养治疗

若剩余小肠在 60cm 以下时，会出现严重的营养吸收障碍，需进行肠外营养。采用肠外营养治疗，可使肠道得到必要的休息，并提供机体基本的能量需求，维持正氮平衡。应严格监测患者体重和血容量状况，所有的吻合口流出液及大便、小便中水分、钠、钾及镁的丢失均应进行定量测定，同时根据相关生化指标的监测结果精确补充。建议供给量为能量 125.52 ~ 167.36kJ/（kg·d）[30 ~ 40kcal/（kg·d）]，蛋白质供给量占总能量的 15%（氮能比为 1∶166.66），碳水化合物和脂肪占 85% 左右，碳水化合物和脂肪之比为 1∶1，其他营养素根据生化检查结果精确补充。

（二）肠内营养治疗

术后禁食 10 天左右可以加强肠吻合口的愈合，但通常建议尽早进行肠内营养治疗，有利于剩余小肠建立功能代偿。营养过程要循序渐进，最终达到完全肠内营养。

肠内营养开始时通常首选单一成分且性质温和的液体，如单纯葡萄糖液或单纯盐溶液，作为试探性摄入的基础，可经口缓慢吸饮或经鼻胃管微量泵输注。随后适时引入无蛋白质、无脂肪流食作为过渡，遵循"少食多餐"的原则，持续而温和地刺激肠道。在整个肠内营养过程中，严格遵守饮食卫生规范，杜绝生冷和刺激性食物，以免引起或加重腹泻。肠道适应后，可辅以肠内营养剂冲服或管饲，建议最初使用要素制剂，整蛋白型制剂亦可。如患者无法耐受要素制剂的味道，或口服后引流液明显增多、可见未消化的制剂残渣，则建议放置饲管、微量泵泵注。一般能量供给量为 125.52 ~ 167.36kJ/（kg·d）[30 ~ 40kcal/（kg·d）]，蛋白质供给量占总能量的 15%，碳水化合物占 75%，脂肪占 10%。随着病情的好转，肠道吸收功能逐步恢复，最终进食高蛋白质、低脂肪的少渣软食，每日建议供给量为能量 146.44 ~ 167.36kJ/（kg·d）[35 ~ 40kcal/（kg·d）]，蛋白质供给量占总能量的 15%，碳水化合物占 75% 左右，脂肪低于 30g/d。坚持遵循少食多餐的原则。若患者仍需管饲，可将食物制成匀浆膳，注意补充维生素和矿物质。

短肠综合征患者容易发生高草酸尿症及草酸钙肾结石。因此，在制订此类患者的饮食方案时，严格规避富含草酸的食物，如菠菜、巧克力、坚果、茶、某些豆类等。在必要的情况下，给予医疗干预措施如枸橼酸钙治疗，多余的钙可与草酸结合形成草酸钙，随粪便排出，而枸橼酸可预防结石在尿中增大。

（三）谷氨酰胺、膳食纤维和生长激素的联合应用

若将谷氨酰胺、膳食纤维与生长激素联合应用，可以增加短肠综合征患者残余小肠的吸收能力，维持肠黏膜正常结构和功能，显著减少肠外营养需要量。①无论经肠外营养还是经肠内营养，大量研究表明，谷氨酰胺对肠黏膜具有营养作用，是肠黏膜细胞的条件必需氨基酸，可防止肠黏膜萎缩、预防肠道细菌移位、促进残存小肠的代偿性增生。但有严重肝肾功能不全的患者，以及血流动力学不稳定的不易复苏的休克患者，均不推荐添加谷氨酰胺。②膳食纤维在结肠内被细菌酵解成为短链脂肪酸，有利于结肠黏膜的增殖和功能代偿。③生长激素是体内主要促进蛋白质合成的激素，有明显的促进合成代谢的作用，能够提高血浆蛋白含量，减少肌肉分解，减少尿氮排出，从而改善患者氮平衡，减少体重丢失。使用方式为每日 0.1mg/kg，不超过 8mg/d，可经皮下注射。

三、营养护理

1. 营养筛查和评估　及时进行营养筛查与复筛，使需要营养干预的患者能够及时得到专科医师的会诊与评估。

2. 营养护理计划实施　参考本章第一节围手术期相关内容。

3. 食物选择

（1）宜用食物：根据肠道功能恢复情况可分为三个阶段分别选择不同类别的食物。①试用期，采用低蛋白质、严格低脂肪流食，如果汁、稀米汤、稀藕粉等，由少到多，从每次 20~30ml，逐渐增至每次 50~100ml，每日 3~6 次，一般持续 2~3 天。②适应期，可依次添加含淀粉为主的米粥，含蛋白质较高的脱脂酸奶，少量含脂肪的食物如蛋黄等，一般持续 8~10 天。③稳定期，给予少渣半流食或软食，并逐渐增加蛋白质、碳水化合物、脂肪的摄入量，原则上仍为低脂肪饮食，仍需遵循少量多餐的原则。

如患者在适应期和稳定期无法通过天然饮食获得充足营养，需辅以肠内营养治疗，宜选用要素型或整蛋白型等易消化吸收的肠内营养剂。

（2）忌（少）用食物：高脂肪、高纤维食物，如动物脂肪、粗粮、整粒豆类等；辛辣刺激性食物，如辣椒芹菜、葱、蒜、韭菜等。此外还应避免选用高草酸食物，如菠菜、苋菜、茄子、青椒、豆腐、草莓、葡萄等。

4. 营养监测　参考本章第一节围手术期相关内容。

5. 营养健康教育　参考本章第一节围手术期相关内容

第四节　烧　　伤

烧伤（burn）是指热力导致的皮肤和其他组织的损伤，不仅限于皮肤表层，更可能穿透皮肤全层，还会伤及肌肉、骨骼和内脏，并可引起一系列复杂的生理变化，如神经、内分泌、呼吸、排泄等系统的生理改变。对烧伤患者科学合理地补充营养物质，是增强机体免疫功能、减少并发症、促进机体恢复的关键。

一、营养代谢特点

大面积烧伤可引起机体代谢改变，这一进程通常以一种阶段性的方式展开，各阶段特点鲜明，分别对应着烧伤后不同的病理生理状态。①烧伤后 1～2 天，短时间的基础代谢降低，相当于休克期。②随后出现持续时间较长的超高代谢，6～10 天达到高峰，相当于感染期。③最后烧伤创面大部分愈合，机体合成代谢加强，相当于康复期。

（一）能量代谢

烧伤后代谢率随烧伤面积的增加而升高，烧伤面积为 30%～60% 时，基础代谢率增高 70%～98%，同时伴有体温升高和心率加快。

（二）蛋白质代谢

烧伤后蛋白质分解，出现负氮平衡。分解的蛋白质用于糖异生和组织修复及机体急用。轻、中度烧伤患者每日尿氮丢失量达 10～20g，严重烧伤时达 28～45g。此外，烧伤创面、手术切痂、植皮以及合并败血症，也会丢失一定数量的氮，出现负氮平衡状态，应引起医师的关注。

（三）脂类代谢

烧伤早期血浆内游离脂肪酸升高，并且与烧伤程度呈正相关。烧伤创面水肿液中也含有甘油三酯、胆固醇、磷脂和未酯化脂肪酸。烧伤患者体内儿茶酚胺等激素分泌增加，促进组织内甘油三酯的分解，容易引起不饱和脂肪酸亚油酸和亚麻酸的缺乏。超高代谢阶段，脂肪成为机体的主要能量来源，约占体内总消耗量的 80%。严重烧伤患者每日脂肪丢失量可高达 600g 以上。

（四）碳水化合物代谢

血糖浓度与烧伤程度呈正相关。肝糖原分解、胰岛素抵抗等原因导致烧伤患者血糖升高。肾上腺皮质激素、儿茶酚胺及胰高血糖素的分泌增加，促进了糖异生；严重烧伤时胰岛素/胰高血糖素的比值较低，促进蛋白质分解和糖异生，使血糖进一步升高；常出现轻中度高血糖。

（五）矿物质代谢

烧伤患者体内各种矿物质含量先升高后下降，这是由于烧伤早期组织细胞破坏，后又分解代谢旺盛造成的。钾、磷代谢常与氮代谢平行出现负平衡；钙仅能维持在正常值的低限水平，尿排出量仍然较高。烧伤患者因营养不良、尿锌与创面渗出增多等导致锌大量丢失，可达正常人的 2～5 倍。镁和铜的变化与锌相似，排出量的增加持续较长时间。

（六）维生素代谢

烧伤患者体内水溶性维生素经尿液和创面的渗出量大，加之体内物质代谢旺盛，血浆中各种维生素含量均降低。

（七）酸碱平衡变化

烧伤易导致酸碱平衡紊乱，常见以下三种情况：①代谢性酸中毒。②呼吸性酸中毒。

③急性缺钾性碱中毒。

二、营养治疗

烧伤患者营养治疗的主要目的是通过合理的营养治疗途径纠正代谢失衡、供给所需营养，避免或改善烧伤后并发症，促进组织修复和功能恢复。

（一）能量

烧伤后机体产热和耗氧量增加，能量需要量远高于正常状态。烧伤面积达50%以上的患者每日能量需要量计算公式如下：

8岁以上儿童及成人每日能量需要量$(kJ) = 105 \times$ 体重$(kg) + 167 \times$ 烧伤面积$(\%)$

8岁以下儿童每日能量需要量$(kJ) = 251 \times$ 体重$(kg) + 146 \times$ 烧伤面积$(\%)$

能氮比以628~837kJ（150~200kcal）∶1g为宜。

（二）蛋白质

烧伤后的不同时期，机体对蛋白质的需要量有很大差异。分解代谢旺盛期，患者对蛋白质的需要量最大，应供给充足，蛋白质供给量应占总能量的20%左右。成年烧伤患者每日蛋白质摄入量应达到120~200g，优质蛋白质应占70%以上。每日蛋白质需要量计算公式如下：

成人每日蛋白质需要量$(g) = 1.0 \times$ 体重$(kg) + 3.0 \times$ 烧伤面积$(\%)$

儿童每日蛋白质需要量$(g) = 3.0 \times$ 体重$(kg) + 1.0 \times$ 烧伤面积$(\%)$

合并肾功能不全、消化功能严重紊乱、血尿素氮异常升高时，应适当减少蛋白质供给量。

（三）碳水化合物

碳水化合物仍是烧伤患者最主要的能量来源。每日供给量宜为400~600g。烧伤患者补充葡萄糖同时纠正高血糖的重要措施是应用适当比值和剂量的胰岛素/极化液。

（四）脂肪

脂肪能够维持人体生长发育和功能，以及帮助补充脂溶性维生素。富含必需脂肪酸、磷脂的食物，如大豆制品和鸡蛋等，可以满足组织细胞再生的需要。每日脂肪供给量可占总能量的20%~30%。成年患者每日供给量通常按2g/kg计算，重度烧伤者增至3~4g/kg；合并胃肠功能紊乱及肝损害时，需适当减少脂肪供给量。

（五）维生素

维生素的需要量约为正常供给量的10倍，烧伤面积越大、程度越重，需要量越多。创面修复时，给予超过正常量的维生素C可加速创面伤口的愈合。

（六）矿物质

1. 钠   血清钠在烧伤后常出现波动，休克期钠离子浓度先下降，随后逐渐升高，10天左右达到平衡。伴有水肿和肾功能障碍者需适当限盐（钠）。

2. 钾   烧伤易出现低钾血症，常与负氮平衡同时存在，因此在供给大量蛋白质的同时需补充钾。一般每供给 1g 氮应同时补充 195～234mg（5～6mmol）钾。

3. 锌　烧伤时锌的直接丢失量和间接丢失量都明显增加，改善锌营养状况可促进创面愈合。口服补锌量一般应达到正常人推荐量的 10 倍。

此外，对镁、铁、铜、碘等容易缺乏的物质也应及时补充。

（七）水

烧伤早期，由于热力对皮肤组织的剧烈破坏，创面丢失的水分量约为正常皮肤水分丢失量的 4 倍。此外，伴随烧伤而来的持续高热状态会进一步增加水分的丢失量。对于严重烧伤患者，每日给水量为 2500～3500ml。

三、营养护理

（一）营养护理要点

应根据病情、病程、烧伤部位、胃肠道功能及并发症，采用适宜的途径供给各种营养素，促进患者康复。

1. 肠内营养　严重烧伤可导致肠黏膜屏障功能障碍，肠内细菌及毒素移位，诱发肠源性感染。早期的肠内营养可促进胃肠蠕动及肠上皮细胞的生长、修复，维持肠上皮结构和功能的完整性，预防肠道黏膜损伤和通透性增加，可有效预防烧伤患者上消化道出血。

（1）经口摄食：烧伤面积大于 40% 的患者多有胃肠道功能减弱，应禁食 1～2 天，胃肠道蠕动恢复后，可给予少量流食，如米汤或绿豆汤、瘦肉汤等，每次 50～100ml，每日 3 次。待适应后再依次供给其他半流食和软食，少量多餐，每日 6～8 次。

（2）管饲营养：浓度由低到高、速度由慢到快、管饲量由少到多，可以按照营养配制，也可以由营养科根据患者的情况进行配制，可以采用微量泵泵入，补充营养的同时也可适量补充水分。上消化道烧伤者可行空肠造口术，经空肠造瘘管进行管饲。

2. 肠外营养　对于不能给予肠内营养者，需实施肠外营养。其他经肠营养摄取不足的患者也可同时采用肠外营养补充。

（二）食物选择

1. 肠内营养

（1）休克期：此期患者应激反应严重，能量过多可能导致或加重代谢失衡。经肠可以少量供给米汁、绿豆汤、梨汁、西瓜汁、维生素饮料等，逐渐增加肠内营养，为保护胃肠结构和功能，可以用肠内营养微量持续供给适量营养均衡型营养剂。

（2）感染期：开始时应以肠外营养为主，胃肠功能基本恢复时，逐渐供给半流食和软食，包括各种粥、面条、鱼、虾、肉类、牛乳、鸡蛋、鲜嫩蔬菜、水果等。患者口服有困难时，可行管饲。

（3）康复期：此期创面愈合良好，机体功能开始恢复，应给予高蛋白质、高能量、高维生素和多种矿物质的平衡膳食，包括各种面食、米饭、肉、鱼、虾、牛乳、鸡蛋、新鲜蔬菜和水果等。

2. 肠外营养　可经中心静脉插管输入以高渗葡萄糖（25%）和高浓度氨基酸（4.25%）

溶液为主的静脉营养液。在烧伤的分解代谢期，每日可通过中心静脉供给 12.55 ~ 20.92MJ（3000 ~ 5000kcal）能量和 100 ~ 200g 蛋白质。

第五节　创　　伤

创伤是指由外在机械性因素作用于人体所造成的组织结构完整性的破坏或功能障碍。常用的分类方法有以下几种。

1. 按致伤因素分类　可分为烧伤、冻伤、挤压伤、刃器伤、火器伤、冲击伤、毒剂伤、核放射伤及复合伤等。

2. 按受伤部位分类　可分为颅脑伤、颌面部伤、颈部伤、胸（背）部伤、腹（腰）部伤、骨盆伤、脊柱脊髓伤、四肢伤和多发伤等。

3. 按伤后皮肤完整性分类　皮肤完整无伤口者称闭合伤；有皮肤破损者称开放伤。

4. 按伤情轻重分类　一般分为轻、中、重伤。

一、营养代谢特点

创伤应激后的内环境变化导致体内葡萄糖、蛋白质和脂肪代谢改变，尤其在创伤后的早期，体内逆向调节激素的作用机制被激活并占据主导地位，它们通过复杂的信号传导网络，精细调控着营养物质的代谢路径。

1. 碳水化合物代谢　创伤后中枢神经系统的葡萄糖消耗仍能保持相对稳定，大约为每日 120g，肾对葡萄糖的需求呈现显著增长态势，其消耗量几乎达到正常生理状态下的 2 倍。体内新生的葡萄糖，骨骼肌仅消耗其中小部分，大量的葡萄糖转化为乳酸，参与葡萄糖 – 乳酸循环。

2. 蛋白质代谢　人体在较大创伤后，骨骼肌群进行性消耗，尿中 3-甲基组氨酸和尿氮排出量增加；氮的丢失量与创伤的程度、原先的营养状况和患者年龄相关。多发性创伤时的分解代谢显著，氮的更新加速，而合成率仅轻度增加，负氮平衡明显。

3. 脂肪代谢　创伤时，脂肪分解和氧化率均增强，而合成代谢减少；脂肪酸和甘油三酯成为机体代谢所需能量的主要来源。此外，受 TNF-α 等细胞因子对脂酶的抑制作用，甘油三酯的合成减少。由于交感神经系统受到持续刺激，此时，即使提供外源性脂肪，亦难于完全抑制内源性脂肪的分解，表现为血清脂肪酸和甘油三酯水平升高。

二、营养治疗

适宜的营养治疗能改善人体营养状态及免疫功能，促进损伤愈合。在满足营养支持适应证的前提下，只要患者胃肠道有功能且可以利用，应当首选肠内营养途径。当肠内营养途径不能满足机体需要量的 60% 以上时应同时经肠外途径补充不足部分。

对创伤患者进行营养治疗时，应适当增加谷氨酰胺的供给量，有利于改善负氮平衡和氨基酸代谢。补充谷氨酰胺可以促进组织蛋白及其他含氮化合物的合成，节约组织蛋白质。另外，谷氨酰胺还可以改善肠黏膜营养状况，增加肠黏膜屏障，减少肠源性感染。

第六节　器官移植

器官移植是指实体器官整体或部分的重建，是对器官所属的血管系统及其他关乎功能运作的管道结构进行细致入微的重建过程。每一例器官移植手术都是一次对生理构造精妙复刻与功能衔接的极致挑战，确保新器官与受体体内环境的无缝对接，更需严谨遵循严格的配型原则与免疫调节策略，以期最大限度地减少移植排斥反应，确保移植器官能重启并维持其至关重要的生理功能。

一、营养代谢特点

器官移植术后机体的代谢变化由两个因素决定：①患者原有终末期疾病状态。②移植术后机体处于严重应激状态和移植器官的功能尚未完全恢复的影响。

移植术后初期，机体处于严重应激状态，碳水化合物、蛋白质及脂肪代谢受到明显影响，患者的生理功能正处于高度不稳定状态，对抗疾病、修复损伤与适应新器官的功能需求交织在一起。术后并发症的发生率较高，这些并发症不仅可能源于移植器官本身的功能整合问题，也可能源自全身代谢紊乱引发的连锁反应。因此，在针对器官移植患者制订营养支持方案时，必须充分考量上述独特且动态变化的代谢特征及其潜在并发症风险。

二、营养治疗

1. 术前营养治疗　营养治疗的途径有口服、肠内营养和肠外营养，但往往有多种因素可影响移植患者营养支持的实施。

目前，国内已有多种针对不同疾病的肠内肠外营养剂，为临床个体化营养干预提供了丰富选择。在实际应用中，对于肠内营养与肠外营养配方的精准选配，需紧密结合患者的具体病情特点，进行全面细致的评估与考量，如患者的基础营养状况（包括体重、年龄、体重指数、肌肉量、体脂比等指标）、代谢状态、器官功能状况、感染或吸收不良或额外丢失情况、医疗干预措施的影响（如穿刺、透析等）、并发症管理需求（如出血、肝性脑病等），以及营养治疗目标设定等。

2. 术后营养治疗　取决于所移植的器官、移植器官的功能、胃肠道功能、患者的饮食能力及营养需求。肾移植患者术后第 1 日就可恢复进食，而小肠移植的患者至少需要 1 周，其他大部分器官移植患者在术后 3~5 日恢复饮食。在移植术后早期几日影响营养物质摄入与消化吸收的因素有以下几个方面：①术后并发症。②器官功能恢复缓慢、机械通气时间过长、心理状态改变、出血或其他技术问题。③免疫抑制药物的不良反应。④移植术后食欲缺乏、腹泻、便秘和早期饱胀感。因此，在患者的恢复过程中监测营养物质的摄取非常重要，仅当患者禁食或进食量不足时才考虑给予营养支持。

器官移植患者术后营养支持方式选择的原则与一般手术后或危重患者相同，只要患者胃肠道功能正常或具有部分胃肠道功能时，尽可能应用肠内营养。常用的方法是口服营养剂、经鼻胃管或鼻空肠管途径滴入，应选用要素制剂，并从少量逐步增加至耐受量。

相反，当无肠道功能或不允许或不能进食时，则考虑肠外营养支持。一般来说，下列情况应考虑肠外营养：①心肺移植和腹部大器官移植术后 7 天以内。②器官移植术后急性并发症，如胰腺炎、肠梗阻、胆瘘、胃肠道瘘、消化道出血等。③存在严重恶心、呕吐、食欲缺乏等消化道症状。④小肠移植早期移植肠功能未恢复者。⑤肾移植后并发肾小管坏死或肾功能未恢复者。⑥不能耐受肠内营养者。

本章小结

思考题

　1. 围手术期营养治疗的核心宗旨是什么？

　2. 普通手术后的患者的膳食结构应遵循什么原则？

更多练习

第十二章　妇产科疾病

教学课件

学习目标

1. 素质目标

具有理解患者心理需求，指导妇产科疾病患者进行营养治疗的综合素养。

2. 知识目标

（1）掌握：常见妇产科疾病的定义和营养治疗方法。

（2）熟悉：常见妇产科疾病的临床表现。

（3）了解：妇产科疾病的病因。

3. 能力目标

能够对常见妇产科疾病进行有效的营养干预治疗。

案例

【案例导入】

　　患者，女性，32 岁。身高 150cm，体重 35kg，BMI 15.6。因妊娠 17$^+$ 周，恶心呕吐 1 个多月入院。患者于停经 50 天时自测尿 hCG（＋），之后出现恶心呕吐等早孕反应，逐渐加重，呕吐物为胃内容物，有咖啡样及胆汁样物质。病程中体重减轻约 4kg。急诊查尿酮体（+++），血钾 2.7mmol/L，血酮体阳性；血气分析示呼吸性碱中毒合并代谢性酸中毒。

【请思考】

　　如何对该患者落实营养支持？

【案例分析】

第一节   妊娠剧吐

妊娠剧吐（hyperemesis gravidarum）是指妊娠早期孕妇出现严重的持续的恶心、呕吐，引起脱水、酮症甚至酸中毒，需要住院治疗。妊娠剧吐是临床妇产科的常见疾病之一，由于患者剧烈、顽固性、持续性呕吐，导致其无法正常进食，营养补充不足，出现营养不良、体重减轻、体液丢失及电解质紊乱等，更严重者出现韦尼克脑病、心律失常等症状，显著危及孕妇自身及胎儿的生命健康。妊娠剧吐通常发生在妊娠第 4~10 周，妊娠早期结束时，约有 60% 的早孕反应患者症状消失。有恶心、呕吐的孕妇中通常只有 0.3%~1.0% 发展为妊娠剧吐，是否需要住院治疗常作为临床上判断妊娠剧吐的重要依据之一。轻度妊娠剧吐患者通过饮食调整及适当使用镇吐药物可以得到有效缓解，但严重的妊娠剧吐患者需要全肠外营养支持，以维持足够的营养状态。

一、病因

目前对妊娠剧吐的具体确切原因并不明晰，但有研究表明该病与多种因素有关，主要包括妊娠期的激素水平、营养不良、精神心理因素及病原微生物感染等。

1. 妊娠期激素水平   研究发现，孕妇出现妊娠剧吐时，常伴随着体内各种激素水平的变化，如雌激素、孕激素、人绒毛膜促性腺激素（hCG）水平升高。雌、孕激素可抑制胃酸分泌，会使贲门括约肌功能下降，平滑肌松弛，使小肠、食管运动受损，还会使胃部慢波节律被打乱，改变胃的收缩频率与收缩方向，进而会使胃部无法消化、排空食物，出现呕吐症状。人绒毛膜促性腺激素会竞争性结合促甲状腺激素受体，导致甲状腺功能障碍，产生呕吐。

2. 营养不良   有研究发现，部分妊娠剧吐的孕妇其体内维生素 B_6、维生素 B_1 含量较少。由于妊娠期蛋白质代谢发生异常，磷酸吡哆胺辅酶的需求增多，会使维生素 B_6 缺乏。补充维生素 B_6 有助于缓解恶心反应。维生素 B_1 在机体内无法合成，需通过食物获取，妊娠早期剧吐患者进食困难，导致维生素 B_1 缺乏。而维生素 B_1 的减少是造成患者机体水电解质紊乱的重要因素，并会引起神经及肌肉的正常反射功能异常，使呕吐等症状加重。

3. 精神心理因素   妊娠剧吐在精神压力大、情绪紧张、对妊娠恐惧或厌烦、情绪不稳定、生活不安定、社会地位低下、经济条件差的孕妇中发病率更高。可能与大脑皮质及皮质下中枢功能失调，致使下丘脑自主神经系统功能紊乱有关。妊娠剧吐的消失和复发往往与患者脱离和重新回到家庭环境有关，并可以通过暗示等方式使症状得以缓解。

4. 病菌感染   其中最有相关性的病菌是幽门螺杆菌。幽门螺杆菌感染会引起胃炎，其主要症状是恶心、呕吐。

二、临床表现

几乎所有的妊娠剧吐均发生于妊娠第 9 周以前，典型表现为妊娠第 6 周左右出现恶心、呕吐并随妊娠进展逐渐加重，至妊娠第 8 周左右发展为持续性呕吐，不能进食，极为严重者出现嗜睡、意识模糊、谵妄甚至昏迷、死亡。

患者体重下降，下降幅度甚至超过发病前的 5%，出现明显消瘦、极度疲乏、口唇干裂、皮肤干燥、眼球凹陷及尿量减少等症状。患者在饥饿状态下机体动员脂肪组织供给能量，使脂肪代谢的中间产物酮体聚积，尿酮体检测阳性，同时测尿比重会增加。因血液浓缩致血红蛋白水平升高，可达 150g/L 以上，血细胞比容达 45% 以上。血清钾、钠、氯水平降低，呈代谢性低氯性碱中毒，67% 的妊娠剧吐孕妇转氨酶水平升高，但通常不超过正常上限值的 4 倍或 300U/L；血清胆红素水平升高，但不超过 4mg/dl（1mg/dl = 17.1μmol/L）；血浆淀粉酶和脂肪酶水平升高可达正常值 5 倍；若肾功能不全则出现尿素氮、肌酐水平升高。二氧化碳结合力下降至 <22mmol/L。上述异常指标通常在纠正脱水、恢复进食后迅速恢复正常。另外，妊娠剧吐严重者可出现视神经炎及视网膜出血。

三、营养治疗

持续性呕吐并酮症的妊娠剧吐患者需要住院治疗，治疗方法包括静脉补液、补充多种维生素、纠正脱水及电解质紊乱、合理使用镇吐药物、防治并发症。同时，应给予患者心理疏导。下面重点介绍营养治疗方法。

1. **一般饮食建议** 应尽量避免接触容易诱发呕吐的气味、食品或添加剂。避免早晨空腹，鼓励少量多餐，两餐之间饮水、进食清淡干燥及高蛋白的食物。可适当补充维生素 B_1、维生素 B_6、维生素 C 等以减轻呕吐症状。避免不易消化的煎炸食品、酒类和刺激性的辛辣食物。必要时可尝试中医食疗方，如生姜红糖茶、山药饮等，以减轻呕吐症状。

2. **肠内营养** 妊娠剧吐患者的胃肠道功能正常，是肠内营养治疗的一个绝对适应证。根据孕妇的需要量的特点，强化蛋白质组件、维生素组件、微量元素组件等，能补充孕妇日常生理功能所需的能量及营养素。此外，还需添加应激状态下肠道必需氨基酸谷氨酰胺颗粒，可保护和修复由于剧烈呕吐引起的胃黏膜损伤。

3. **肠外营养** 由于其潜在的严重并发症，只能在前述治疗无效时作为最后的支持治疗。

为纠正脱水及电解质紊乱，可每天静脉滴注葡萄糖液、葡萄糖盐水、生理盐水及平衡液共 3000ml 左右，其中加入维生素 B_6 100mg、维生素 B_1 100mg、维生素 C 2~3g，连续输液至少 3 天（视呕吐缓解程度和进食情况而定），维持每天尿量≥1000ml。可按照葡萄糖 4~5g + 胰岛素 1U + 10% KCl 1.0~1.5g 配成极化液输注补充能量，但应注意先补充维生素 B_1 后再输注葡萄糖，以防止发生韦尼克脑病。

一般补钾 3~4g/d，严重低钾血症时可补钾至 6~8g/d。注意观察尿量，原则上每 500ml 尿量补钾 1g 较为安全，同时监测血清钾水平和心电图，酌情调整剂量。根据血二氧化碳水平适当补充碳酸氢钠或乳酸钠溶液纠正代谢性酸中毒，常用量为 125~250 毫升/次。

全肠外营养支持（又称静脉高营养）通常由氨基酸、碳水化合物、脂肪乳、水、电解质、维生素及微量元素组成，妊娠剧吐患者的全肠外营养支持的组分也不例外。由于妊娠剧吐患者频繁的恶心、呕吐，造成大量营养物质丢失，机体处于负氮平衡状态，故及时准确评估其营养状况对设计全肠外营养支持组分及配比至关重要。

第二节　妊娠糖尿病

妊娠糖尿病（gestational diabetes mellitus，GDM）是指妊娠期首次发生或发现的不同程度葡萄糖耐量降低或异常，是由妊娠诱发的暂时性糖尿病。GDM 与妊娠期高血压疾病、绒毛膜羊膜炎及胎膜早破等妊娠并发症有关。同时，GDM 孕妇分娩巨大儿的风险明显增加；胚胎死亡和流产、早产和死胎、出生缺陷等风险也远远高于健康孕妇。此外，GDM 也会对母子两代的远期健康产生不良影响，导致母亲患 2 型糖尿病、心血管疾病以及儿童患肥胖、胰岛素抵抗的概率大大增加。据报道，全球 20～49 岁妊娠妇女 GDM 患病率为 16.7%，中国各地区的 GDM 患病率平均为 17.5%。

一、病因

妊娠期母体处于高代谢状态，需适当地增重，以支持妊娠期母体各脏器发育和胎儿生长发育，同时母体由于生长激素、性激素、肾上腺皮质激素以及甲状腺激素的分泌增加，对胰岛素产生拮抗作用导致胰岛素敏感性下降。为了维持正常的糖代谢，胰岛素的分泌量增加，如果妊娠期妇女的胰岛素分泌未能相应增加，就会出现糖尿病的症状或糖耐量异常。一般认为，妊娠糖尿病的发生是多因素作用的结果，已知的危险因素包括超重、高龄、家族史或既往史等。

二、临床表现

妊娠糖尿病的常见症状与其他糖尿病症状相似，都是"三多一少"，即多饮、多食、多尿和体重减轻，还可出现皮肤瘙痒。引起皮肤瘙痒的主要原因是血糖升高导致神经末梢病变，刺激皮肤周围神经末梢。同时，妊娠期间皮脂腺分泌旺盛，也会加重皮肤瘙痒的症状。

三、营养治疗

GDM 的一线治疗包括医学营养干预、体重管理、身体活动和血糖监测。常见的营养干预方法如下。

1. 低碳水化合物饮食　建议每日碳水化合物供能比 < 35%，或每日碳水化合物摄入量 < 130g，以确保胎儿生长发育和防止酮症。

2. 低 GI 饮食　GI 可用来描述人体对食物的消化吸收速率及由此引起的血糖应答。以 GI 在 0～100 的范围内对食物进行排名，GI 指数值越高，表明摄入后血糖上升的幅度越大。一般来说，GI < 55 的食物被认为是低 GI 食物。在保证能量充足的前提下，低 GI 饮食可有效改善 GDM 患者的血糖水平。

3. 能量限制饮食　是一种减少能量摄入但同时不造成营养不良的饮食方式，主要有严格能量限制和适度能量限制，严格能量限制要求总能量摄入 < 1500kal/d；适度能量限制要求总能量摄入在 1600～1800kcal/d。

4. 地中海饮食　泛指位于地中海沿岸的南欧各国，以大量食用橄榄油、新鲜蔬果、坚果、豆类和未经加工的谷物，适量食用鱼和家禽，并限制红肉、加工肉类或精制糖的摄入为主要特征的一种饮食。它是一种典型的低 GI、富含抗氧化剂的饮食。

5. 保证维生素和矿物质的摄入　有计划地增加富含铁、叶酸、钙、维生素 D、碘等的食物，如瘦肉、家禽、鱼、虾、奶制品、新鲜水果和蔬菜等。

中华医学会妇产科学分会产科学组在 2022 年提出了妊娠糖尿病患者每日各类食物的推

荐摄入量，如表 12 - 1 所示。

表 12 - 1　妊娠糖尿病患者每日各类食物的推荐摄入量

食物类别	推荐每日能量摄入总量及食物交换份/kcal（份）			
	1600kcal	1800kcal	2000kcal	2200kcal
谷薯类	800（9）	900（10）	920（10）	1000（11）
蔬菜类	90（1）	90（1）	140（1.5）	200（2）
水果类	90（1）	90（1）	90（1）	100（1）
奶制品	180（2）	270（3）	270（3）	270（3）
肉蛋豆类	270（3）	270（3）	360（4）	360（4）
油、坚果类	170（2）	180（2）	220（2.5）	270（3）
合计	1600（18）	1800（20）	2000（22）	2200（24）

食物交换份是将食物按照类别、营养特征分类，按照所提供能量或某营养成分相近的原则，进行同类食物之间交换的质量换算。

基于中国现阶段孕妇营养的现状，需要综合考虑个体、遗传因素及行为因素等，对孕妇进行全方位的合理营养平衡膳食指导及行为方式的干预，以确保孕妇和胎儿的健康。

第三节　妊娠期高血压疾病

妊娠期高血压疾病是指妊娠女性出现的血压异常增高，在妊娠女性发病率为 6% ~ 10%。妊娠期高血压疾病可显著增加胎儿生长受限、胎盘早剥、弥散性血管内凝血、脑水肿、急性心力衰竭以及急性肾衰竭的风险，是孕产妇和胎儿死亡的重要原因。

妊娠期高血压疾病可分为 4 类，包括慢性高血压、妊娠期高血压、子痫前期/子痫和慢性高血压并发子痫前期/子痫。

一、病因

目前，对于妊娠期高血压疾病的发病机制仍未完全明确，常见的对于发病原因的解释有以下几个方面。

1. 免疫学原因　经临床研究显示，妊娠期高血压疾病有着较高的遗传性。妊娠被认为是半同种移植的现象，能否妊娠成功与母体的免疫耐受之间有着密切的关系，若其免疫耐受受到影响，则会出现妊娠期高血压疾病、流产等。

2. 胎盘缺血　母体组织和胎盘之间相互作用，若出现异常，母体无法为胎盘提供充足的血量，引起胎盘缺血，则可导致出现妊娠期高血压疾病。初产、羊水过多、多胎妊娠均会使得孕妇宫腔压力加大，从而导致胎盘缺血的情况，使得血压升高、血管痉挛。

3. 营养不良　已发现一些营养素的缺乏与先兆子痫的发生发展有关，如以清蛋白减少为主的低蛋白血症，钙、镁、锌、硒等矿物质元素的缺乏。研究发现妊娠期高血压疾病患者细胞内钙离子升高，血清钙水平下降，从而导致血管平滑肌细胞收缩，血压上升。

4. 氧化应激　在孕妇妊娠期高血压疾病发生以及发展的过程中均会出现氧化应激现象，

表现出蛋白质过氧化物增多、脂质增多等情况。在妊娠期高血压疾病患者中，其蜕膜动脉会出现急性粥样化改变（特征性），其发生可能与脂质过氧化增强、氧化应激反应等有关。而孕妇的胎盘缺血/再灌注是出现氧化应激的主要原因。

5. 其他原因　妊娠并发症、营养水平、种族、生活习惯、孕妇年龄、环境等因素均会引起妊娠期高血压疾病发生，若孕妇本身存在胰岛素抵抗、肥胖、糖尿病、高血压等疾病，则其患妊娠期高血压疾病的概率会增加。

二、临床表现

收缩压 140 ~ 159mmHg 和/或舒张压 90 ~ 109mmHg 为轻度高血压，收缩压≥160mmHg 和/或舒张压≥110mmHg 为重度高血压。

通常在妊娠 20 周后出现蛋白尿、水肿、高血压等症状。病情严重者可能会出现腹痛、视物模糊等症状，如不予以及时治疗，患者很可能产生全身性痉挛、昏迷、心力衰竭、肾衰竭等症状，甚至还会造成母子死亡。

三、营养治疗

对于妊娠期高血压疾病患者，除应给予及时的药物治疗外，还应适当调整饮食，积极开展营养治疗。

1. 脂肪　妊娠期高血压疾病患者体内甘油三酯和低密度脂蛋白升高，高密度脂蛋白胆固醇下降，过多的低密度脂蛋白沉积在血管壁上，会导致动脉血管弹性降低，血压升高。建议妊娠期高血压疾病患者的脂肪摄入量需占总能量摄入量的 25% 以下，饱和脂肪酸应占总能量的 6% ~ 10%，多不饱和脂肪酸及单不饱和脂肪酸应占总能量的 8% ~ 10%。主张煮、炖、清蒸、凉拌等烹饪方法，少吃各类肥肉及动物油脂。胆固醇每日摄入量应限制在 300mg 以下，少吃动物内脏及蛋黄、鱼子、鱿鱼等含胆固醇高的食品。

2. 蛋白质　低蛋白性营养不良是妊娠期高血压疾病的主要诱发因素。因此，建议妊娠期高血压疾病患者补充适量的蛋白质，每日 1.0 ~ 1.2g/kg，可多选食豆腐及豆制品、脱脂牛奶、酸牛奶、鱼虾类等。如高血压并发肾功能不全，则应限制植物性蛋白质的摄入，优先选用动物类蛋白。

3. 碳水化合物　对于妊娠期高血压疾病患者，碳水化合物仍是主要供能物质，应占总能量的 50% ~ 60%。足够的碳水化合物可以保证能量供给，节约蛋白质。但过量则会引起孕妇能量过剩，体内脂肪堆积，加重血压升高。碳水化合物的来源除米面外，还应多吃各种杂粮及豆类，如小米、玉米面、燕麦片、高粱米、芸豆、红豆、绿豆等，它们含有丰富的膳食纤维，能促进肠道蠕动，少进食葡萄糖、果糖、蔗糖及各类甜点心，少饮各类含糖饮料。

4. 盐　与一般高血压患者不同，孕妇严格限制食盐摄入量虽有助于降低血压，但可能导致血容量减少而对胎儿产生不利影响，因此此类患者应该适度限盐。

5. 矿物质　应保证足量的钙、锌等矿物质元素的摄入。一般认为，缺钙会使机体血压升高，妊娠期高血压疾病的发生与缺钙有关。妊娠期间，钙消耗量增加，母体易缺钙，妊娠期保证充足的钙摄入，可使妊娠期高血压疾病发生率下降。正常妊娠时，由于胎儿发育的需要，大量的锌自母体输送给胎儿，母体血锌浓度降低，以往资料报道，先兆子痫患者血清锌的含量显著低于正常孕妇。

6. 维生素及膳食纤维　多吃新鲜蔬菜和水果，它们含有丰富的维生素及膳食纤维，有益身体健康。

第四节　多囊卵巢综合征

多囊卵巢综合征（polycystic ovary syndrome，PCOS）是以持续性无排卵、高雄激素和高胰岛素血症及胰岛素抵抗为特征的内分泌异常综合征，常见于育龄期妇女，群体患病率为6%～20%，可危害机体多个系统的健康稳态，如生殖、内分泌、代谢和心理特征的异常，严重影响女性整体健康，需重视准确、及时地诊断和干预治疗。

一、病因

多囊卵巢综合征的病因目前还不明确，通常认为是遗传及环境因素二者的交互作用导致，涉及神经内分泌及免疫系统的复杂调控网络。

1. 遗传因素　有相关的研究表明，PCOS 具有家族聚集的现象，患者一级亲属患 PCOS 的风险明显高于正常人群。

2. 环境因素　宫内高雄激素水平、抗癫痫药物、不良生活方式、营养过剩（高脂高糖）以及环境内分泌干扰物（如双酚 A）、持续性有机污染物（如多氯联苯）等均有可能会成为 PCOS 的危险及易患因素。

二、临床表现

PCOS 的主要临床表现包括排卵障碍、超重/肥胖、男性化表现、月经不规律、不孕等。常见的临床表现如下。

1. 月经失调　月经出现稀发、闭经，少数情况下可表现为量少、异常的子宫出血。

2. 多毛、痤疮　在高雄激素的影响下，PCOS 女性呈现不同程度的多毛，主要为男性样的终端毛生长过多，主要分布于身体中线位置。同时，过多的雄激素转化为活性更强的双氢睾酮后，刺激皮脂腺分泌过盛，可出现痤疮。

3. 不孕　PCOS 患者可能会出现偶发排卵或干脆无排卵无法受孕的情况，也可能因卵泡异常发育易造成早期流产。

4. 肥胖　PCOS 患者常合并肥胖（BMI ＞28），以腰围 ＞85cm 的腹型肥胖为主。

5. 黑棘皮病　PCOS 伴胰岛素抵抗患者可出现黑棘皮病，表现为阴唇、颈背部、腋下、乳房下以及腹股沟等位置的皮肤皱褶部位发生灰褐色色素沉着，而且呈现出对称性，皮肤明显增厚，质地较为柔软。

三、营养治疗

国内外指南所提倡的 PCOS 患者的基础治疗均为生活方式干预，包括合理运动、饮食控制和行为干预等多元化策略。体重减轻对于肥胖型 PCOS 的治疗效果已得到有效验证，体重减轻 5% ~10% 后，患者排卵、月经周期、胰岛素抵抗均可得到改善。须注意减重也应循序渐进，一般以 6 个月完成减重目标为宜。

　　PCOS 患者的饮食控制要点是总能量的控制及膳食结构的合理化。建议食用低 GI 食物，多食不饱和脂肪酸，同时要摄入丰富的维生素、矿物质及膳食纤维，改变不良的饮食习惯。

　　所有 PCOS 患者都应遵循一般人群的健康均衡饮食原则，目前没有足够证据表明有任何一种特殊饮食类型更优。合并超重或者肥胖的患者，可以限定能量摄入量比标准摄入量减少30%，或减少 2100 ~3100kJ/d，在考虑体重、身体代谢率、活动量等多因素的情况下，综合制订饮食方案同时应避免过度限制和营养不均衡。

 知识拓展

生酮饮食干预多囊卵巢综合征

　　生酮饮食可应用于 PCOS 患者，尤其是超重/肥胖患者的减重管理。但生酮饮食干预需要在经过专门培训的医师或营养师的指导下进行，营养状况、体脂、体脂率、肌肉量、血营养素水平等营养指标需要定期监测。传统生酮饮食的三大营养素供能比通常为脂肪 70% ~75%，碳水化合物 3% ~5%，蛋白质 20% ~27%。能量生酮饮食每日总摄入量 500 ~800kcal，低碳水化合物含量 <50g/d，蛋白质 1.0 ~1.5g/kg 理想体重，脂肪 15 ~30g/d，其中脂质主要来自橄榄油（20g/d）。能量供应参照实际测得的基础代谢（间接测热法、生物电阻抗法）或公式法计算。

本章小结

思考题

　　1. 妊娠糖尿病的营养建议有哪些？

　　2. 妊娠期高血压疾病患者脂肪摄入的要求有哪些？

　　3. 多囊卵巢综合征患者的饮食控制要点是什么？

更多练习

第十三章　儿科疾病

教学课件

学习目标

1. 素质目标

具有尊重患儿、关爱患儿的职业素养。

2. 知识目标

（1）掌握：小儿腹泻、儿童肥胖、儿童糖尿病的营养管理原则。

（2）熟悉：小儿腹泻、儿童肥胖、儿童糖尿病的分类、病因和发病机制。

（3）了解：小儿腹泻、儿童肥胖、儿童糖尿病的流行情况。

3. 能力目标

能够根据患儿的情况，制订个体化营养干预计划。

第一节　小儿腹泻

案例

【案例导入】

患儿，男，3 岁。因发热伴腹泻 2 天入院。

现病史：患者 3 天前无明显诱因出现发热，体温波动于 37～38℃，大便每日接近数十次，为蛋花汤样，量较多，患儿精神不佳，食欲较差，伴有呕吐，无咳嗽。

查体：身高 92cm，体重 12kg。体温 37.4℃，心率 90 次/分，血压 80/50mmHg。

辅助检查：白细胞 9.1×10^9/L，中性粒细胞 0.39，淋巴细胞 0.61，血红蛋白 124g/L。

【请思考】

该如何为该患儿安排饮食？

【案例分析】

小儿腹泻（infantile diarrhea）是一组多病原、多因素引起的儿童排便次数明显增多和大便性状改变（呈液体或半液体），并伴有腹痛、腹胀、腹泻、恶心、呕吐等症状的一种消化系统疾病。

小儿腹泻是常见的儿科疾病之一，世界卫生组织估计每年有约 2 亿例患儿。1992 年我国卫生部门制订并发布了《中国腹泻病诊断治疗方案》，对提高我国腹泻病的诊治水平和降低腹泻病的死亡率起到重要作用。但至今，小儿腹泻发病率仍较高，是我国儿童常见病及 5 岁以下儿童的主要死亡原因之一，尤其在农村和落后地区。疾病预防控制中心监测的数据表明 2019 年我国小儿腹泻发病人数超过 1.2 亿，其中幼儿园和学龄前儿童是高发人群。

一、病因

（一）感染因素

肠道内感染可由病毒、细菌、真菌和寄生虫等引起，其中由病毒引起的最常见，其次是细菌。寒冷季节的婴幼儿腹泻 80% 左右由病毒感染引起，而夏季腹泻主要以细菌感染为主。

引起病毒感染性腹泻常见的病原有轮状病毒、诺如病毒、札幌病毒和星状病毒等；引起细菌感染性腹泻常见的病原有致腹泻性大肠埃希菌、空肠弯曲菌、耶尔森菌、志贺菌属等。致腹泻的真菌主要有念珠菌、曲霉菌、毛霉菌，婴儿以白念珠菌性肠炎多见。此外，肠道外感染时长期、大量地使用广谱抗生素可引起肠道菌群紊乱，肠道正常菌群减少，耐药性金黄色葡萄球菌、变形杆菌、铜绿假单胞菌或白念珠菌等可大量繁殖，可引起药物较难控制的肠炎，称为抗生素相关性腹泻。

（二）非感染因素

1. 喂养不当 母乳含有很强的对抗肠道感染的因子，如大量的分泌型免疫球蛋白（SIgA）、乳铁蛋白、巨噬细胞、粒细胞、溶菌酶、溶酶体等，可减少婴幼儿的腹泻。故喂养不当导致的腹泻，多由人工喂养引起。主要原因包括喂养不定时，饮食量过多，突然改变食物品种；母乳喂养过早添加辅食，过早喂给大量淀粉类或脂肪类食物，饮用含高果糖或山梨醇的果汁。

2. 食物过敏或不耐受 包括对牛奶中的蛋白、麦类食物中的谷蛋白等过敏而引起的儿童腹泻及对牛奶中的乳糖不耐受所致的腹泻。

3. 其他原因 气候变化（过冷、过热、温度变化过快）、肾上腺生殖器综合征等均可导致腹泻。

二、分类及临床表现

小儿腹泻按病因可分为感染性腹泻和非感染性腹泻两大类。按病程可分为急性腹泻（病程 2 周以内）、迁延性腹泻（病程 2 周至 2 个月）和慢性腹泻（病程 2 个月以上）。按程度分为轻型腹泻和重型腹泻。

（一）急性腹泻

1. 轻型腹泻 多由饮食因素及肠道外感染引起。以胃肠道症状为主，主要表现为患儿排泄次数增多，大便呈现稀软或水样，食欲缺乏，伴有轻度的恶心、呕吐，无明显全身症状，精神尚好，可能出现轻微的发热，无明显脱水，多在数日内痊愈。

2. 重型腹泻　多由胃肠道内感染引起，除有较重的胃肠道症状外（腹泻频繁，大便每日多在 10 次以上），还有明显的全身中毒症状，包括烦躁、精神萎靡、嗜睡、面色苍白、体温不升，白细胞计数明显增多、脱水及电解质紊乱。

（二）迁延性腹泻（病程 2 周至 2 个月）和慢性腹泻（病程 2 个月以上）

病因复杂，急性腹泻治疗不彻底，营养不良、免疫功能低下、感染、食物过敏、药物因素均可导致急性腹泻迁延不愈甚至转为慢性。患儿主要以消化道功能紊乱和慢性营养不良为主，多无全身中毒症状，脱水、电解质紊乱也不明显。

三、营养治疗

（一）营养治疗目的和原则

目前，对腹泻患儿适当的营养治疗已被看作是一项重要的辅助治疗。小儿腹泻的营养治疗目的是辅助纠正水、电解质紊乱，改善营养不良状态。营养治疗以及早进食、少量多次为原则，能量和营养素的供应由少到多，逐步增加。

（二）营养治疗方案

小儿腹泻营养治疗最关键的问题是正确经口补液纠正脱水并随后给予恰当饮食。世界卫生组织推荐口服葡萄糖电解质溶液（ORS）进行补液。患儿腹泻症状较轻时以调整饮食为主，必要时口服 ORS 补液预防脱水。有轻度脱水的患儿要在 4~6 个小时内补水，然后用米粉口服补液盐（制备方法：米粉 50g 加水到 1000ml 煮沸 15 分钟，冷却后加入 Na_2Cl 3.5g、KCl 1.5g、$NaHCO_3$ 2.5g，混匀）。待症状减轻后，增加液体摄入量，并逐步过渡到米粥、面条等半流质饮食。

患儿症状较重时，首先控制感染，纠正脱水，暂时禁食不少于 6 小时，在此期间及时进行 ORS 补液或米粉口服补液盐补液。及早进食，母乳喂养者可继续喂养母乳，人工喂养者则用已经稀释的配方乳，但需减少次数、降低浓度、减少总量。大于 6 个月的患儿可继续食用已经习惯的日常食物，先从纯碳水化合物饮食开始，采取循序渐进的原则，如粥、面条、稀饭、蛋、鱼末、肉末、新鲜果汁。当患儿肠道无法满足需要时，可从静脉中补液或用肠外营养。

慢性腹泻患儿应考虑到蛋白质 - 能量营养不良的可能性及矿物质和维生素的可能缺乏，应采用富含相应营养物质的食物或者要素饮食。糖源性腹泻以乳糖不耐受为主，宜采用去双糖饮食，可采用去（或低）乳糖奶或豆基蛋白配方奶。过敏性腹泻者应避免食入过敏食物，或采用口服脱敏喂养法。

四、营养护理

（1）提倡母乳喂养，合理喂养，采用逐步过渡的方式适时添加辅助食品。避免在夏季断奶。

（2）培养小儿良好的饮食卫生习惯，饭前便后洗手，勤剪指甲。

（3）对于生理性腹泻的婴儿应避免不适当的药物治疗。

（4）避免长期滥用广谱抗生素。因败血症、肺炎等肠道外感染必须使用抗生素治疗的婴幼儿，即使没有消化道症状，也应加用微生态制剂，防止由于难治性肠道菌群失调所致的腹泻。

第二节　儿童肥胖

【案例导入】

患儿，男，10岁。平时经常食用快餐食品和零食，喜欢在家里玩电子游戏而很少参加体育活动。父母均体重正常，无家族遗传性肥胖病史。父母反映，最近他变得更加沉默、抑郁。因此，带其就医。

查体：身高145cm，体重58kg。血压90/60mmHg。

辅助检查：血胆固醇140mg/dl、血甘油三酯80mg/dl，空腹血糖5mmol/L。

【请思考】

该患儿应如何饮食？

【案例分析】

　　儿童肥胖症是由于长期能量摄入超过消耗，导致体内脂肪过度集聚，体重超过参考值范围的一种慢性营养障碍性疾病。根据脂肪组织分布部位差异可将肥胖分为向心性肥胖和周围型肥胖。向心性肥胖又称腹型肥胖或内脏型肥胖，内脏脂肪增加，腰臀比增加，此类肥胖易导致心脑血管疾病、2型糖尿病、代谢综合征等各种并发症的发生。周围型肥胖又称匀称性肥胖或皮下脂肪型肥胖，脂肪匀称性分布，臀部脂肪堆积明显多于腹部。

　　近年来，随着我国社会经济发展和生活方式的改变，儿童的超重和肥胖率持续上升，6~17岁儿童超重和肥胖的患病率分别由1991—1995年的5.0%和1.7%上升至2011—2015年的11.7%和6.8%。2009—2019年肥胖率增长速度减缓，但超重率仍呈上升趋势，整体超重和肥胖人群基数继续扩大。

　　肥胖是多种疾病的重要危险因素，不仅影响儿童青少年运动能力、骨骼肌发育和认知发展，也会对他们的心理健康、心血管系统、内分泌系统、呼吸系统、消化系统等产生不良影响。此外，研究表明41%~80%的儿童肥胖可延续至成年，增加多种慢性病的发病风险，加重医疗及社会经济负担。

一、病因

（一）能量摄入过多，活动过少

这是儿童肥胖的最主要原因。随着社会经济的发展，目前我国食物的种类和消费习惯已发生巨大变化，快餐、膨化食品、煎炸类食品、烧烤类食品、含糖饮料、零食摄入逐渐增多；同时，久坐（玩电脑、游戏机以及看电视等）和缺乏适当的体育锻炼，导致体内能量过多，多余的能量转化为脂肪储存在体内，导致儿童肥胖。

（二）遗传因素

近年，越来越多的肥胖相关基因位点被识别，虽单基因变异引起的极重度肥胖比较罕见，但绝大多数的肥胖则为多基因背景和环境因素共同作用所致。研究表明双亲均肥胖的后代肥胖率高达 70% ~ 80%；双亲之一肥胖者，后代肥胖率为 40% ~ 50%；双亲正常的后代肥胖率为 10% ~ 14%。同时研究表明肥胖发生年龄越小、越严重，遗传因素导致的可能性就越大。

（三）病理因素

内分泌代谢性疾病，如甲状腺功能减退、生长激素缺乏症、性腺功能减退、高胰岛素血症、多囊卵巢综合征及下丘脑－垂体病变等，可导致继发性儿童肥胖。

（四）其他原因

如进食过快，或饱感中枢和饥饿中枢调节失衡以致多食；精神创伤（如亲人病故或学习成绩低下）或心理异常等导致儿童过量进食等。肠道菌群紊乱失衡，如肠道菌群中拟杆菌属减少也可能与肥胖的发生有关。此外，生命早期营养因素，包括妊娠期孕妇营养缺乏或过剩、完全人工喂养、过早断乳、过早添加辅食以及婴幼儿期营养过剩等，也与儿童肥胖的发生有关。

二、诊断标准

儿童肥胖的诊断依据参考《7 岁以下儿童生长标准》（WS/T423）、《学龄儿童青少年超重与肥胖筛查》（WS/T 586）。腰围和腰围身高比（waist to height ratio，WHtR）是判定向心性肥胖的重要指标，可以更好地预测心血管疾病和糖尿病等疾病的发生风险。由于 WHtR 受年龄、性别的影响较小，在不同人群间变异程度小，更适合广泛筛查。腰围以《7 岁 ~ 18 岁儿童青少年高腰围筛查界值》（WS/T611—2018）作为中心型肥胖的筛查依据；6 ~ 17 岁男生和 6 ~ 9 岁女生 WHtR 大于 0.48，10 ~ 17 岁女生 WHtR 大于 0.46 建议判定为中心型肥胖。

三、营养治疗

（一）营养治疗目的和原则

1. 治疗目的

（1）促进生长发育、增强体质、控制体重增长在正常速率范围内，是儿童期体重控制的第一线目标。

（2）养成科学、良好的生活习惯，培养没有心血管疾病危险因素的一代新人，是儿童期体重控制的远期目标。

2. 治疗原则 儿童肥胖的治疗原则是减少能量摄入和增加能量消耗，使体脂减少并接近正常状态，同时又不影响患儿身体健康和生长发育，以饮食指导为基础，以运动处方为核心，以行为矫正方案为关键技术，促进睡眠健康，辅以心理疏导等多手段综合应用。

对于有明确病因的继发性肥胖或伴有肥胖并发症的患者，需要病因治疗或相应的并发症治疗。

（二）营养治疗方案

1. 控制总能量的摄入　能量控制应根据肥胖程度来制定。对于年龄小且刚发生的轻度或中度肥胖患儿比当前能量摄入略低即可。一般建议在控制期对 5 岁以下的肥胖儿童每日能量摄入为 600 ~ 800kcal，5 岁以上则为 800 ~ 1200kcal。《儿童青少年肥胖食养指南（2024 年版）》中建议肥胖儿童青少年做到吃饭八分饱为宜，不建议通过节食减重，也不建议短期内（<3 个月）快速减重，避免出现减重—复胖的反跳循环。

2. 优化饮食结构和食物选择

（1）调整宏量营养素的构成比：在限制总能量的基础上，调整宏量营养素的供能比。目前比较公认的减肥膳食是高蛋白（供能比占 20% ~ 30%）、低脂肪（供能比占 20% ~ 30%）、低碳水化合物（供能比占 45% ~ 50%）膳食。该膳食不仅可有效减轻体重，改善代谢紊乱，而且可以增加饱腹感，提高依从性，有利于减肥后体重的维持。但需要注意的是，儿童减重饮食需要合适的脂肪总量而非过分低脂或无油，需减少饱和脂肪和反式脂肪的摄入，提高不饱和脂肪的摄入。

（2）保证充足的矿物质、维生素和膳食纤维：机体内很多维生素和矿物质都参与了能量和物质代谢的调节，在节食减肥时，保证充足的维生素和矿物质的摄入，不仅有助于减肥，还能改善代谢紊乱。新鲜蔬菜和水果能量很低，维生素和矿物质含量丰富，如 B 族维生素、维生素 C、镁、钾、钙等，并且饱腹感明显，故鼓励多摄入新鲜的蔬菜和水果。食盐能引起口渴并刺激食欲和增加体重，故每天应限制食盐的摄入量。

（3）食物小份多样，合理选择：尽量选择天然、新鲜食材，食物的种类可参照《中国居民膳食指南》的建议，每人每天摄入 12 种以上的食物，每周 25 种以上。增加新鲜蔬菜水果、全谷物和杂豆、鱼类在膳食中的比重。各类食物的搭配原则可参考《中国居民膳食指南》中设计的"平衡膳食宝塔"和"平衡膳食餐盘"，分为优选（绿灯）食物、限制（黄灯）食物和不宜（红灯）食物 3 类，见表 13-1。

表 13-1　肥胖儿童食物选择红绿灯标签

分类	优选（绿灯）食物	限量（黄灯）食物	不宜（红灯）食物
谷薯类	蒸煮烹饪、粗细搭配的杂米饭、红薯饭、杂粮面、意面等	精白米面类制品，如白米饭、白面条、白馒头、白面包、粉丝、年糕等	深加工糯米制品，如粽子等；高油烹饪类主食，如油条、炸薯条等；添加糖、奶油、黄油的点心，如奶油蛋糕、黄油面包等
蔬菜类	非淀粉类蔬菜，如叶类、花类、瓜茄类、果实类等蔬菜	部分根茎类蔬菜、淀粉类蔬菜，如土豆、芋芳和山药等蔬菜	高糖高油烹饪的蔬菜，如炸藕夹、油焖茄子等
水果类	绝大部分水果，如浆果类、核类、瓜果类等	冬枣、山楂、部分热带水果如香蕉、榴莲、西瓜等	各类高糖分的罐头水果和果汁

分类	优选（绿灯）食物	限量（黄灯）食物	不宜（红灯）食物
畜禽类	畜类脂肪含量低的部位，如里脊、腿肉、血制品等；少脂禽类，如胸脯肉、去皮腿肉等	畜类脂肪相对高的部位，如牛排、小排、肩部肉、舌等；带皮禽类；较多油脂、精制糖、盐等烹饪的畜禽类菜肴	畜类脂肪含量高的部位，如肥肉、五花肉、脑花等；富含油脂的内脏，如大肠等；油炸、红烧等高油、高盐、高糖烹饪的畜禽
水产类	绝大部分清蒸、水煮河鲜和海鲜	较多油脂、精制糖、盐等烹饪的水产类菜肴，如煎带鱼、糖醋鱼等	蟹黄和蟹膏等富含脂肪和胆固醇的河海鲜部位；油炸、红烧等高油、高盐、高糖等烹饪的水产
豆类	大豆和杂豆制品，豆腐、无糖豆浆、低盐豆腐干、低糖豆沙等	添加糖和脂肪含量相对高的豆制品，如腐竹、素鸡、豆沙馅等	高糖高油高盐加工的豆制品，如兰花豆、油豆腐、油面筋、咸豆腐等
蛋乳类	原味乳制品，如纯奶、无糖酸奶、低盐奶酪等，蒸煮加工的蛋类	含有少量调味添加的乳制品和蛋类制品，如含糖酸奶、咸奶酪、少油煎蛋等	含有大量添加糖、油脂加工的乳制品和蛋类制品，如复原乳、果味酸奶、炒蛋等
坚果类	原味坚果，无添加糖和盐	少量盐调味坚果	大量盐、奶油、糖等调味坚果
调味品类	各种植物油、醋、低钠盐和/或酱油、天然植物香辛料等	含大量盐的调味品，如豆瓣酱等；含大量糖或淀粉的调味品，如果酱等；含大量饱和脂肪的调味品，如猪油等	盐、食糖、糖果；含大量反式脂肪的调味品，如人造奶油、起酥油等

（4）辨证施食，因人因时因地制宜：《儿童青少年肥胖食养指南》（2024 版）提出根据不同地区地理环境特点、饮食习惯和食物供应特点，因地制宜进行食养。如西北高原地区，多见寒冷干燥气候，饮食上宜多选择温阳散寒的牛羊肉等食物，东南沿海地区温暖潮湿，饮食上则宜清淡，可多食蔬菜、水果、鱼虾、豆制品等食物。肥胖儿童青少年应顺应四时，遵循"春夏养阳、秋冬养阴"的调养原则。春天阳气开始生发，应当早起，足量运动。夏季人体阳气外发，不可贪凉饮冷，避免损伤阳气。秋天易燥，要少食辛辣，适量多吃酸甘多汁的食物，如莲藕、苹果、梨、枇杷等。冬季天气寒冷，往往进食牛羊肉类较多，食用后体内容易积热，常吃会导致肺火旺盛，因此可添加些"甘寒"的食物如白萝卜、大白菜、百合、梨、苹果等，调剂平衡。

3. 调整饮食行为 在饮食行为上，减少快餐食品、在外就餐及外卖点餐；减少高脂、高钠、高糖或深加工食品，应首选干净卫生、微量营养素密度较高的食物，如奶及奶制品、新鲜蔬菜水果、原味坚果；进食速度不宜过快，用餐时长适宜，早餐约 20 分钟，午餐或晚餐约 30 分钟；强调吃好早餐，晚上 9 点以后尽可能不进食。

4. 增加体力活动 应进行适合年龄和个人能力的、形式多样的身体活动。2017 年发表的《中国儿童青少年身体活动指南》建议身体健康的 6 ~ 17 岁儿童每天至少累计达到 60 分钟的中、高强度身体活动，以有氧运动为主，每周至少 3 天的高强度身体活动，包括抗阻活动。对于超重肥胖儿童，建议在达到一般儿童推荐量的基础上，在能力范围内，逐步延长每次运动时间、增加运动频率和运动强度。《儿童青少年肥胖食养指南（2024版）》建议学龄前儿童每天身体活动的总时长应达到 3 小时，包括至少 2 小时的户外活动。

第三节　儿童糖尿病

案例

【案例导入】

患儿，男，14 岁，学生，因多饮、多食、多尿半年，并且近半个月体重减轻入院。

查体：身高 170cm，体重 58kg。

辅助检查：空腹血糖 8.6mmol/L，餐后 2 小时血糖 13.8mmol/L；尿糖（++），尿酮体（+）。

【请思考】

应如何为该患儿安排饮食？

【案例分析】

儿童糖尿病是指 15 岁以前发生的糖尿病，是由于胰岛素分泌不足所引起的内分泌代谢性疾病，以碳水化合物、蛋白质及脂肪代谢紊乱为主，引起空腹及餐后高血糖及尿糖。儿童糖尿病主要以 1 型（即胰岛素依赖型）糖尿病为主，但随着人们生活方式的改变，肥胖儿童的增多，2 型糖尿病的发病率呈增长趋势。

一、病因

儿童糖尿病的病因涉及遗传因素、环境因素和生活方式因素。对于 1 型糖尿病，自身免疫攻击胰岛素分泌细胞的过程不完全清楚，遗传因素在其中扮演了重要角色。而 2 型糖尿病则更多与肥胖、生活方式、遗传倾向等因素有关。

二、临床表现

儿童糖尿病一般起病较急，多数患儿可由于感染、情绪激惹或饮食不当等诱因起病，出现多饮、多尿、多食和体重减轻等症状，即糖尿病的三多一少症状。但是，婴儿多尿、多饮不易被发觉，很快发生脱水和酮症酸中毒。幼儿因夜尿增多可发生遗尿。此外，患儿易疲乏无力，易感冒、发热、咳嗽，皮肤易感染。

三、营养治疗

（一）营养治疗的理想目标

（1）临床症状消失。

（2）使糖尿病儿童的血糖及其他代谢指标达到或接近正常水平：空腹血糖维持在 6.7 ~ 7.8mmol/L（120 ~ 140mg/dl）；糖化血红蛋白（HbA1c）<7%。

（3）减少或延缓急性及慢性并发症的发生与发展。

（4）维持或达到标准体重，保持正常的生长和青春期发育，能参加同龄儿童的正常活动。

（二）营养治疗方案

1. 控制总能量的摄入 糖尿病儿童全日摄入能量可参照下列计算公式拟订：

$$总能量(kcal) = 1000 + 年龄 × 系数$$

式中，系数可结合年龄选择：<3 岁按 100，3 ~ 6 岁按 90，7 ~ 10 岁按 80，大于 10 岁按 70，再根据糖尿病儿童的营养情况、体力活动量及应激状况等因素调整为个体化的能量推荐值。0 ~ 12 个月婴儿每天能量摄入量推荐 80 ~ 90kcal/kg。

对于超重和肥胖的 2 型糖尿病儿童，推荐在维持健康饮食结构的前提下减少能量摄入以帮助减重（但不应低于800kcal/d）。当实际能量摄入与推荐能量摄入之间的数值存在较大差距时，应采取逐步调整的方式，使实际摄入量接近推荐摄入量。糖尿病儿童的体重变化应作为判断阶段性能量出入是否平衡的实用参考指标。

2. 保证宏量营养素均衡

（1）碳水化合物：碳水化合物的种类和数量是影响血糖的决定性因素，需要严格控制，但不应低于每日必需摄入量，否则可能严重影响糖尿病患儿的生长发育。在摄入量上推荐占总能量的 50% ~ 55%，其中蔗糖摄入量最多为总能量的 10%。在食物选择上鼓励摄入各种富含纤维的食物，特别是富含可溶性纤维的蔬菜、水果、豆类、薯类、全谷类食物，可以选择添加非营养性甜味剂的低糖或无糖食品以改善甜度和口感。

（2）脂肪：糖尿病患儿脂肪摄入的首要问题是限制饱和脂肪酸和胆固醇的摄入量，以控制低密度脂蛋白胆固醇（LDL-C）和总胆固醇的水平。在摄入量上推荐占总能量的 25% ~ 35%，建议用单不饱和脂肪酸取代部分饱和脂肪酸供能，宜占总能量的 10% ~ 20%，多不饱和脂肪酸的摄入量不超过摄入总能量的 10%，限制饱和脂肪酸及反式脂肪酸的摄入量，不应超过供能比的 10%；每日胆固醇摄入量不超过 300mg。在食物选择上鼓励儿童每周 1 ~ 2 次 80 ~ 120g 鱼的摄入（油炸鱼除外），尽量减少富含反式脂肪酸的食物摄入（如饼干、油炸食品、速食汉堡包）。

（3）蛋白质：是儿童期生长发育必不可少的营养成分，每千克体重摄入量随年龄增长逐渐下降。在摄入量上推荐占总能量的 15% ~ 20%，1 型糖尿病患儿蛋白质含量分配不应超过总能量的 25%，其中优质蛋白供给占总蛋白的 1/3 ~ 1/2；当糖尿病患儿出现持续性微量清蛋白尿时可低于推荐蛋白摄入量，但必须保证正常生长发育，推荐蛋白摄入量每天 0.8g/kg。在食物选择上鼓励多选用鱼肉、瘦肉和奶制品等优质动物性蛋白质和大豆、豆荚和扁豆等植物性蛋白质。

不同年龄段儿童推荐每日能量和三大宏量营养素摄入量见表 13 - 2。

表 13 - 2　不同年龄段儿童推荐每日营养素摄入量

年龄（岁）	总能量/kcal	碳水化合物/g	脂肪/g	蛋白质/g
1 ~ 3	1000 ~ 1300	120 ~ 180	30 ~ 50	35 ~ 45
4 ~ 8	1400 ~ 1600	170 ~ 220	40 ~ 60	45 ~ 60

续　表

年龄（岁）	总能量/kcal	碳水化合物/g	脂肪/g	蛋白质/g
9~13	1600~1800	200~250	50~70	60~70
14~18	1800~2000	220~280	55~80	70~80

3. 保证无机盐和维生素均衡　除三大营养素外，维生素、矿物质也是食物的重要组成成分。钙、镁、铬、锌等无机盐和微量元素缺乏与糖代谢紊乱有关，应注意补充。要限制食盐的摄入量，糖尿病患儿每日食盐推荐量：1~3 岁为 2.5g/d，4~8 岁为 3g/d；≥9 岁为 3.8g/d，摄入高限为 5g/d。从总体来看，目前尚缺乏大量补充维生素对糖尿病益处的研究，因此除非营养评价显示明显缺乏某种维生素，否则不建议常规大量补充，但应从均衡膳食中获取每日必需的维生素。

4. 提倡高纤维饮食　膳食纤维可以延缓碳水化合物的消化和吸收，改善糖脂类代谢，并且高膳食纤维食物可以增加饱腹感，因此鼓励增加纤维的摄入量，推荐每日膳食纤维摄入量为 14g/1000kcal。

5. 食物多样化，因人而异　运用食品交换份法为糖尿病患儿选择丰富多样的食谱，指导患儿家长了解食物的 GI 值，自我选择 GI 低的食品。

 知识拓展

低血糖的营养治疗

儿童低血糖通常是指血糖浓度低于适当水平，确切判定标准可以根据年龄、健康状况和临床上的具体情况而有所不同。一般认为较大婴儿和儿童空腹血糖 <2.8mmol/L（<50mg/dl）即认为是低血糖。

1. 临床表现　低血糖时患儿有饥饿感及面色苍白、出冷汗、颤抖、心悸、烦躁等，进而可能出现精神紧张不安、性情改变，严重低血糖还可能导致患儿意识不清，甚至惊厥、昏迷。

2. 营养治疗　低血糖的产生与进食太少、运动量过大、药物过量（如注射胰岛素过量）等原因有关。应以预防为主，患儿需规律生活，按时进食，运动量要恒定，不可随便增加药量。一旦出现低血糖，可给予葡萄糖水、白糖水、果汁和巧克力等，其量根据年龄而定。年龄小者，可将 1~2 茶匙糖溶于 50~100ml 的温水中。年龄大者可用 25~50g 糖溶于 200~300ml 水中，5~10 分钟后如未缓解可重复一次。病情缓解后，可给予饼干、面包、馒头、水果等食品。神志不清者，禁用任何食物或饮料，应急送医院抢救。

四、运动治疗及营养宣教

（一）运动治疗

运动治疗是儿童期糖尿病必不可少的治疗方法之一。运动可控制体重、促进血液循环、改善心肺功能，并能改变血浆中脂蛋白成分，减少冠心病的发病率。运动可增强胰岛素的敏感性，降低血糖。此外运动还能给患儿带来自信心和生活的乐趣。

糖尿病儿童的运动时间及运动量要相对恒定，一般每周至少运动 3 次，每次运动 > 20 ~ 30 分钟，不超过 1 小时。可根据个人爱好及能力选择适当的运动。

（二）营养宣教

医疗实践证明，应对年长患儿、家长及其他家庭成员普及糖尿病的基础知识，进行糖尿病综合治疗的教育，使他们能逐步掌握治疗糖尿病的知识和技能，共同参与，协助治疗，能有效降低发病率、致残率和死亡率。

本章小结

思考题

患儿，男，13 岁。最近他变得更加不爱说话，心情沉重，总感呼吸费力。医师通过询问了解到该男孩平时经常食用快餐食品和零食，喜欢在家里玩电子游戏而很少参加体育活动。无其他疾病史和家庭史。查体：身高 168cm，体重 65kg，血压 90/60mmHg。辅助检查：血胆固醇 140mg/dl、血甘油三酯 80mg/dl，空腹血糖 8.8mmol/l。

（1）请判断该男孩的体型。

（2）该男孩目前存在的问题是什么？

（3）该男孩的膳食原则是什么？

（4）适合该男孩食用的食物有哪些？

更多练习

第十四章　恶性肿瘤

学习目标

1. 素质目标

具有关注患者营养状态，指导恶性肿瘤患者进行营养治疗的综合素养。

2. 知识目标

(1) 掌握：恶性肿瘤患者围手术期、放疗、化疗及恶病质状态下的营养支持原则。

(2) 熟悉：各阶段恶性肿瘤患者的营养支持方法。

(3) 了解：恶性肿瘤治疗中的常见不良反应及其应对方法。

3. 能力目标

能根据恶性肿瘤患者的营养评估结果提供对应的饮食护理和营养支持治疗。

案例

【案例导入】

　　患者，男性，73 岁，身高 175cm。因贲门癌术后 5 个月虚弱不堪，由家属陪同到医院营养科诊治。家属忍不住向医师抱怨："以前他有 75 公斤，现在不足 50 公斤了，你看看，就剩了一张皮，像个纸片人，一阵风就能把他吹倒。"医师详细了解患者饮食状况后发现，患者忌所谓"发物"，如鸡蛋、鸡肉、牛肉等。家属说："老头子很固执的，一旦深信不疑，几头牛都拉不回来。"原来，得病后，患者就想到朋友所说，患癌都是因为吃得太好，蛋、乳、肉类、鱼等食物营养丰富且是发物，于是他固执地拒绝进食富含蛋白质的食物，只吃些蔬菜水果，以为这样饿着，癌细胞会缺乏营养而被饿死。

【请思考】

　　这种"饿死癌细胞"的想法是否正确？

【案例分析】

第一节　概　　述

肿瘤是机体在各种致癌因素作用下，局部组织的细胞在基因水平上失去对其生长的正常调控，导致异常增生而形成的新生物。根据肿瘤生物学特性及其对机体危害性的不同，一般分为良性肿瘤和恶性肿瘤两大类。良性肿瘤是某种组织的异常增殖形成肿块，渐渐增大膨胀，增大后可压迫器官、影响器官的功能，但不会发生肿瘤转移。恶性肿瘤则生长迅速、分化程度低，主要以浸润方式生长，其瘤细胞可借助于淋巴道、血道或腔道转移到人体其他组织器官。根据细胞起源，恶性肿瘤又可分为癌和肉瘤。凡是来源于上皮组织（大多数是被覆于机体体腔表面的组织，也有构成器官的主要部分，如肝等）的恶性肿瘤称为癌，占恶性肿瘤的90%以上，如肺癌、胃癌、食管癌、肝癌、乳腺癌等；来源于原始间叶细胞的恶性肿瘤，称为肉瘤，如骨肉瘤、淋巴肉瘤等。此外，还有其他一些恶性肿瘤由于约定俗成的原因不依从这些命名法则。一般所说的癌症泛指所有的恶性肿瘤。

恶性肿瘤的发生是环境因素和遗传因素密切作用的结果，约80%的恶性肿瘤是由环境危险因素和不良的生活方式引起的。环境危险因素是人类所面临的主要健康危险因素，主要包括空气污染、不安全的水以及住宅氡污染、铅暴露等，其中空气污染是最主要的环境危险因素，是全球男性恶性肿瘤死亡的第四大归因危险因素和女性恶性肿瘤死亡的第六大归因危险因素。吸烟、饮酒、不健康饮食、缺乏体力活动等不健康的生活方式也是主要的恶性肿瘤危险因素。

一、肿瘤患者的营养异常

肿瘤的发生、发展与机体密切相关、互相影响。肿瘤在体内生长，必然会在某种程度上受机体制约。同时，肿瘤的发展也逐渐会对宿主产生严重的影响。其影响可因肿瘤的发生部位、体积大小、恶性程度、病理类型以及宿主的机体状态等因素而异。临床上发现一半以上的恶性肿瘤患者体重有明显的减轻，营养不良的发生率相当高。营养不良不仅影响肿瘤治疗的临床决策，还会增加并发症发生率和病死率，降低患者的生活质量，影响疾病预后。肿瘤患者常见的营养相关症状如下。

1. 恶病质（cachexia）　是一种复杂的多因素综合征，是肿瘤患者一种严重的并发症，常见于消化道癌和肺癌。晚期肿瘤患者易出现恶病质，主要表现为体重下降、食欲缺乏、恶心、呕吐、虚弱、贫血以及营养不良等。恶病质会降低患者治疗耐受性和生活质量，延长住院时间，甚至缩短生存时间。

2. 食欲缺乏　胃肠道肿瘤患者常出现食欲缺乏，但有些胃肠道未受肿瘤累及的患者在肿瘤尚小时即可出现，根治性切除肿瘤后该症状可消失。食欲缺乏既是营养不良的表现，又加速了营养不良的发展。导致肿瘤患者食欲缺乏的原因较复杂，常见原因如下。

（1）嗅觉、味觉异常：某些肿瘤患者在病程中或治疗期间会出现嗅觉和味觉异常，主要是味觉的甜觉阈值增高而苦味阈值降低，因而会导致进食时感觉食物苦而影响食欲。

（2）心理影响：肿瘤患者在怀疑和得知自己患病后可能出现焦虑、恐惧、愤怒等复杂的心理反应，这些心理因素均可导致不同程度的食欲缺乏。

3. 体重减轻　消化道肿瘤患者的体重减轻最明显，大约有1/3的食管癌、胃癌患者在就诊前就已经出现体重减轻 10% 以上。约 1/3 的肺癌患者也有体重减轻，但其发生较消化道肿瘤患者稍晚一些。其他肿瘤患者也会出现体重减轻。患者体重减轻的原因可能有以下几个方面。

（1）食欲缺乏：任何原因导致的食欲缺乏均可引起体重减轻。

（2）胃肠功能紊乱：有些患者可出现胃肠运动加快和严重的腹泻，同时伴有吸收不良和体重下降。一些神经外胚层来源相关的恶性肿瘤（如消化道类癌、甲状腺髓样癌）可以分泌一些多肽类物质，通过体液途径作用于消化道平滑肌引起腹泻。

（3）肿瘤的消耗：肿瘤的生长会与正常组织竞争营养物质，造成大量营养消耗。因此，即使肿瘤患者的能量及营养素摄取维持正常，仍可能出现体重减轻。

（4）能量代谢率增高：肿瘤患者，尤其是一些造血系统的肿瘤大多表现为高代谢型。高代谢型肿瘤患者的基础代谢率增加，会导致体重减轻。

4. 低血糖症　严重的食欲缺乏和营养不良会导致肿瘤患者出现低血糖症。胰腺的胰岛素瘤和某些类型的肺、消化道肿瘤可促进胰岛素分泌，导致低血糖症。肝受到肿瘤浸润时，其糖异生及糖原分解等功能受损，也易导致低血糖症。

5. 其他代谢异常　肿瘤发生骨转移及肿瘤分泌甲状旁腺素时可伴有血清钙的升高。高血钙可引起肾功能障碍、神经系统症状及胃肠道平滑肌张力降低，引起患者食欲缺乏、恶心、呕吐、便秘、肠梗阻及腹痛等。这些症状又可进一步加剧肿瘤患者营养状况的恶化。某些生长速度较快的肿瘤，因细胞更新速度快，核酸的代谢产物（嘌呤、嘧啶）量增加，导致血尿酸升高。而尿酸可沉积于肾小管、小关节造成尿路结石或痛风。

二、肿瘤患者的营养支持

肿瘤患者的营养支持是肿瘤多学科综合治疗的重要组成部分。合理、有效地提供营养支持对改善肿瘤患者的预后及生活质量具有积极作用。但在开展营养支持治疗之前应当首先评定肿瘤患者的营养状况。

（一）肿瘤患者临床营养状况评定

中国抗癌协会肿瘤营养与支持治疗专业委员会肿瘤营养通路学组制定的《中国恶性肿瘤营养治疗通路专家共识（2018 年)》指出，所有肿瘤患者均应进行营养风险筛查，以发现需要营养支持的患者；对于无营养风险的肿瘤患者，不适合进行营养支持。

NRS 2002 可作为住院肿瘤患者营养风险筛查工具。此外，营养不良通用筛查工具也是常用的肿瘤患者营养风险筛查工具。肿瘤患者常用的营养评定方法有主观全面评定（subjective globe assessment，SGA）、患者参与的主观全面评定（patient-generated subjective global assessment，PG-SGA）等。临床研究提示，PG-SGA 是一种有效的肿瘤患者特异性营养状况评价工具，是中国抗癌协会肿瘤营养与支持治疗专业委员会的推荐的用于肿瘤患者营养评估的首选方法。

经过营养风险筛查与评估，对于已存在营养不良或存在营养风险的患者应给予营养治疗；非终末期患者如 PG-SGA 评分≥9，可定性评估为重度营养不良，是营养治疗的绝对指征；如 4≤PG-SGA 评分≤8，可定性评估为中度营养不良，是营养治疗的相对指征；无营养不良的患者不推荐接受营养支持治疗。

（二）肿瘤患者营养支持治疗的原则

肿瘤患者营养支持治疗应遵循五阶梯原则，首选第一阶梯，当治疗持续 3 ~ 5 天仍不能满足患者目标能量需求的 50% 时，再选择下一阶梯治疗。第一阶梯：饮食 + 营养教育（包括营养咨询、饮食指导及饮食调整）；第二阶梯：饮食 + 口服营养补充（oral nutritional supplements，ONS）；第三阶梯：全肠内营养（total enteral nutrition，TEN）；第四阶梯：部分肠内营养（partial enteral nutrition，PEN）+ 部分肠外营养（partial parenteral nutrition，PPN）；第五阶梯：完全肠外营养支持（total parenteral nutrition，TPN）。

（三）肿瘤患者营养支持治疗的方法

肿瘤患者营养支持治疗要考虑到其往往耗时较长，应优先考虑符合生理功能的营养支持方式。除了不能经口摄食的营养不良患者，"饮食 + 营养教育"是首选的营养支持治疗方法，即第一阶梯。但当"饮食 + 营养教育"达不到目标需求量时，则应选择"饮食 + ONS"。

1. 口服营养补充（ONS）　在绝大多数情况下，ONS 是保证生存质量最好的营养方式。首先要考虑可吞咽患者对食物的喜爱和进食程度，通过调整食物成分可增加患者进食。如患者进食固体食物不足，可通过液体成分补充。口服液体可补充超过 1000kcal 以上的能量。目前应用最为广泛的是为健康人制订的"四类基本食物方案"。当患者手术或体重减轻时，应适当增加食物的需要量。

（1）蛋白质类：富含蛋白质的食物有豆类、蛋类、鱼类、畜肉类、禽肉类、坚果、花生酱、豆腐及其制品等。这类食物还富含 B 族维生素和铁。方案要求每天有两份蛋白质类食物。每一份包括 1 杯煮豆类，2 个蛋，100g 左右的畜肉、禽肉或鱼，或 4 汤匙的奶油花生酱。

（2）乳类：包括所有的乳制品，如乳酪、干酪、软干酪、奶粉、炼乳、牛奶、冰激凌、脱脂奶、酸奶、酸乳酪。乳类食物是蛋白质、维生素 A、B 族维生素和钙的重要来源。方案要求每天有两份乳类食物。每一份包括 30g 干酪或 100g 软干酪，半杯炼乳，1 杯半冰激凌，1 杯牛奶或 1 杯酸乳酪。

（3）蔬菜水果类：包括所有的水果、蔬菜、果汁和干果。这类食物主要提供维生素和矿物质。方案要求每天有四份蔬菜水果类食物，其中一份是富含维生素 C 的水果（如柑橘或柚子等），一份是富含大量维生素 A 前体的深绿色或深黄色蔬菜，剩余两份则尽量多样化。每一份包括 1 个中等大小的新鲜水果，半杯果汁，或半碗蔬菜。

（4）米面类：包括面包、饼干、麦片粥、面条和米饭等。这类食物主要提供碳水化合物、B 族维生素和铁。碳水化合物是能量的主要来源。方案要求每天有四份米面类的食物。每一份包括 1 片面包或 3/4 杯麦片粥，一杯干麦片，两块粗面粉饼干，半杯煮面条、通心面或米饭，或五块椒盐饼干。

除了以上四类基本食物外，每天还应当吃 3 ~ 4 汤匙的脂肪或油类，如黄油、奶油、人造黄油、蛋黄酱、色拉调味油或植物油，这类食物供给人体能量和维生素 E。对于大部分可以摄食平衡饮食的患者来说，不必额外补充维生素和矿物质。对于不能进食平衡饮食，或食欲缺乏、吸收不良的肿瘤患者，可适当补充维生素和矿物质。如果患者需要服用治疗剂量的维生素，应由医师开具处方。患者自行滥用维生素具有潜在健康风险。许多专家认为大量服用任何维生素对于肿瘤治疗都没有益处。

2. 全肠内营养（TEN）　某些特殊部位罹患肿瘤（如鼻咽部或胃肠道肿瘤）的患者无法经口进食，但其消化功能正常，宜选择 TEN 给予营养支持。对于"饮食＋ONS"不能满足目标需要量，或者完全无法经口进食的患者（如食管癌完全梗阻、吞咽障碍、严重胃瘫者），TEN 是理想选择。营养不良条件下实施 TEN 时多数需要管饲，常用的喂养途径有鼻胃管和鼻肠管。管饲一般可在 4 周内短期应用，超过 4 周时要考虑胃、肠造瘘。在食管完全梗阻的条件下则优先选择胃、肠造瘘。

3. 全肠外营养（TPN）　当患者的胃肠道完全不能使用或失去功能时，TPN 是患者获得营养并借此生存的唯一方法。但此时患者仍有进一步治疗肿瘤的机会，如果缺乏有效的抗肿瘤治疗，营养不良的患者极少甚至不能从 TPN 中获得益处。

（四）营养成分的补充

1. 水　大多数肿瘤患者没有额外的水分丧失则不需要特别补液。水摄入不足多是治疗的副作用所致，如外科术后的胃肠减压、放疗所致的放射性肠炎以及化疗所致的恶心、呕吐。此时应适当补液。

2. 能量　中国抗癌协会肿瘤营养与支持治疗专业委员会建议采用 20～25kcal/（kg·d）计算非蛋白质能量（肠外营养），采用 25～30kcal/（kg·d）计算总能量（肠内营养），同时兼顾患者的应激系数、年龄系数及活动系数。不同类型的肿瘤患者的能量代谢不同，血液系统肿瘤患者代谢率较高，可用 35～40kcal/（kg·d）计算总能量，少数高代谢患者甚至可多至 80～100kcal/（kg·d）。

3. 蛋白质　中华医学会肠外肠内营养学分会推荐蛋白质摄入量应高于 1.0g/（kg·d）。但因进食减少和肿瘤消耗，大多数肿瘤患者有蛋白质丢失，每日蛋白质摄入量可增加到 1.5～2.0g/（kg·d）。

4. 维生素　肿瘤患者中常见维生素缺乏，如鳞状细胞癌患者常缺乏维生素 A，乳腺癌和膀胱癌患者常缺乏维生素 B_6，乳腺癌患者还常缺乏维生素 B_1。一般情况下肿瘤患者的维生素补给量约等于生理剂量。如无明确的维生素缺乏，不推荐大剂量补充。

5. 微量元素和电解质　某些实体肿瘤和淋巴瘤可有血铜水平增高，并且与疾病活动程度有关。肺癌和结肠癌可见血锌水平下降，此时化疗易发生口腔溃疡。除非存在明确的微量元素缺乏，否则无须特别补充。营养支持治疗易引起电解质血清水平出现波动，并且幅度较大，应加强监测，根据化验结果给予调节。

第二节　恶性肿瘤患者围手术期

外科手术对肿瘤患者营养状况的影响是非特异性的，一般外科所致的肠麻痹、失血和应激状况以及一些并发症，均可加剧已存在的营养不良。肿瘤围手术期患者的营养不良发生率较高，尤其是胰腺、食管、胃肠道肿瘤，这些肿瘤的营养不良状况最为严重，术前新辅助化疗患者的营养风险更大。

不同部位的消化系统肿瘤切除术后，患者可能会出现一些特殊的营养问题，如咽喉、食管上段的手术可导致吞咽功能受损；食管贲门肿瘤切除术后易发生反酸、胃灼热；胃大部切除术后可能会导致内因子缺乏性贫血和倾倒综合征；小肠切除过多可导致腹泻、吸收不良、贫血；大肠手术可因腹泻而导致水电解质代谢紊乱；胰腺手术可因各种消化酶缺乏而致消化不良及继发性高血糖等。

一、围手术期营养支持的指征

手术创伤应激、围手术期营养摄入中止或者减少等因素均可引起或加重肿瘤患者的营养不良。营养不良患者术后并发症（包括感染、吻合口瘘等）的发生率和病死率升高，ICU停留时间及住院时间延长，医疗费用增加，影响患者的临床结局及生活质量。需要接受大手术的中、重度营养不良患者和重大、复杂手术后处于严重应激状态的危重患者往往不能耐受长时间的营养缺乏，应及时给予恰当的营养支持。但没有明显营养不良的肿瘤患者并不能从营养支持中获益，因此不推荐对肿瘤患者常规进行围手术期营养支持。存在营养不良，尤其是重度营养不良的患者则可从合理的营养支持中获益。

欧洲肠外肠内营养学会在其指南中推荐对中、重度营养不良患者给予 7 ~ 14 天的术前营养支持，并建议推迟此类患者的手术时间。美国胃肠学会在住院患者营养支持指南中推荐，对有高营养风险或预计 5 ~ 7 天无法经口进食的住院患者应进行营养支持。中国肠外肠内营养学会在围手术期营养支持指南中明确指出，营养不良患者围手术期接受营养支持可降低感染性及非感性并发症的发生率。充足的能量和蛋白质是影响营养支持效果和临床结局的重要因素。能量及蛋白质不足可造成机体组织消耗，影响器官的结构和功能，继而影响患者预后。

二、围手术期营养支持的实施

肿瘤患者围手术期的营养支持应遵循快速康复外科原则。一般消化道功能正常或具有部分消化道功能的患者应优先使用 ONS 或肠内营养，如果肠内营养无法提供目标需要量的能量及蛋白质时，可行肠外营养补充。无法实施肠内营养或能量及蛋白质目标需要量较高并且希望迅速改善患者营养状况时，则应选用肠外营养。ONS 是肿瘤患者重要的营养支持方式，其对加速伤口愈合、恢复机体组织、减少体重丢失、降低术后并发症的发生率和再入院率、缩短住院时间及改善生活质量均有积极意义。多国营养学会在指南中均指出，对于存在营养风险或营养不良且能够经口进食的手术患者，如果预计围手术期不能正常进食时间超过 7 天，或经口进食仅能提供低于 60% 目标需要量的能量和蛋白质时，推荐使用 ONS。

如果不能经口进食或 ONS 不能达到能量和蛋白质目标需要量，则可选择通过管饲进行肠内营养。当患者无法使用肠内营养时（如消化道机械性梗阻、不受控制的腹膜炎、肠缺血、重度休克、高位或高流量肠瘘、胃肠道出血），应选择肠外营养。部分营养不良或高营养风险患者虽能够接受肠内营养，但肠内营养无法提供目标需要量的能量和蛋白质时，则应选择补充性肠外营养或全肠外营养。研究显示，因各种原因无法经肠道途径进行营养支持或预计经肠道途径无法提供 60% 目标需要量的能量和蛋白质持续 7 ~ 10 天时，联合肠外营养可使患者获益。对于重度营养不良或长期禁食的肿瘤患者，营养支持应从低剂量开始，并根据患者的耐受情况逐渐增加，以防造成再喂养综合征。接受肠内营养和肠外营养联合治疗的患者，随着肠内营养耐受性增加，应逐渐减少肠外营养供给量，以防止过度喂养。一般当肠内营养提供超过 60% 目标需要量的能量和蛋白质时，即可停用肠外营养。过短时间的营养支持难以达到预期效果，围手术期营养支持应持续 7 ~ 10 天。

三、术前饮食安排及营养治疗

由于恶性肿瘤切除手术，尤其是某些清扫术等大手术会给机体带来较大创伤且患者失血量大，术前必须给予患者良好的饮食，使患者有较好的体质，从而保证手术顺利进行，也利于患者术后康复。所以患者应在术前一段时间内采取一些具体措施增加营养。

较消瘦的患者要给予高能量、高蛋白质、高维生素的"三高"膳食，使患者能在短期内增加体重；较肥胖的患者应给予高蛋白质、低脂肪膳食，以储存部分蛋白质，消耗体内脂肪；肝、胆、胰恶性肿瘤患者则应用低脂肪饮食。消化道恶性肿瘤患者术前应安排少渣流质饮食或半流质饮食，以减少胃肠道内残渣。一般患者在术前 12 小时应禁食，术前 4 小时要禁饮，以防止麻醉或手术过程中呕吐，并发吸入性肺炎。胃肠道内较多食物积存也将影响手术的顺利进行。

对严重营养不良风险的患者实施肿瘤切除手术前应先给予营养治疗，以 7～14 天为宜。只要肠道功能允许，建议优先选择口服或肠内途径。当患者日常饮食不能满足自身能量需求时，不论其营养状态如何，均应鼓励患者进行 ONS。绝大多数营养不良的肿瘤患者、高风险的腹部大手术患者均应在术前给予 ONS，可以优先选择口服免疫营养补充制剂（含有精氨酸、ω-3 脂肪酸和核糖核酸），术前连续使用 5～7 天。术前的肠内营养或 ONS 应该在入院前实施，以缩短住院时间、降低院内感染发生率。

四、术后营养护理

（一）一般护理

术后患者营养及液体的补充直接关系到其代谢功能和术后康复。患者开始饮食时间应根据手术性质、麻醉种类和肠蠕动恢复情况决定。禁食期间，可静脉补充水、电解质和营养素，并维持输液的速度及补液量。大手术后，如禁食时间较长可通过深静脉给予营养支持，以促进合成代谢。注意记录 24 小时的出入液量，检测电解质，评估水、电解质和营养代谢状况，如有异常应及时遵医嘱适量补充。对于已进饮食的患者，应鼓励摄取高蛋白质、高能量和高维生素的"三高"饮食。刚开始进食时，由于液体和能量往往不足，仍应从静脉途径适当补充。

对于不能早期经口进食、经口摄入不足（＜50%）且持续时间超过 7 天的患者应尽早开始管饲（24 小时内）。特别注意以下几种有较高风险的患者：接受头颈部及胃肠道大手术的肿瘤患者、严重创伤包括脑损伤的患者、手术时有明显营养不良的患者。对于上述患者也应进行早期经口摄入或管饲。有管饲适应证的上消化道及胰腺手术患者应该放置鼻空肠管或穿刺空肠造口。

（二）倾倒综合征

部分胃癌患者接受胃大部或全胃切除术后可能并发倾倒综合征，影响其营养状况。倾倒综合征为胃大部切除术后的远期并发症，是由于切除胃窦部、迷走神经切断和胃肠道改建等导致胃内容物排空过快，产生的一系列临床症状。根据患者进食后出现症状的时间，分为早期和晚期两种类型。

1. 早期倾倒综合征　与高渗性，尤其含高碳水化合物的胃内容物快速进入肠道，导致肠道内分泌细胞大量分泌血管活性物质有关。多发生在进食后 20～30 分钟，主要表现为恶心呕吐、腹部绞痛和腹泻等胃肠道症状和心悸、出冷汗、乏力、面色苍白等短暂血容量不足的神经循环系统症状。

治疗以饮食管理为主，包括调整饮食，少食多餐（每天 5～7 餐），避免过甜和/或过浓的高渗流质饮食和食品；干稀分食，进餐时只吃较干食物，在餐前 30 分钟、餐后 60 分钟以后喝水或进食液体食物，以减缓食物进入小肠的速度，促进食物的消化吸收；进餐时采取半卧位，细嚼慢咽，餐后斜卧 30 分钟可减轻症状。多数患者可在术后 6 个月内改善症状。症状重者可考虑药物（如生长抑素）治疗，极少数患者需要手术治疗。

2. 晚期倾倒综合征　与高渗食物快速进入小肠，吸收后刺激胰岛素大量分泌而导致的反应性低血糖有关，又称为低血糖综合征。多发生在进食后 2～4 小时，无胃肠道症状，仅表现为面色苍白、出汗、心悸、头晕、手颤、乏力和饥饿感等神经循环系统症状，偶有昏厥。

治疗以饮食管理为主，包括调整饮食，每餐减少碳水化合物的量，减缓碳水化合物的吸收；低血糖症状发作时适量饮用含糖饮料即可缓解。

五、出院后营养治疗

对于术后出院的肿瘤患者，虽然肿瘤得到有效或暂时控制，但由于手术创伤及机体本身存在肿瘤导致的代谢改变，术后相当长的时期内仍处于分解状态，常有营养不良或高营养风险。另外，肿瘤患者术后常需要进行辅助放化疗，放化疗的不良反应会加重患者的营养不良。为防止肿瘤患者出院后营养状态的持续恶化，出院后应继续对这类患者进行有效的家庭营养支持。ESPEN 在其肿瘤营养指南中推荐，术后营养不良的肿瘤患者出院后应继续进行营养支持，但具体的营养支持方式应根据患者的肠道功能、营养状态、疾病种类等进行个体化选择。

　知识拓展

《肿瘤生存者管理专家共识》 简介

伴随我国肿瘤防控措施的完善及抗肿瘤诊治水平的不断提升，肿瘤患者生存期逐渐延长、生存率逐年提高，肿瘤生存者这一逐渐壮大的群体也越来越被重视。因此，肿瘤生存者的全程管理包括及时发现生存者存在的潜在不良影响，如何提高生活质量具有重要而深远的意义。基于上述因素，中国抗癌协会肿瘤营养专业委员会撰写了《肿瘤生存者管理专家共识》，以循证医学证据为基础，注重生存者个体化的差异，强调生存者管理的理念以及操作流程，加强社会各界对于生存者的关注，完善生存者的全程管理制度，为广大医护人员、生存者及家庭成员提供相关问题的管理规范，指导意见和解决方法，从而推动肿瘤生存者的全程、全方位管理的有效实施。

第三节　恶性肿瘤放疗期

放射疗法（radiotherapy，RT）简称放疗，是一种广义的物理治疗。肿瘤细胞增生活跃，在放射线的电离作用下，因 DNA 损伤而引起肿瘤细胞不同程度的凋亡和损伤，最终达到消灭肿瘤细胞的目的。

放疗对恶性肿瘤患者营养状况的影响包括营养物质摄入、消化、吸收和代谢的全过程。不同部位的放疗对患者营养状况影响的程度和机制不同。例如，接受头颈部放疗的恶性肿瘤患者，放射线会导致其味蕾细胞和味觉感觉神经末梢损害，导致味觉敏感度降低，影响食欲；放疗引起的放射性口腔黏膜炎和口腔疼痛等不良反应会严重影响患者进食，导致其营养物质的摄入明显减少。头颈部放疗还会影响患者的吞咽功能，严重程度与口咽部和喉部的受照射剂量明显相关。放射性食管炎是接受胸部放疗的恶性肿瘤患者最常见的不良反应，患者因吞咽疼痛、恶心、呕吐等影响营养物质的摄入。接受腹部、盆腔放疗的患者发生放射性肠炎则可能导致肠吸收功能障碍。

一、肿瘤放疗患者的饮食及护理

放疗患者的饮食原则首先是平衡膳食，在此基础上适量增加富含优质蛋白质和抗氧化维生素的食物，如鱼、禽、蛋、瘦肉、豆腐、酸奶、胡萝卜、西蓝花、芦笋、西红柿、猕猴桃、橙子等，并通过调整食物的性状及少量多餐等方法增加食物摄入。

在治疗前 1 个小时进食一些清淡易消化的食物可能利于患者对治疗的耐受性。少食多餐要好于只进三顿正餐，手边可常备一些营养加餐小食品，如面包、小饼干、藕粉、酸奶、水果、果汁等。多饮水可利于代谢物的排泄，饮水量每天 1500 ~ 2000ml，最好在两餐间或餐前 30 分钟喝水。放疗可能引起食管黏膜充血、水肿、吞咽困难，根据患者吞咽情况可进食流质或半流质饮食，避免过冷、过热及酸辣刺激食物。肠道放疗患者尽量避免吃油腻及刺激性食物。如患者出现食欲缺乏、恶心呕吐等胃肠道反应，可给予镇吐药物对症处理。膳食中应给予增强免疫力的食物，如香菇、木耳等，适当增加抵御放射线的食物，如海带、紫菜等。烹调方法应以蒸、煮、炖、炒、拌、烩等方法为主。对于正常进食不能满足营养需要的患者，可使用营养补充剂，如肠内营养配方粉、多种维生素和微量元素制剂，具体由营养师确定。

二、肿瘤放疗患者的营养治疗

（一）营养治疗原则

肿瘤学家将治疗对生活质量和营养状况产生的正性影响看作与生存率同等重要的预后指标。因此，应尽早评估接受放疗的肿瘤患者的营养状况，及时采取有效的营养支持手段，以改善肿瘤患者的机体功能，提高对治疗的反应性及生活质量。

对于放疗期间需接受肠内营养治疗的头颈部肿瘤患者，推荐使用经皮内镜下胃/空肠造瘘术（PEG/PEJ）建立肠内营养途径。接受放疗的肿瘤患者应强化营养咨询教育和口服营养制剂补充，不推荐进行常规的肠外营养。除对有营养风险或营养不良的患者进行肠内营养外，一般患者不需要常规给予肠内营养治疗。放疗前进行营养支持有助于患者维持体重和减轻放射线可能导致的口腔、咽喉黏膜炎。放疗患者的营养制剂可采用通用配方，补充 ω-3 系列多不饱和脂肪酸制剂可减少患者的炎症反应。

（二）营养目标

放疗患者营养支持治疗的目标是满足患者的能量和蛋白质需求以尽量减少体重丢失。放疗患者应在放疗前进行筛查，其评估原则与其他肿瘤患者相同。没有营养风险的患者应每周重复筛查，一旦发现营养风险需由营养专业人员进行营养评估。如果已经存在营养不良应尽早启动营养治疗。

对放疗的患者实施营养干预的目标为：①评估患者放疗前营养状况以预防和治疗在放疗过程中出现的营养不良或恶病质。②提高患者对放疗的耐受性和依从性。③降低某些放疗相关的不良反应发生。④减缓患者体重下降，提高其生活质量。终末期肿瘤患者多行姑息放疗镇痛和缓解急症，其营养治疗的目标旨在提高患者生活质量。

（三）营养治疗方案

欧洲、美国和我国的肠外肠内营养学会均认为对于放疗患者不推荐使用肠外营养，管饲肠内营养也不是常规营养支持的首选途径，而是更加强调营养咨询和 ONS。对于存在营养不良的放疗患者给予 ONS 治疗后能有效改善患者的营养状况。ONS 可明显改善患者的体重和能量摄入，降低腹泻发生率，提高治疗的耐受性，缓解不良情绪和食欲缺乏。由于放射线可导致口腔、咽喉、黏膜炎症，可以使用 PEG 作为肠内营养的支持途径。预防性放置 PEG 喂养管也有助于减少放疗相关的体重丢失及营养不良。

放疗患者营养制剂首选整蛋白全营养配方。头颈部放疗患者营养不良主要源于吞咽及咀嚼功能受损，消化吸收功能基本正常，可在营养专业人员指导下配合使用自制匀浆膳进行营养治疗。与特殊医学用途配方食品相比，匀浆膳经济实惠，味道更易被接受，并且加入蔬果后的匀浆膳可补充抗氧化植物化学物，有助于降低放疗副作用。但匀浆膳的营养含量不易保证，制作及储存过程可能存在食品安全风险。

 知识拓展

《肿瘤放射治疗患者营养治疗指南（2022 年）》

营养不良是肿瘤患者的常见临床表现，也是放疗患者最常见的并发症之一。营养不良会对肿瘤患者的不良反应和放疗疗效造成不良影响。基于此，中国抗癌协会肿瘤营养专业委员会、中华医学会放射肿瘤治疗学分会、中国医师协会放射肿瘤治疗医师分会组织专家制订了《肿瘤放射治疗患者营养治疗指南（2022 年）》，主要根据我国肿瘤放疗患者营养诊疗现状、国内外发表的循证医学证据，结合临床、营养、药学、护理等领域的专家经验和意见，采用欧洲心脏学会证据分级和推荐强度标准，围绕肿瘤放疗患者的放疗前、中、后不同阶段的营养评估、营养教育、营养途径和通路、营养素等提供指导。

三、肿瘤放疗中的常见不良反应

(一) 食欲缺乏和早饱

食欲缺乏是影响肿瘤患者饮食摄入及营养状况的重要因素，会严重影响患者的生活质量。肿瘤患者食欲缺乏的原因比较复杂，包括肿瘤导致的消化道病变、神经性厌食、化疗及放疗不良反应、精神心理因素及维生素及微量元素缺乏等。早饱指患者只吃一点就有饱腹感，再进食就会感觉上腹憋胀不适，甚至上腹胀痛、堵塞。

1. 非药物治疗　饮食应少量多餐，改善食物色香味；餐前可适当运动，有利于促进肠道蠕动；餐间口服补充高能量、高蛋白质的特殊医学用途配方食品，可补充饮食摄入的不足。

2. 药物治疗　目前对于化疗、有体重丢失风险或恶病质的晚期肿瘤患者，ESPEN 指南推荐食用鱼油。早饱患者可考虑使用胃肠动力药，如甲氧氯普胺、多潘立酮、莫沙必利等。对于焦虑抑郁的患者给予心理咨询或精神药物治疗有一定作用。但必须清楚各种药物可能带来的潜在的严重不良反应，如甲氧氯普胺可能导致昏睡、烦躁不安；多潘立酮可能导致心律不齐等副作用，使用时应注意其禁忌证。

(二) 乏力

乏力严重影响患者生活质量，其原因可能来自肿瘤本身、营养不良、脱水、手术和化放疗等。平衡膳食、足量饮水、适度的体力活动、良好的睡眠，以及某些药物有助于改善乏力。

1. 非药物治疗　首先是平衡膳食，保证摄入足量的能量和蛋白质，每天至少喝 8 杯水，限制摄入含糖饮料或点心等富含添加糖的食物。适度的有氧及抗阻运动能减轻乏力，使患者感觉轻松和精力充沛；与长时间的休息相比，每天 3～4 次小憩或间断休息的效果可能更好。

2. 药物治疗　促红细胞生成素和哌甲酯可显著降低肿瘤患者的疲劳程度，但其使用受限于不良反应，故常规不推荐药物干预。

(三) 口腔黏膜炎

某些放疗或化疗药物可导致口腔、咽喉的溃疡，即所谓的黏膜炎，导致患者疼痛和吞咽困难，严重影响其进食及生活质量。

1. 非药物治疗　应食用细软、易于吞咽的食物；避免辛辣刺激的饮食；远离酒精、含酒精的饮品和漱口水、咖啡因和烟草。口腔冷冻疗法（包括治疗期间含冰块、冰果汁、冰激凌、冰酸奶等）可显著减少接受高剂量放化疗患者严重口腔黏膜炎的发生率。

2. 药物治疗　使用碳酸氢钠溶液（1 茶匙碳酸氢钠和 1 茶匙盐溶于 1000ml 水中）漱口，可能利于预防口腔真菌感染。

四、肿瘤放疗患者的营养随访

随着放疗次数的增加，放疗前营养良好的头颈部肿瘤或食管癌患者的营养不良发生风险可能会显著增加。因此对放疗患者进行全程营养管理非常重要。各国营养指南都建议，所有接受头颈部或胃肠道肿瘤放疗的患者应在计划放疗时进行常规营养筛查，并接受营养专业人员全面的营养评估及营养咨询，必要时按照症状和营养状况给予对症治疗及营养支持。

第四节　恶性肿瘤化疗期

化疗药物的目标是肿瘤细胞，但在杀伤肿瘤细胞的同时难免会伤害一些增殖快的细胞（如骨髓细胞、毛囊细胞、胃肠道上皮细胞等），从而导致相应的不良反应（如白细胞减少、脱发、食欲缺乏、恶心呕吐、溃疡、排便习惯改变等）。化疗对于营养不良的影响可能是双向的，既可能从根本上消除或减少肿瘤导致的营养不良，又可能引起或加重患者的营养不良。

很多化疗药会引起消化道不良反应，如味觉改变、口腔溃疡、恶心呕吐、腹泻、胃肠道黏膜损伤以及食欲缺乏等，导致某些食物不耐受的比例增高。化疗药副作用取决于药物种类以及个体基因类型。化疗反应一般持续 3 ~ 5 天或更长，合理的营养干预可减轻化疗相关不良反应，提高患者的治疗耐受性。饮食营养咨询和/或 ONS 有助于提高化疗患者营养摄入、缓解体重减轻、改善生活质量。

某些化疗药物可能影响营养素的代谢，导致一些营养素的需求增加，应适量补充。特定化疗药物诱导的微量营养素失衡情况见表 14 – 1。由于食物和化疗药物间存在相互作用，应注意药物的服用时间及食物禁忌。例如，口服环磷酰胺及厄洛替尼等化疗药和靶向药 3 天内应避免进食葡萄柚及其果汁，否则可降低疗效或增加毒性反应；盐酸厄洛替尼片不能与食物同服，否则可导致皮疹和大量腹泻；奥沙利铂治疗 5 天内不应摄入冷的饮食，否则可发生短暂的手脚和喉咙感觉异常。

表 14 – 1　特定化疗药物诱导的微量营养素失衡

化疗药物	营养素	机制	可能的后果
顺铂、异环磷酰胺	左旋肉碱	左旋肉碱的肾排泄增加	诱导的肉碱不足，并发症风险增加（如疲劳）
顺铂	镁、钾	增加肾对镁和钾的排泄	低镁血症，低钾血症，脂代谢紊乱，葡萄糖耐受不良，肾毒性增加
环磷酰胺、紫杉醇	维生素 D	通过 24-羟化酶将骨化二醇和骨化三醇分解为无活性代谢物	维生素 D 缺乏症（骨化二醇 <20ng/ml），代谢性骨病风险，免疫能力受损
氟尿嘧啶	维生素 B_1	抑制硫胺素对活性辅酶硫胺素二磷酸的磷酸化	维生素 B_1 缺乏，心力衰竭风险，乳酸性酸中毒，神经毒性
甲氨蝶呤	叶酸	叶酸拮抗作用	叶酸缺乏，同型半胱氨酸血症，黏膜炎
培美曲塞	叶酸	叶酸拮抗作用	叶酸缺乏，黏膜炎，腹泻，血小板减少，中性粒细胞减少，同型半胱氨酸血症

一、肿瘤化疗患者的饮食及护理

化疗患者可出现消化不良，初期表现为口干，继而出现食欲缺乏、恶心、反复呕吐、腹痛、腹泻、脱发、皮肤与指甲色素沉着，以及免疫和造血功能下降等。应重视化疗患者的饮食护理，让患者尽量沿用原有的饮食习惯。化疗期间可选用略带甜味、酸味的食物，可刺激食欲、减轻恶心呕吐。蔬果富含维生素和抗氧化物质，有助于减轻化疗反应。反应较重的患者在化疗前30分钟至1小时和化疗后4~6小时可遵医嘱服用镇痛药，以减轻恶心呕吐。

化疗药可能导致消化道黏膜损伤，患者应注意选择清淡、细软、易消化的食物，如鸡蛋羹、豆腐脑、清蒸鱼、氽丸子、酸奶、软饭、软面条、馒头、细软的蔬菜；避免油腻、粗硬、辛辣刺激的食物。注意观察患者的排便情况，减少腹泻。

口腔护理非常重要，应尽量保证患者在饭后、睡前刷牙或漱口，不能刷牙者用棉签蘸过氧化氢溶液轻轻擦洗牙齿，佐以漱口水漱口。口腔炎和溃疡的患者要特别注意保持口腔清洁，减少细菌的繁殖。

贫血患者应适量补充富含铁的食物，如畜肉、动物肝、动物血等，以帮助红细胞及血红蛋白的恢复；不建议随意使用食疗偏方，以免因饮食不当造成营养不良和其他不良反应。

饮水不足者可通过静脉补液保证水电解质平衡。腹泻的患者可辅之以健脾益胃的食品，如薏苡仁、白扁豆、大枣、萝卜、山楂等。

白细胞减少者应多进食富含蛋白质、铁和维生素的食品，如动物肝、瘦肉、大枣、龙眼及新鲜蔬果。中性粒细胞低的患者应注意饮食卫生，禁食生食，外卖的熟食及常温放置超过2小时的食物应彻底加热后食用。中性粒细胞减少的患者食物禁忌见表14-2。

表14-2 中性粒细胞减少的患者适宜及不适宜的食物

食物种类	适宜的食物	不适宜的食物
高蛋白质类	鸡蛋羹、巴氏或瞬时高温消毒牛奶、酸奶、氽瘦肉丸子、清蒸鱼、炖肉、豆腐、豆腐脑、蛋白粉	开水冲的鸡蛋、油炸食物、肥肉及煎烤肉、动物皮及内脏、蟹贝、香肠、腊肉、生牛奶、冰激凌
粮谷类	大米粥、小米粥、燕麦粥、豆粥、白面馒头、花卷、包子、面条、疙瘩汤、面包	糙米、玉米、大麦、全麦面包、火烧、烙饼
水果和蔬菜类	煮熟的嫩叶菜，如菠菜、生菜、圆白菜、娃娃菜；去皮的果菜，如胡萝卜、西葫芦、南瓜、西红柿及蘑菇等	生的蔬菜、未去皮的水果、粗纤维多的蔬菜（辣椒、芹菜等）、咸菜、泡菜
其他食物	蛋糕、饼干、藕粉、煮开的盒装的蔬果汁、肉汤、蔬菜汤、运动饮料	坚果、果脯、含糖饮料、乙醇饮料、茶水、爆米花、炸薯条、快餐食品

二、肿瘤化疗患者的营养治疗

（一）营养治疗的原则

化疗患者采用营养治疗的指征与其他肿瘤患者基本相同。研究显示化疗前及化疗期间体重丢失>5%与剂量限制性毒性的风险上升、生活质量下降和生存期缩短等不良结局相关。因此，化疗前的营养支持和化疗期间的营养均衡非常重要。化疗前营养补充可减少并发症，增加抗肿瘤治疗的耐受力，提高化疗的效果。在化疗期间除对症使用抗呕吐及促进食欲的药物外，还应特别注意患者的食欲变化。

能量需要量推荐以20~25kcal/(kg·d)来估算卧床患者，25~30kcal/(kg·d)来估算能下床活动的患者。蛋白质需要量为1.5g/(kg·d)，对于某些患者蛋白质供给量可提高到2.0g/(kg·d)以上，并且供能应占总能量的15%~20%。摄入充足的碳水化合物可起到节约蛋白质和抗生酮作用。富含脂肪的食物可为患者提供能量、各类型脂肪酸和脂溶性维生素。鉴于肿瘤细胞的高代谢特点，推荐高脂肪饮食，但消化道黏膜损伤者难以耐受高脂肪食物，脂肪应适量；有腹泻等消化道症状的患者则应低脂肪饮食。另外，要注意保证维生素和矿物质的补充。

（二）营养治疗方案

1. 化疗患者营养治疗的途径　应遵循"只要肠道功能允许，应首先使用肠道途径"的原则，优先选择肠内营养。符合营养治疗指征，但无法耐受肠内营养，或存在消化道梗阻、化疗所致严重黏膜炎、肠道功能紊乱等情况，以及仅通过经口摄食和肠内营养途径患者无法获得充足营养时，可给予肠外营养，一般为短期治疗。

肠内营养应首先鼓励口服，可增加饮食频次，或选择高能量密度的食品。口服不足或无法满足需要时，可用管饲补充或替代。需长时间营养治疗且食管通畅的患者，主张实施 PEG 和 PEJ。肠外营养的使用指征原则上与肠内营养相同，但更为严格，主要限于肠内营养不能耐受者。不建议化疗患者进行常规肠外营养治疗。

2. 化疗患者的营养制剂选择

（1）对非终末期化疗患者，肠内营养及短期肠外营养应选择标准配方。

（2）对于需要长达几星期以上肠外营养或有明显恶病质的肿瘤患者，因常存在异常的能量物质代谢，要给予特殊营养配方。碳水化合物/脂肪比例可达到 1∶1（脂肪供能达到非蛋白质能量的 50%）。

（3）蛋白质和氨基酸制剂：肠内/肠外营养的化疗患者应用含有平衡氨基酸的复方氨基酸制剂；对于有肝功能不全和肌肉衰减综合征的患者，肠外营养时可考虑在平衡氨基酸制剂的基础上，增加支链氨基酸制剂，肠内营养时直接选用富含支链氨基酸的制剂或使用组件制剂调节肠内配方。

（4）脂肪及脂肪乳剂：①中/长链脂肪乳剂可能更加适合接受肠外营养的肿瘤患者，尤其是合并肝功能障碍的患者。②橄榄油脂肪乳剂对免疫功能及肝功能影响较小，维生素 E 的含量适中，降低了脂质过氧化反应。③富含 ω-3 系列多不饱和脂肪酸的鱼油脂肪乳剂，有助于降低心血管疾病风险、抑制炎症反应、平衡免疫功能，甚至可能抑制肿瘤生长等。

（5）特殊营养物质：有谷氨酰胺、精氨酸、核苷酸和 ω-3 系列多不饱和脂肪酸等的免疫调价制剂，可能会减轻化疗所致黏膜炎，降低腹泻发生率，减轻化疗不良反应。

三、肿瘤化疗中常见不良反应

（一）恶心、呕吐

恶心、呕吐常见于化疗患者，也见于放疗和手术治疗患者。疾病情况和治疗方案不同则发病率各不相同。恶心的原因包括放化疗及手术不良反应、消化道梗阻、腹腔及肝转移灶、上消化道手术、脑部肿瘤、电解质紊乱等。

化疗导致的恶心根据发生时间不同可分为预期性恶心、即时恶心及延迟恶心。预期性恶心是指化疗前发生的，对化疗的习得性反应；即时恶心发生在化疗之后的 24 小时内；延迟恶心（化疗后恶心），通常发生在化疗后的 24 小时以后或更长时间，一般持续 3~5 天。恶心严重会导致进食困难，进而影响患者的营养状况。

1. 非药物治疗　预期性和延迟恶心常用的饮食调理方法包括少食多餐；吃清淡细软、易于消化的食物；大量呕吐时注意补水；进食常温及干的食物；饭后坐姿或半倾并将头部抬高至少一小时。可尝试采用深呼吸放松肌肉、冥想，嗅新鲜柠檬的香气及心理调节等方法。

2. 药物治疗　即时恶心可采用药物治疗，如甲氧氯普胺、昂丹司琼等。如果所用药物无效，可更换为其他药物。

（二）贫血

贫血是肿瘤患者的常见并发症，不仅导致患者乏力、头晕、食欲缺乏，也影响治疗效果及生活质量。肿瘤患者贫血的原因包括营养缺乏、炎症、失血、胃切除后或药物不良反应等。肿瘤相关性贫血一般指炎性贫血及化疗相关性贫血。炎性贫血又称为功能性贫血，主要由于慢性炎症导致机体对铁原子的转运、吸收、利用发生障碍，引起功能性缺铁性贫血。胃大部分尤其全胃切除术后远期，由于长期胃酸分泌减少及内因子缺乏，影响铁和维生素 B_{12} 的吸收易导致贫血。

如果怀疑患者合并存在营养缺乏性贫血，在其接受贫血治疗前均应监测血常规、铁代谢及叶酸、维生素 B_{12} 等指标，再根据病因和检测结果进行相应治疗。铁代谢指标包括血清铁、血清铁蛋白（SF）和转铁蛋白饱和度（TSAT）。

1. 缺铁性贫血　如果存在营养缺乏性贫血，首先应进行营养评估，如果证实存在铁缺乏，应首先进行补充治疗。对于绝对性铁缺乏的患者（TSAT < 20%，SF < 30μg/L）需要及时进行补铁治疗。对于功能性铁缺乏的患者（SF 30 ~ 800μg/L 且 TSAT 20% ~ 50%），可考虑采用静脉补铁或静脉补铁联合促红细胞生成素治疗。贫血治疗过程中应注意监测铁代谢情况，1 个月后复查，如果 TSAT ≥ 50% 或 SF > 800μg/L，则停止补铁。

2. 巨幼细胞贫血　巨幼细胞贫血一般与叶酸、维生素 B_{12} 缺乏有关，影响因素包括胃切除和营养不良等，可通过临床检验明确诊断。治疗方法包括口服补充叶酸，每日 1 ~ 5mg，或维生素 B_{12} 2mg 治疗。如果患者有吸收障碍或消化道不耐受，可采用肌内注射维生素 B_{12}、静脉补铁等方法治疗。

3. 药物性贫血　化疗导致的骨髓抑制性贫血可以通过皮下注射充足人粒细胞集落刺激因子治疗，或等待骨髓细胞自然修复。

（三）腹泻

肿瘤治疗中的很多原因可导致腹泻，常见于化疗药物副作用、腹部放疗、消化不良、肠道菌群失调、感染及食物不耐受等。某些化疗药物，尤其胃肠道肿瘤的常用化疗药物对胃肠黏膜细胞造成损伤，易导致化疗相关性腹泻，并且通常程度较为严重。

腹泻不仅会降低患者的生活质量，导致营养不良和免疫功能下降，还直接影响治疗的耐受性及疗效。持续的剧烈腹泻可导致脱水、多器官功能不全、电解质紊乱，升高感染并发症的风险，甚至危及生命。因此，对腹泻的肿瘤患者应加强临床管理，评估其严重程度及原因，早期进行营养筛查，进行联合治疗，以维护肠道功能、缓解腹泻、减少营养不良，提高患者治疗的耐受性和疗效。腹泻分级及其干预措施见表 14 - 3。

表 14-3 腹泻分级干预措施

分级	临床表现	干预措施
1级	大便次数增加，<4次/天，排出物量轻度增加	无须担心临床特征和检查结果，通常可在家中饮食调理
2级	大便次数增加，4~6次/天，排出物量中度（每日>500ml）增加，不影响日常生活	饮食调理，口服补充益生菌及口服补液盐或镁、磷等电解质治疗，存在营养风险的患者联合营养支持治疗
3级	大便次数增加，>7次/天，排出物量大量（每日>1020ml）增加，失禁	如果合并脱水体征，需药物和/或住院静脉补液，存在营养风险的患者联合营养支持治疗
4级	危及生命（如血流动力学衰竭）	需要立即入院

1. **非药物治疗** 腹泻量较大时应注意补充液体，确保补充因腹泻丢失的水和电解质，可用白开水、米汤、运动饮料、蔬菜汤、橙汁或口服补液盐。轻、中度腹泻可选择半流食，但需确保所选择的食物不会加剧腹泻。当出现水样便，或伴有腹痛、黏液脓血便，并且持续时间超过2天以上，应进行临床检验，根据结果使用对应的药物治疗。腹泻患者的适宜及不适宜食物见表14-4。如果为中、重度腹泻，或合并食欲缺乏及进食减少长于一周，应考虑ONS治疗。

表 14-4 腹泻患者的适宜及不适宜食物

食物种类	适宜的食物	不适宜的食物
谷薯类	米汤、米粥、白面馒头、花卷、面条、面片、土豆、山药、白面包	玉米、燕麦、全麦面包、糙米、豆粥
高蛋白类	鸡蛋羹、煮嫩鸡蛋、酸奶、余瘦肉丸子、清蒸鱼、豆腐、清炖的瘦肉等	炸肉、肥肉块、带皮的肉、除酸奶或低脂奶酪外的乳制品、黄豆、豆浆
水果和蔬菜类	藕粉、芦笋尖、西红柿、胡萝卜、去皮西葫芦、口蘑、海带、新鲜去皮或煮熟的水果	辣椒、豆角、洋葱、未去皮的水果、生菜沙拉
饮料、甜品和其他食物	苹果汁、橙汁、果冻、清淡的肉汤	坚果、冰激凌、爆米花、碳酸饮料、口香糖等含木糖醇的食品

2. **药物治疗** 如果为3~4级的中、重度化疗相关性腹泻，首选口服洛哌丁胺治疗或联合喹诺酮（中性粒细胞低者）治疗。若12小时无缓解，考虑奥曲肽治疗。经奥曲肽强化治疗24小时内症状尚未解决者，则应重复进行相关临床检查。

（四）便秘

便秘表现为排便费力、大便干硬、排便困难或排便频次少（每周排便少于3次），主要分为功能性便秘和器质性便秘两大类。肿瘤患者以功能性便秘为主，也可出现器质性及药物性便秘。便秘严重影响肿瘤患者的生活质量，会升高食欲缺乏及心脑血管病事件的发生风险。

引起肿瘤患者便秘的原因包括功能性因素、肠道肿瘤复发、腹腔转移癌、电解质紊乱、糖尿病控制不良、多种药物等，应注意鉴别诊断。尤其是对有报警征象（便血、便潜血试验阳性、贫血、明显腹痛、腹部包块、有结肠直肠癌、肠息肉史和结直肠癌家族史）的患者，有必要进行实验室、影像学及结肠镜检查，以排除器质性疾病。由于功能性和器质性便秘的营养治疗常常是相反的，所以发现便秘后首先应明确便秘的原因。

1. 功能性便秘 功能性便秘的基础治疗是建立良好的生活习惯，即平衡膳食、多饮水、适量运动、适当增加富含膳食纤维食物（蔬果、粗杂粮）的摄入等，建立良好的排便习惯。当生活方式调整无效后可考虑药物治疗。选用通便药时应充分考虑循证医学证据、安全性、药物依赖性以及价效比等。一般优先选择溶剂型（膳食纤维）或渗透性（乳果糖）泻药，使用4周后无效再选择刺激性（番泻叶、芦荟）或促动力药。尽量避免长期使用刺激性泻药或开塞露，以免产生依赖。

2. 器质性便秘 一般在明确诊断以后，完全性肠梗阻可采用外科手术或姑息手术治疗；不全性肠梗阻可采用少渣饮食、肠内肠外营养支持、胃肠减压等非手术治疗。

四、肿瘤化疗患者的营养随访

建议化疗患者每周由营养师评估一次营养摄入状况，以通过早期筛查和干预来减少营养不良的发生。已经发生营养不良的患者应在医师或营养师指导下进行营养治疗。化疗期间由营养师进行的个体化饮食咨询和/或 ONS 能提高化疗患者的营养摄入、减少体重丢失和改善生活质量。

第五节　恶性肿瘤终末期

恶性肿瘤终末期指处于疾病快速进展期，预计生存期不足 3 个月，同时存在系统性炎症（C 反应蛋白≥10mg/dl），及/或 ECOG≥3 的患者。尽管同时接受抗肿瘤治疗，但人工营养的风险可能大于益处，应该采用无创干预措施。尤其在生命的最后几周和几天中，除尝试少量 ONS 或少量的水化治疗外，肠内（管饲）和肠外营养支持并无意义，因其不会改善患者的任何功能或提升舒适程度。当患者接近生命终点时不需要给予任何形式的营养治疗，营养支持仅仅需要提供少量的水和食物以减少饥饿感，使患者感到舒适。

终末期肿瘤患者的营养治疗是一个复杂的、涉及伦理和情感的问题，应由肿瘤学、营养学、心理和姑息治疗等方面专家组成的多学科团队，对患者进行全面评估（包括病情、预期生存时间，同时考虑到患者及家属的心理期望、宗教习俗），向患者家属解释清楚姑息支持的目标及营养支持的利与弊，以制订个体化的镇痛、营养支持、心理支持及临终关怀等姑息支持方案。

第六节　肿瘤恶病质

肿瘤恶病质可发生在肿瘤发展的任意过程中，是一种以持续性骨骼肌丢失（伴有或不伴有脂肪组织丢失）为特征，不能被常规营养支持完全缓解，逐步导致多器官功能损伤的多因素综合征。其临床表现包括食欲缺乏、早饱、体重下降、肌肉萎缩、乏力、贫血、水肿和低蛋白血症等。恶病质严重影响患者的生活质量，降低治疗的敏感性和耐受性。40% ~ 80% 的肿瘤患者可能出现恶病质，约 20% 的恶性肿瘤患者死于恶病质。

《欧洲肿瘤恶病质临床指南》中将肿瘤恶病质分为三期：恶病质前期、恶病质期、恶病质难治期。若患者符合以下标准（表 14-5）则可诊断肿瘤恶病质。

表 14-5　肿瘤恶病质分期

分期	恶病质前期	恶病质期	恶病质难治期
标准	体重减轻≤5%；食欲缺乏和代谢改变	6 个月内体重减轻 >5%；或 BMI <18.5 同时体重减轻 >2%；或符合肌肉减少症同时体重减轻 >2%；常有食物摄入减少或系统性炎症	肿瘤持续进展、对治疗无反应；分解代谢活跃、体重持续丢失无法纠正；低体能状态评分；预期生存期 <3 个月

一、恶病质患者的饮食与运动

恶病质患者的饮食及运动原则与一般肿瘤患者相同，但应更加重视优质蛋白质的补充及运动对肌肉合成的改善效果。指南建议，肿瘤恶病质患者蛋白质应增加至 1.2 ~ 1.5g/（kg·d）。

为对抗肌肉的消耗，应在有氧运动的基础上联合抗阻运动。运动可增加恶病质患者的胰岛素敏感性，提高蛋白质合成效率，升高机体抗氧化酶的活性，降低炎症水平，提高免疫反应。对于处于不同阶段的肿瘤患者来说，中等强度的运动都是安全的，可改善有氧运动能力、肌肉力量、生活质量以及心理健康状态。因此 ESPEN 指南中将运动干预作为 A 类推荐，建议肿瘤患者根据其自身特点，在医务人员及运动专家的指导下，制订个体化运动方案。

二、恶病质患者的营养治疗

参见第三章肠内肠外营养相关内容。

三、恶病质患者的营养管理策略

肿瘤恶病质患者的营养管理包括早期筛查及评估、全程营养管理、多学科多手段联合干预。营养随访、营养咨询和营养教育是预防及治疗肿瘤恶病质的重要措施。仅是改变食物的选择及提升对食物摄入量的认识就能使患者摄入更多的能量及营养素，从而有助于改善患者营养状况。

由于恶病质的影响因素较多，恶病质前期尚可能通过营养支持维持或改善营养状况，但进入恶病质期后则很难逆转。因此，早期发现、尽早开展多学科协作的多种模式联合干预才有望达到减少肌肉丢失、提高生活质量和延长生存期等目的。干预措施包括症状控制、饮食指导、营养支持、抗炎治疗、运动干预、心理干预以及个体化药物治疗等。

本章小结

思考题

1. 所有肿瘤患者都需要营养支持治疗吗？

2. 对于肿瘤患者来说，肠内营养和肠外营养哪个更好？

更多练习

第十五章　重　症

教学课件

学习目标

1. 素质目标

具有关注患者营养状态，指导重症患者进行营养治疗的综合素养。

2. 知识目标

（1）掌握：重症患者营养治疗规范化流程；重症患者肠内营养治疗的时机及途径。

（2）熟悉：重症患者的蛋白质代谢特点。

（3）了解：重症患者的胃肠生理特点。

3. 能力目标

能运用个体化的营养治疗方案对重症患者实施营养治疗，达到患者的营养目标。

案例

【案例导入】

患者，男性，51岁。因车祸致头部外伤2小时入院，GCS评分8分，头颅CT提示双侧额叶脑挫裂伤，蛛网膜下腔出血，颅骨骨折。急诊行去骨瓣减压、颅内血肿清除术，术后收住ICU。丙泊酚联合芬太尼镇静镇痛，经口气管插管接呼吸机辅助通气，冰毯联合冬眠合剂亚低温脑保护。查体：体温36.5℃，心率71次/分，呼吸18次/分（机控），血压133/67mmHg。

【请思考】

如何对该患者进行营养治疗？

【案例分析】

第一节　重症患者的代谢特点

重症是指机体在受到内外因素，如创伤、休克、感染等各类强烈刺激产生的一种严重的应激反应，需要接受高度专业化医疗救治，这类患者统称为重症患者。近年来，重症医学有着突飞猛进的发展，各类新型的脏器功能监测和支持治疗手段在临床广泛应用，如连续性肾脏替代治疗（continuous renal replacement therapy，CRRT）、体外膜氧合（extracorporeal membrane oxygenation，ECMO）、主动脉内球囊反搏（intra-aortic balloon pump，IABP）、脉搏指示连续心输出量监测（pulse index continuous cardiac output，PICCO）、俯卧位通气等对重症患者生命的维持提供了保障，但对重症患者的代谢特点及胃肠功能障碍的认识和有效处理仍是重症医学值得探索的领域。

重症患者在严重的应激状态下，机体营养和代谢反应会呈现出一个比较复杂的改变过程和状态。机体在应激状态下代谢紊乱越明显，营养支持治疗也就越困难。在这种状态下，如果能深入了解重症患者的代谢过程及需求，合理补充相应的能量和营养，就有可能预防生理应激的进一步加重及多脏器功能损害。因此，了解重症患者的胃肠生理特点、代谢过程特点及代谢需求特点是营养治疗的第一个关键。

一、胃肠生理特点

对于重症患者而已，胃肠道和危重病之间是相互作用、相互影响的。急性和严重的疾病或损伤会引起胃肠道功能障碍，包括胃肠道的运动、分泌、内分泌、代谢、消化和吸收过程等，都有可能受到影响。而应激状态下，大量的细胞因子与炎症介质的释放，继而导致一系列激素分泌的改变，这些介质和激素之间相互影响，导致呼吸、循环、神经、血液、代谢和免疫系统等发生明显的改变。许多重症患者可能出现全身炎症反应综合征（systemic inflammatory response syndrome，SIRS），甚至诱发多器官功能障碍综合征（multiple organ dysfunction syndrome，MODS），从而出现肌肉萎缩、感染加重、伤口愈合延迟、呼吸机依赖以及住院时间延长等。

临床上危重症患者常见的胃肠功能障碍主要包括胃肠运动功能障碍与胃肠屏障功能障碍。近年来，为了加深对急性胃肠道功能障碍的认识，提升对胃肠道功能障碍的研究，临床研究者提出来急性胃肠损伤（acute gastrointestinal injury，AGI）这一概念。AGI是指由于重症患者急性疾病本身导致的胃肠功能障碍。AGI的症状包括呕吐与反流、胃排空延迟、肠梗阻、肠鸣音异常、腹内高压、腹泻、腹胀、腹痛等胃肠运动功能障碍症状，也包括胃肠出血、肠道细菌移位、脓毒症、MODS等胃肠屏障功能障碍表现。急性胃肠功能障碍是重症患者MODS的一部分，甚至是中心环节，严重者将影响重症患者的转归。

二、代谢过程特点

机体的代谢包括合成代谢和分解代谢。合成代谢和分解代谢同步进行，正常状态下，它们能使物质和能量保持着动态平衡，但是当重症患者处于应激状态时，这种动态平衡被打破，分解代谢远超过合成代谢，此时机体会被过度消耗，细胞会受损甚至死亡。这种通常发生在损伤后的代谢率和能量消耗的增加，称之为高代谢状态，此时患者的心输出量、氧耗量及二氧化碳产生量均增加，而它的程度取决于应激的类型、持续时间及严重程度。这一时期内，采用营养支持治疗可纠正损伤后的代谢紊乱，有可能降低高代谢状态，从而有助于免疫功能的恢复，以及肌肉骨骼强度的恢复。但值得注意的是，应激状态下，不同疾病患者的能量消耗，同一患者不同疾病阶段的能量消耗，也可能存在不一致。

（一）蛋白质代谢特点

1. 氮平衡呈负氮平衡 在危重状态分解代谢期，蛋白质是能量的主要来源。在损伤或急性炎症后，骨骼肌中的蛋白质会随着需求的增加而迅速分解。虽然重症患者机体的蛋白合成与分解代谢均增强，但分解大于合成，当降解比例超过合成比例时，机体内的肌酐、尿素生成量增加，呈明显的负氮平衡，此时机体的免疫系统受损，甚至可能出现多器官功能衰竭。

2. 相关因子的生成增加 与蛋白质代谢改变有关的细胞因子，如肿瘤坏死因子（TNF）、白细胞介素（IL)-1、白细胞介素（IL)-6 等在应激时明显增加，这些均能导致氨基酸从骨骼肌中丢失增多，肌蛋白降解增加，使得机体处于高代谢状态。TNF、IL-1 还能减少清蛋白的转录，并促进清蛋白从血管内向血管外间隙转移，从而加重低蛋白血症的发生。

（二）葡萄糖代谢特点

1. 血糖浓度升高 机体受损时，机体处于应激状态，此时发生一系列神经内分泌的改变可导致血糖升高，而目前研究与血糖升高有关的激素包括儿茶酚胺类激素、糖皮质激素、胰高血糖素、生长激素。

2. 胰岛素抵抗 胰岛素是目前发现的人体内唯一可以降低血糖的激素，它在维持血糖的稳定方面起着非常重要的作用。重症患者应激状态下，糖氧化直接供能减少，糖无效循环增加，外周组织对胰岛素的反应性和敏感性降低，对葡萄糖的摄取和利用发生障碍，出现胰岛素抵抗。

（三）脂肪代谢特点

应激状态下，脂肪成为首选的氧化燃料，此时脂肪氧化速度大幅度增加。在细胞因子和激素的作用下，血液中游离脂肪酸浓度增加，创伤应激造成组织缺氧和线粒体功能异常，使游离脂肪酸不能完全氧化供能，同时长链游离脂肪酸从细胞质转运到线粒体的过程受损，导致细胞内游离脂肪酸积聚，引起细胞内酸中毒。

（四）电解质及微量元素代谢特点

严重的创伤、MODS 患者，由于应激后尿氮丢失的增加，铁、钾、镁、锌、磷的排出随之增加。极易出现低钾血症、低镁血症、低磷血症及电解质紊乱，这可能与高血糖症及胰高血糖素血症有关。胰岛素促进钾离子由细胞外向细胞内转移，故而引起低钾血症；同时胰岛素能够促进 ATP 合成，使得磷消耗增加，导致血磷下降，引起低磷血症；胰岛素还能增加肌肉对镁的摄取而导致低镁血症。

（五）肠道菌群变化特点

通常情况下，重症患者的疾病本身和在重症监护室中的各种治疗干预都会让患者的正常肠道菌群数量快速减少，部分机会致病菌和致病菌的数量会不断增加。影响肠道菌群的因素大致可以分为以下几类。

1. 药物因素　抗生素、质子泵抑制剂、升压药物、激素、阿片类药物等，会抑制或促进部分肠道菌群生长，引起肠道菌群失调。

2. 饮食因素　食物的种类、成分（高蛋白、高糖等）和进食方式（禁食、肠内或肠外营养）的改变也可能影响微生物群的稳态。

3. 侵入性操作　如气管插管、深静脉置管、留置导尿管等操作可能会损害天然屏障机制，从而促进微生物的进入和增殖。

4. 疾病因素　如感染和细胞缺血缺氧会使得肠道黏液层的疏水性下降，肠道通透性增加，从而导致细菌与消化酶接触上皮细胞，造成上皮细胞凋亡，黏膜上皮屏障功能下降，最终导致营养吸收不良、腹泻和病原体易位。

随着肠道微生态保护理念的不断更新与进步，临床重症医学对其也越来越重视。对于重症患者而已，通过正确合理地使用抗生素，早期的肠内营养供给，适当减少制酸剂的使用以及益生菌的补充等，在一定程度上能减少肠道菌群的失调，提高肠道免疫能力，从而增加治疗的有效性。

三、代谢需求特点

（一）能量需求

重症患者在急性期处于"三高"状态，即高代谢、高分解、高消耗状态，此时需要大量的能量来维持其生命活动，而具体的能量消耗与其经历的应激反应相关。当机体的能量消耗远超过能量供给时，则会造成机体的营养不良。营养不良会对重症患者造成诸多不良影响，如免疫失调、感染发生率高、创口延迟愈合、机械通气时间延长、住院时间延长、经济费用增加等。

然而对于危重患者而已，能量的消耗不是恒定的，而是一个动态的过程，并且可能根据疾病种类的不同和同种疾病的不同阶段而出现个体差异性，如何评估患者的能量需求，成为研究热点。目前基于大量的循证研究和临床试验，将间接测热法（indirect calorimetry，IC）认为是计算危重症机械通气患者能量消耗（energy expenditure，EE）的黄金标准，不少研究发现与低能量营养相比，使用间接测热法获得目标能量后进行营养治疗有助于降低短期病死率及感染等并发症的发生率。此外，2023 年欧洲肠外肠内营养学会（ESPEN）ICU 临床营养指南也推荐使用 IC 法来进行能量测定。同时提出，如果使用 IC 法来估计能量需求，建议在患者入住 ICU 的第一周，即急性疾病早期，给予低能量营养（不超过 EE 的 70%），而不是等能量营养，第三天后，能量摄入可以逐渐增加，增加至能量消耗测量值的 80% ~ 100%。如果无法进行 IC 法，可以使用来自肺动脉导管的耗氧量（VO_2）或来自呼吸机的二氧化碳产生量（VCO_2），会比预测方程更好地评估 EE。无法实际测定机体能量消耗时，推荐能量摄入的目标量为 25kcal/（kg·d）。因此在临床工作中，不同个体、病情及活动状态下能量的需要量差异较大，在进行能量需求评估时宜综合评估。

（二）蛋白质需求

蛋白质是人体必需的营养素之一，对于重症患者来说更是不可或缺。重症患者的身体处于极度虚弱状态，需要充足的蛋白质来修复和更新组织。蛋白质是构成人体细胞和组织的基本物质，同时也是制造酶、激素和免疫球蛋白等生物活性物质的重要原料。因此，重症患者需要充足的蛋白质来维持身体的正常生理功能。除了食物中的蛋白质，重症患者还可以通过口服蛋白质补充剂来增加蛋白质的摄入量。口服蛋白质补充剂是一种方便、快捷、易于吸收的蛋白质来源，可以有效地补充身体所需的蛋白质。口服蛋白质补充剂种类多样，如乳清蛋白粉、大豆蛋白粉等，患者可以根据个人口味和营养需求进行选择。

蛋白质营养不足或营养过度均可能导致不良反应。蛋白质摄入不足可能引起机体蛋白质的消耗和氮的丢失增加。而过量的蛋白质摄入后，脱氨基作用产生的氨以尿素的形式排出体外，而尿素的排出需要水分，因而可导致脱水。通常可以利用氮平衡来评价蛋白质营养状况及蛋白质的需要量。氮平衡（g/d）= 摄入氮量(g/d) - [尿氮量(g/d) + (3~4)]。重症患者蛋白质摄入量一般为 1.2~2.0g/(kg·d)。但是目前高蛋白质饮食对重症患者是否有益还存在争议，Meta 分析结果显示当蛋白质摄入量 >1.3g/(kg·d) 时，除部分患者骨骼肌质量增加外，并无其他特殊获益，中等剂量的蛋白质摄入能对患者预后获得最佳利益，ESPEN 指南提出在危重症期间，蛋白质供给量可逐步增加至 1.3g/(kg·d)。

（三）碳水化合物需求

碳水化合物是人体必需的营养物质之一，也是供能的优选底物，对于重症患者来说，适量的碳水化合物摄入尤为重要。当患者总能量或碳水化合物摄入不足时，脂肪和肌肉组织会被当作燃料来源进入糖异生途径以满足机体对葡萄糖的需要。但是与脂肪组织不同，肌肉组织本身不应该作为机体燃料，因为肌肉组织中的蛋白质分解代谢不仅会导致骨骼肌重量降低，还会导致内脏机体蛋白、机体结构蛋白和代谢活性蛋白减少。但是碳水化合物的摄入也并不是越多越好，研究表明，以葡萄糖为主能量来源的过度营养治疗不仅对保护蛋白质无益，而且可能导致二氧化碳产量增加、脂肪堆积以及高血糖。ESPEN 最新指南提出 ICU 患者的肠外营养供给葡萄糖或肠内营养供给碳水化合物不应超过 5mg/(kg·min)。

（四）脂肪需求

脂肪是非蛋白质能量的另一主要来源，糖脂双能源供能有助于减轻葡萄糖的代谢负荷和营养支持中血糖升高的程度，而且脂肪对于脂溶性维生素的消化和吸收也是必需物质。

然而，对于重症患者来说，脂肪的摄入也需要谨慎。过量的脂肪摄入会增加身体负担，可能导致高血脂、高血糖等问题。在危重患者的治疗过程中，往往会对重症患者进行镇静管理，而丙泊酚作为临床常用的镇静药，它的脂肪含量值得我们关注。2% 的丙泊酚脂肪含量为 0.1g/ml，如丙泊酚输注速率为 10ml/h，每天的脂肪摄入量可达 24g。因此，在经静脉补充脂质时，切忌过量而导致脂质堆积、浪费，甚至产生毒性，在实践过程中应严密监测甘油三酯和肝功能水平。

随着危重症医学的发展，营养支持治疗的理念已不再是单纯的蛋白质、碳水化合物、脂类等营养物质的供给过程，而是为了能维持脏器功能、保护组织细胞、促进患者康复，最终让患者回归社会。而重症患者的能量消耗和营养需求也是随着患者病情、治疗方案的调整等动态变化的，临床实践中需要与患者实际情况结合，实施个体性的营养治疗方案。

第二节　重症患者营养治疗的基本原则

重症患者已经由"营养支持"发展为"营养治疗"，"营养治疗"不仅"供给细胞代谢所需要的能量与营养底物，维持组织器官结构与功能"，更能调控应激状态下的高分解代谢，改善机体的免疫状态和保护器官功能等。临床人员应熟悉机体疾病状态时代谢、免疫炎症反应以及器官功能的变化，适时采用合理、积极的营养支持治疗，从而改善预后。完整的营养治疗方案应当包括三个部分：①营养筛查。②营养评估。③营养干预。因此营养治疗的基本原则也主要体现在这三大方面。

一、营养筛查原则

重症患者的营养治疗规范化流程应包括"筛查、评估、诊断、干预及监测"等关键步骤，并应形成连续的诊疗模式（图 15-1）。ESPEN 关于 ICU 的临床营养指南指出每个在 ICU 住院超过 48 小时的危重患者都应考虑有营养不良的风险。重症患者的营养筛查原则包括营养风险筛查、误吸风险筛查。

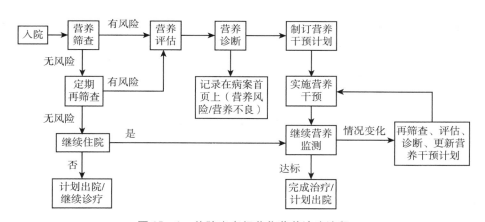

图 15-1　住院患者规范化营养诊疗流程

（一）营养风险筛查

目前，临床营养风险筛查主要通过量表筛查的方式进行。美国肠外肠内营养学会推荐使用 NRS 2002（见第一章第一节营养风险筛查与营养评估）和危重症患者营养风险（NUTRIC）评分进行营养风险筛查。NRS 2002≥5 分或 NUTRIC（含 IL-6）>6 分为营养高风险（表 15-1）。从临床使用效果上来说，NRS 2002 更适合普通病房患者，NUTRIC 评分则更适合危重症患者。高营养风险提示分解代谢可能更高，这类患者更能从早期营养支持治疗中获益，更应当积极、早期开始营养支持治疗。

表 15－1　NUTRIC 评分

参数	范围	分数
年龄/岁	<50	0
	50～74	1
	≥75	2
APACHE Ⅱ评分/分	<15	0
	15～19	1
	20～27	2
	≥28	3
SOFA 评分/分	<6	0
	6～9	1
	≥10	2
功能不全的器官个数/个	0～1	0
	≥2	1
转入 ICU 前的住院时间/天	0	0
	≥1	1
IL-6/$(ng \cdot L^{-1})$	<400	0
	≥400	1

注：得分 0～5 分为低营养失调风险；6～10 分提示临床转归不佳（死亡、机械通气），此类患者很可能从积极的营养支持治疗中获益。

（二）误吸风险筛查

可通过患者自身因素和治疗相关因素两方面来对患者进行误吸风险筛查。自身因素包括年龄、格拉斯哥昏迷评分、腹内压、胃残余量、吞咽功能及恶心呕吐等。治疗相关因素包括患者体位、气管插管、气管切开、机械通气、肠内营养途径、院内转运、镇静镇痛及肌松剂的使用等。清醒患者可采用洼田饮水试验判断误吸风险（表 15－2）。

洼田饮水试验（water swallow test，WST）：患者取坐位或半卧位，喝 30ml 温水，观察饮水过程，记录有无呛咳、饮水时间及饮水次数。WST Ⅲ级以上表示为有误吸风险。

表 15－2　洼田饮水试验（WST）

分级	表现
Ⅰ级	5 秒内能顺利地 1 次将水咽下
Ⅱ级	分 2 次以上，能不呛咳地咽下
Ⅲ级	能 1 次咽下，但有呛咳
Ⅳ级	分 2 次以上咽下，但有呛咳
Ⅴ级	频繁呛咳，不能全部咽下

二、营养评估原则

（一）营养状况评估

参见第一章第二节营养风险筛查与临床营养评估。

（二）胃肠道功能评估

急性胃肠损伤可按严重程度分成 Ⅰ ~ Ⅳ级。

Ⅰ级（存在胃肠道功能障碍或衰竭的风险）：有明确病因，胃肠道功能部分受损。常见症状为恶心、呕吐，休克早期肠鸣音消失，肠动力减弱。

Ⅱ级（有胃肠功能障碍）：肠道不具备完整的消化和吸收功能，无法满足机体对营养物质和水的需求。常见症状为胃轻瘫伴大量胃潴留或反流，下消化道麻痹、腹泻，胃内容物或粪便中可见出血，存在喂养不耐受。

Ⅲ级（胃肠功能衰竭）：给予干预处理后，胃肠功能仍不能恢复，整体状况没有改善。

Ⅳ级（胃肠功能衰竭并伴有远隔器官功能障碍）：急性胃肠损伤逐步进展，多器官功能障碍综合征和休克进行性加重，患者随时有生命危险。

三、营养干预原则

重症患者营养干预原则包括合适的营养支持时机、选择营养支持治疗途径、控制应激性高血糖以及合理的能量供给等四个方面。

（一）合适的营养支持时机

重症患者不同阶段机体代谢特点不同，营养治疗时机和疗效也与患者不同阶段的代谢变化密切相关。因此，应针对应激状态下机体代谢变化特征实施分阶段营养支持。在创伤、感染等应激初期，内源性产能增加，此时如果摄入过量的能量或蛋白质，容易造成过度喂养。应激后期，内源性产能逐渐降低，但机体对能量及蛋白质的需求量并无显著下降，其间的缺口需要提供外源性营养物质进行弥补，以满足机体对能量及蛋白质的需求。对于能够进食的危重症患者，口服饮食应优先于肠内营养或肠外营养。如果不能经口摄入，成年危重症患者应进行早期肠内营养，建议在 48 小时内开始，由此降低危重症患者医源性营养不良的发生率。对于在 ICU 第一周不能耐受全剂量肠内营养的患者，应根据具体情况权衡启动肠外营养的安全性和益处。在尝试所有提高肠内营养耐受性的合理策略之前，不应启动肠外营养。

患者血流动力学稳定、酸碱失衡得到初步纠正后就可尽早开始营养支持治疗，可在初始复苏 24 ~ 48 小时后开始营养支持治疗。重症患者的营养支持时机原则是急性期早期应用滋养性肠内营养；急性期后期，如果肠内营养无法达到目标能量需要量时，对于高风险患者应启动补充性肠外营养以提供机体足量的能量及蛋白质。晚期或慢性期患者无论营养风险高低，均需要补充足量的外源性营养物质以满足机体对蛋白质及能量的需求。

1. 以下情况下宜进行早期肠内营养

（1）接受体外膜肺氧合治疗的患者。

（2）创伤性脑损伤患者。

（3）脑卒中患者（缺血性或出血性）。

（4）脊髓损伤患者。

（5）重度急性胰腺炎患者。

（6）胃肠道手术后患者。

（7）腹主动脉手术后患者。

（8）确认恢复胃肠道连续性的腹部创伤患者。

（9）使用神经肌肉阻滞药的患者。

（10）俯卧位治疗的患者。

（11）开腹患者。

（12）无论患者是否存在肠鸣音，但需排除肠缺血或肠梗阻。

（13）腹泻患者。

2. 以下情况应给予低剂量肠内营养

（1）接受低温治疗的患者，并在复温后逐渐增加剂量。

（2）无腹腔间室综合征的腹内高压患者，若在肠内营养治疗下腹内压值进一步升高，应考虑暂时减少或停用肠内营养。

（3）对于急性肝衰竭患者，当急性的、立即威胁生命的代谢紊乱得到控制，不论脑病的程度，不论是否采用肝支持策略，均应给予低剂量肠内营养。如果有口服和肠内营养的禁忌证，肠外营养应在3~7天内实施。对于严重营养不良患者，若存在肠内营养禁忌证，可以提供早期和渐进的肠外营养。

3. 以下情况应延迟肠内营养

（1）如果休克不受控制且血流动力学和组织灌注目标未达到，应延迟肠内营养。通过输液和升压药或正性肌力药控制休克后，可以开始低剂量肠内营养，期间仍然要警惕肠缺血的迹象。

（2）如果存在无法控制的危及生命的低氧血症、高碳酸血症或酸中毒，应延迟肠内营养。在患者低氧血症稳定、高碳酸血症和酸中毒处于代偿期后，可以开始肠内营养。

（3）患有活动性上消化道出血的患者应延迟肠内营养。当出血停止并且没有观察到再出血迹象时，可以开始肠内营养。

（4）患有明显肠缺血的患者应延迟肠内营养。

（5）对于高输出量肠瘘患者，如果无法在瘘管远端实现可靠的喂养，应延迟肠内营养。

（6）腹腔间室综合征患者应延迟肠内营养。

（7）如果胃吸出量每6小时超过500ml，应延迟肠内营养。

（二）选择营养支持治疗途径

营养支持治疗途径可分为肠内和肠外两大类。原则上是以肠内营养为主，肠外营养为辅，先少量开始，再逐渐加量，可为单一的肠内营养，或是肠内营养加肠外营养，待机体内环境稳定、分解代谢下降后，再达到营养需要的全量。营养支持治疗途径的选择流程见图15-2。

肠内营养与肠外营养均是营养支持治疗的有效方式，并无优劣之分，临床应用中越来越强调两者优势互补、相辅相成，以发挥临床营养的最大疗效。与肠外营养相比，肠内营养降低了感染性并发症的发

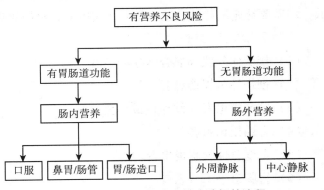

图15-2 营养支持治疗模式选择的流程

生率，并且有降低病死率的趋势。对于不能接受肠内营养、无法耐受肠内营养或者是肠内营养无法达到目标需要量60%以上的危重患者，肠外营养依然是重要的营养支持方式，通过添加肠外营养以达到充分的营养底物供给，促进蛋白质合成，能有效改善患者的营养状况，降低并发症发生率，改善患者的临床结局。

（三）控制应激性高血糖

患者在入住 ICU 后或接受营养支持治疗后需要进行血糖监测，初始2天需至少每4小时测1次，当随机血糖水平≥10mmol/L 时，需考虑使用胰岛素控制血糖。

（四）合理的能量供给

患者能量需求根据疾病状态、时期及个体因素而异。总的来说，应激早期应限制能量和蛋白质的供给量，能量控制在 20～25kcal/（kg·d），蛋白质为 1.2～1.5g/（kg·d）。对病程较长、合并感染和创伤者，在应激和代谢状态稳定后，喂养目标可达 30～35kcal/（kg·d）。应激早期应限制危重症患者能量和蛋白质供给量，控制能量在 20～25kcal/（kg·d），蛋白质控制在 1.2～1.5g/（kg·d）。对合并感染和创伤、病程较长的患者，待急性期后且代谢状态稳定时，可适当增加能量供给，目标 30～35kcal/（kg·d）。

本章小结

思考题
1. 如何理解重症患者的高代谢状态？
2. 哪些患者宜早期启动肠内营养？
3. 简述对重症患者，如何选择合适的营养途径。

更多练习

第十六章 营养不良、食物不良反应及进食障碍

教学课件

学习目标

1. 素质目标

具有理解营养不良、食物不良反应及进食障碍患者心理需求的综合素养。

2. 知识目标

（1）掌握：营养不良、食物不良反应及进食障碍的定义和营养治疗方法。

（2）熟悉：营养不良、食物不良反应及进食障碍的临床表现。

（3）了解：营养不良、食物不良反应及进食障碍的病因。

3. 能力目标

能够对营养不良、食物不良反应及进食障碍患者进行有效的营养干预治疗。

案例

【案例导入】

患者，男性，77岁。体重48kg，身高173cm，BMI 16.04，消瘦。3个月内饮食量严重减少，体重下降>3kg；需要长期卧床或轮椅，未受到心理创伤，精神正常，小腿围28cm得分为4分。既往糖尿病10年。因间断腹痛、食欲缺乏、体重减轻就诊。入院诊断：重度营养不良、低蛋白血症、胆囊结石、类风湿关节炎、肺间质纤维化、胃食管反流病、重度骨质疏松、睡眠障碍、颈椎病、2型糖尿病。

【请思考】

如何对该患者落实营养支持？

【案例分析】

第一节　营养不良

营养不良是指由于摄入不足或利用障碍引起能量或营养素缺乏的一种状态，伴有或不伴有炎症（导致代谢需求增加），导致身体成分和身体细胞质量发生改变（特别是去脂体重的降低），从而对躯体和心理功能乃至临床结局产生不良影响。营养不良是住院患者中普遍存在的现象，有研究报告住院患者中40%存在营养不良，并且营养不良与免疫系统抑制、伤口愈合延迟、肌肉萎缩、住院时间延长、治疗费用增加及死亡率增加等有关。据统计，70岁以上人群中34.8%存在营养不良，并且吞咽困难、认知障碍、癌症、胃肠道疾病、糖尿病和心血管疾病与营养不良患病率显著相关。

一、病因

低摄入、高需求以及能量和营养的生物利用率受损是营养不良的主要致病机制。不同人群营养不良的原因会有所不同，下面着重介绍一下老年人营养不良和小儿营养不良的原因。

1. 老年人营养不良的病因　内部和外部诸多因素都会影响老年人的营养状况。内部因素是在衰老过程中人体器官结构和功能的退化，功能储备减少。随着年龄增长，老年人的身体功能包括消化功能、咀嚼和吞咽功能、味觉、心理和认知状态以及内分泌、心脏、肺和肾功能等出现不同程度的下降，造成吞咽困难、食欲缺乏、吸收不良等，最终导致营养不良。外部因素包括社会支持不足、多药共用、住院等。其中，躯体功能减退、无法独立进食、食欲缺乏、健康状况差和住院是老年人营养不良的决定因素。

2. 小儿营养不良的病因　主要原因是喂养不当，包括"不及"和"太过"。"不及"是母乳不足，人工喂养质差量少，添加辅食不当等；"太过"是指过分食用肥腻的食物，过多地吃冷食，中医学认为这些不良饮食习惯会导致食积内停，形成疳证。另外，消化系统疾病，如先天畸形、唇裂、腭裂、幽门狭窄、贲门松弛、哺喂困难、消化功能不健全、吸收不良、肠炎、痢疾、寄生虫、肝炎等消化道感染性疾病，以及慢性消耗性疾病如反复发作的肺炎、结核等也都会造成消耗多而导致营养不良，其他情况如早产、双胎等均是营养不良的先天条件。

二、临床表现

常见的营养不良可根据有无能量或蛋白质缺乏分为3种类型，包括消瘦型、水肿型和混合型，主要临床表现如下。

1. 消瘦型　热能严重摄入不足，临床表现为明显的消瘦、皮下脂肪消失、肌肉萎缩、体重降低，生长发育期婴幼儿或儿童生长缓慢，身长矮小，皮肤黏膜可伴有维生素缺乏的体征，体弱乏力等，易引起脱水、酸中毒、电解质紊乱而导致死亡。

2. 水肿型　多见于急性严重蛋白质缺乏者，可出现眼睑水肿、满月脸，身体低垂部水肿，可有肝大或腹水，脂肪减少不明显，身高体重正常或稍低于正常范围，但肌肉松弛。免疫功能下降，可出现胃肠炎或呼吸道感染，伴有神情淡漠或焦躁易怒、身体软弱无力等表现。严重者合并败血症、电解质紊乱等。

3. 混合型 是最常见的一种营养不良，兼有程度不等的消瘦型和水肿型的临床表现。

2018 年达成的全球领导人营养不良倡议标准（global leadership initiative on malnutrition, GLIM）将营养不良评定（诊断）明确分为"营养筛查"和"诊断评定"两个步骤。通过临床经过校验的筛查工具，筛查阳性的基础上继而进行营养不良评定（诊断）以及严重程度分级，其中包括 3 项表现型指标即非自主体重丢失、低体重指数、肌肉减少，2 项病因学指标即食物摄入或吸收减少、疾病负担/炎症。对营养不良的评定需要至少符合 1 项表现型诊断标准和 1 项病因型诊断标准，并利用表现型指标对营养不良严重程度进行等级划分（表 16 – 1）。

表 16 – 1　GLIM 营养不良分期（级）

表型指标	分期	
	1 期，中度营养不良 （至少符合 1 个标准）	2 期，重度营养不良 （至少符合 1 个标准）
体重丢失	6 个月内丢失 5% ~ 10% 或 6 个月以上丢失 10% ~ 20%	6 个月内丢失 >10%， 或 6 个月以上丢失 >20%
低体重指数	70 岁以下 <20 或 70 岁及以上 <22	70 岁以下 <18.5 或 70 岁及以上 <20
肌肉减少	轻至中度减少	重度减少

三、营养治疗

1. 小儿营养不良的治疗方法 对于消化能力尚好的轻、中度营养不良患儿，可给予容易消化的食物，并供给大量维生素类，尽可能使碳水化合物、脂肪和蛋白质的比例符合 3∶2∶1，每日每千克体重供给能量 170 ~ 250J。若消化与吸收良好，每隔两三天酌情适当增加。给患儿服各种消化酶，如胃蛋白酶、胰酶，帮助消化，可口服维生素 B_1、维生素 B_6 与维生素 C 等。

重度营养不良患儿的消化力很弱，并伴有其他并发症，常需要住院治疗。应首先诊断原发病，待病情好转，以少量多餐维持酸碱平衡，然后逐渐调整膳食，补充蛋白质，逐步巩固营养素的摄入。

营养食物调整补充过程中，应遵照循序渐进，逐步补充、不急不躁、耐心谨慎的原则。营养素的供给与增加，要由少到多，由简到繁，切忌贪多、求快、求全。具体措施应视患儿食欲及消化情况而定，不宜统一硬性规定。对严重消化功能紊乱的患儿，不宜任意使用饥饿疗法。营养不良患儿宜食用食物见表 16 – 2。

表 16 – 2　营养不良患儿宜食用食物

营养素类别	推荐食物
蛋白质	无乳糖配方奶、部分水解蛋白或深度水解蛋白配方乳、鸡蛋黄粉、鱼肉泥等
脂肪	植物油、黄油、奶油等（只能少量添加）
碳水化合物	汤、小米汤、藕粉、代藕粉、粥、烂饭、蛋糕、饼干等
维生素及无机盐	鲜果汁、蔬菜汁

2. 老年人营养不良的治疗方法　《老年人营养不良多学科决策模式中国专家共识（2023）》制订了营养干预策略流程，包括营养支持性干预、膳食强化、口服营养补充剂、肠内营养和肠外营养。

一般老年人每日能量摄入量推荐为 20～30kcal/kg，营养不良、低体重、应激状态的老年患者可提高至 30～40kcal/kg。总能量的 20%～30% 应来自脂肪，50%～65% 来自碳水化合物。蛋白质的每日推荐摄入量至少为 1g/kg，可根据患者功能状态、体力消耗、合并疾病及耐受性适当增加，对于合并急慢性疾病、肌少症的老年患者每日摄入量建议增加至 1.2～1.5g/kg，严重营养不良、合并重症疾病者可增加至 2g/（kg·d）。为避免出现脱水，在无限制液体量需求的情况下，老年男性每日液体需求量通常为至少 2000ml、女性为 1600ml。

丰富的食物种类、良好的口味、充足的进餐时间、良好的就餐环境、适当的用餐协助（如协助放置餐盘、切割食物）等均有助于保证老年人的膳食摄入。餐间增加零食、小食、点心等对于增加能量和蛋白质的摄入、改善营养状况也有积极作用。存在咀嚼困难或吞咽障碍的营养风险或营养不良人群，可将固体食物打碎形成糊状或泥状，或通过增稠剂将汤食、饮品改造成为糊状，或通过调整烹饪方式将食物调整为不同的性状，如鸡蛋的烹饪可以根据患者的需要制作成水煮蛋、荷包蛋、炒鸡蛋、蒸水蛋等不同形式。应注重膳食指导及膳食优化，改善患者的膳食质量；膳食强化是有效的营养干预措施，应针对患者的不同特点调整食物的质地与性状。膳食强化是指使用自然食物或特殊营养制剂来增加膳食和饮水的营养密度，从而在进食相似食物量情况下增加营养素的摄入。

对于老年危重患者，如胃肠道功能允许并经口进食不足，首选口服营养补充；如患者不能经口进食，则推荐早期启动肠内营养（48 小时内）；如肠内营养未能达到目标需要量的 60% 时，推荐启动肠外营养；存在严重胃肠道功能障碍或肠内营养禁忌证时，推荐给予全胃肠外营养。

推荐一般老年危重患者将 25～30kcal/（kg·d）作为能量供给目标，根据营养状况、疾病状况和耐受性进行个体化调整。推荐老年危重患者适当补充 ω-3 脂肪酸，以改善临床结局；适当补充谷氨酰胺 [≤0.5g/（kg·d）]，以改善免疫功能和营养状态，降低炎症反应；适当补充微生态制剂，有利于改善预后。推荐根据老年危重患者临床实际情况个体化供给液体需求量，可适当减少液体量（如每日 20～25ml/kg 液体目标摄入量）。

推荐能够经口进食的老年危重患者补充口服营养补充剂，可改善老年患者营养状态，存在营养不良或营养不良风险者每日至少补充 400kcal 能量和 30g 蛋白质。

第二节　食物不良反应及进食障碍

一、食物过敏

食物过敏指暴露于特定食物时由特异性免疫应答所致的可重复性不良健康效应。近些年来，世界范围内食物过敏的发病率呈逐年上升趋势，儿童食物过敏发生率明显高于成年人。

常见的致敏食物有牛乳、鸡蛋、大豆、花生、小麦、坚果、鱼类和甲壳纲类动物、芝麻等。我国食物过敏人群主要对牛乳、鸡蛋（白）和虾蟹过敏，而西方国家发病率较高的花生和坚果过敏在我国并不常见，此外，水果类食物如桃子和芒果也是我国人群的常见变应原。

根据发病机制的不同，食物过敏可以分为免疫球蛋白（immunoglobulin，Ig）E 介导、非 IgE 介导和混合介导的反应，其中 IgE 介导食物过敏的机制较为清楚，主要包括致敏阶段和效应阶段，即机体首次暴露变应原产生特异性 IgE（specific IgE，sIgE），sIgE 与肥大细胞和嗜碱性粒细胞上的受体结合使机体致敏，当变应原再次进入体内时，通过与上述细胞表面的 sIgE 结合发生交联，激活胞内的酶系统，促进多种炎性介质的释放，引发一系列生理反应。

食物过敏的临床表现因变应原、发病机制和患者年龄的不同而异，以皮肤、消化和呼吸系统多见，见表 16 - 3。婴儿最常见的是特应性皮炎，或者同时伴有胃肠道症状（恶心、呕吐、腹泻）。

表 16 - 3　食物过敏常见症状

受累组织器官	症状
胃肠道	呕吐、腹泻、胃食管反流、便秘（伴或不伴肛周皮疹）、血便，严重者可出现生长落后、缺铁性贫血、低蛋白血症、肠病或严重结肠炎
皮肤	特应性皮炎，面部、口唇、眼睑水肿（血管神经性水肿），进食后荨麻疹，皮肤瘙痒
呼吸道（非感染性）	鼻痒、流涕、中耳炎、慢性咳嗽、喘息，严重者可出现急性喉头水肿或气道阻塞
眼部	眼痒、流泪、瞬目、球结膜充血
全身	持续的腹痛，儿童期生长发育落后，严重者可出现变应性休克

合理饮食回避是食物过敏治疗最主要的方法，应避食明确过敏的食物。一些患者可能自发症状改善或消失，因此经过一段时间可能对过敏食物耐受，在婴幼儿这种情况尤其常见。除了回避过敏食物，也应注意膳食的营养均衡，尤其是对多种食物过敏的患者应定期进行营养评价，避免因食物回避造成的营养不良和失衡。

二、食物不耐受

食物不耐受指对摄入的食物或食物添加剂的异常生理反应，临床上非常常见，影响高达 15% ~ 20% 的全球人口。大多数患者以胃肠道症状为主，还有偏头痛、哮喘、湿疹等肠外症状。常见的可致食物不耐受的食物有谷物制品（如小麦面包）、蔬菜（如卷心菜、洋葱、豌豆/豆类）、乳制品（如牛奶）、饮品（如咖啡）以及其他辛辣调料、脂肪或油炸食品等。

与食物过敏不同，食物不耐受是非免疫反应，是由于食物的药理作用、非乳糜泻麸质敏感或酶/转运缺陷引起。例如，乳糖酶缺乏会导致乳糖不耐受，转运体的转运缺陷会导致果糖吸收不良，出现胃肠道症状。

科学合理的忌口（即饮食排除）能够有效缓解食物不耐受的症状。但由于饮食的改变可能会对胃肠道生态系统影响巨大，甚至导致营养失衡，因此忌口的时间应尽可能短，以实现症状改善，然后逐步重新引入适量的食物，使个体获得耐受。

三、进食障碍

进食障碍指以进食行为异常、对食物及体重和体型的过分关注为主要临床特征的一组疾病。在精神障碍中归类于"与心理因素相关的生理障碍"，是心身医学中常见的一类心身疾病，主要包括神经性厌食和神经性贪食。

神经性厌食是一种复杂的进食障碍，患者对肥胖有病态的恐惧，对苗条身材有过分的追求，并出现体像障碍，不断地自发绝食并最终发展为严重的食欲缺乏。通常发病于青春期体重过重的少女或那些认为自己过重的少女。神经性厌食有两种亚型，一是限制型，患者通过节食以减少能量摄入，他们严格限制吃入食物的数量，并且控制能量摄入；二是暴食—泻出型，患者要依赖泻出以限制能量摄入，而且患者通常吃相对较少的东西就会泻出，泻出的方法通常包括自我引吐，滥用泻药、利尿药等。

神经性贪食是以频繁发生和不可控制的暴食为特点，继而有防止体重增加的代偿行为，如自我诱吐、使用泻药或利尿药、禁食等。长期暴食且泻出的话，可能出现唾液腺肿大、牙釉质腐蚀、体内电解质失衡、心脏功能异常及手指手背有明显瘢痕等现象。

进食障碍是复杂的多因素疾病，目前其病因虽仍然未完全阐明，但可以确定与生物、心理、社会文化因素密切相关。进食障碍的治疗中，为治疗患者的精神/躯体症状，以改善生活质量、增加体重是关键。神经性厌食的首要目标是帮助患者达到与年龄相符的健康体重及正常 BMI。鼓励患者适当口服复合维生素和多种矿物质补充剂，直至患者的日常饮食能够满足正常需要。

知识拓展

再喂养综合征（refeeding syndrome，RFS）是长期饥饿或营养摄入不足开始积极营养治疗后引起的以低磷、低钾、低镁血症及维生素 B_1 缺乏为特征的代谢紊乱。再喂养综合征是一种具有潜在致命威胁的营养不良并发症。在对营养不良患者治疗时应注意避免再喂养综合征的发生。

对再喂养综合征患者的识别重于对症处理，对于存在再喂养综合征风险的重症患者，在开始营养治疗 72 小时内需严密监测电解质变化，以尽早识别出再喂养综合征患者；早期短时间限制性低能量（500kcal/d 或 <50% 目标能量）可避免加重代谢紊乱，改善重症患者预后。

本章小结

思考题

1. 对老年人营养不良的干预方式有哪些？

2. 食物过敏治疗最主要的方法是什么？

3. 常见的可致食物不耐受的食物有哪些？

更多练习

参考文献

［1］蔡华，白文佩，郁琦，等．生酮饮食干预多囊卵巢综合征中国专家共识（2022 年修订版）［J］．实用临床医药杂志，2023，27（11）：1－10．

［2］顾东风，翁建平，鲁向锋．中国健康生活方式预防心血管代谢疾病指南［J］．中国循环杂志，2020，35（3）：209－230．

［3］胡雯，马向华．临床营养学［M］．北京：科学出版社，2021．

［4］焦广宇，李增宁，陈伟，等．临床营养学［M］．北京：人民卫生出版社，2017．

［5］李逢战，杨群，施旺红．应用心理学纲要［M］．西安：西北大学出版社，2022．

［6］马丽娜，吉彤，李海龙，等．老年人营养不良多学科决策模式中国专家共识（2023）［J］．中国临床保健杂志，2023，26（4）：433－445．

［7］米元元，黄海燕，尚游，等．中国危重症患者肠内营养支持常见并发症预防管理专家共识（2021 版）［J］．中华危重病急救医学，2021，33（8）：897－912．

［8］杨月欣，葛可佑．中国营养科学全书［M］．2 版．北京：人民卫生出版社，2019．

［9］于健春．临床营养学［M］．北京：人民卫生出版社，2021．

［10］于康．临床营养支持治疗［M］．3 版．北京：中国协和医科大学出版社，2021．

［11］张波，桂莉．急危重症护理学［M］．4 版．北京：人民卫生出版社，2017．

［12］张知格，严明月，谈善军，等．ESPEN 重症患者营养指南（2023 版）更新解答［J］．中国实用外科杂志，2023，43（12）：1335－1343．

［13］郑振东，赵岩，孙晓．肿瘤营养治疗临床手册［M］．沈阳：辽宁科学技术出版社，2019．

［14］中国抗癌协会肿瘤营养专业委员会．肿瘤生存者管理专家共识［J］．肿瘤代谢与营养电子杂志，2023，10（4）：487－504．

［15］中国抗癌协会肿瘤营养专业委员会，中华医学会放射肿瘤治疗学分会，中国医师协会放射肿瘤治疗医师分会．肿瘤放射治疗患者营养治疗指南（2022 年）［J］．肿瘤代谢与营养电子杂志，2023，10（2）：199－207．

［16］中国医师协会肾脏内科医师分会，中国中西医结合学会肾脏疾病专业委员会营养治疗指南专家协作组．中国慢性肾脏病营养治疗临床实践指南（2021 版）［J］．中华医学杂志，2021，101（8）：539－559．

［17］中华医学会妇产科学分会产科学组，中华医学会围产医学分会，中国妇幼保健协会妊娠合并糖尿病专业委员会．妊娠期高血糖诊治指南（2022）［J］．中华妇产科杂志，2022，57（2）：10．

［18］中华医学会感染病学分会艾滋病丙型肝炎学组，中国疾病预防控制中心．中国艾滋病诊疗指南（2021 年版）［J］．协和医学杂志，2022，13（2）：203－226．

［19］中华医学会老年医学分会，中国医师协会老年医学科医师分会，《中华老年医学杂志》

编辑委员会. 中国老年危重患者营养支持治疗指南（2023）［J］. 中华老年医学杂志，2023，42（9）：1009－1028.

［20］中华医学会糖尿病学分会. 中国 2 型糖尿病防治指南（2020 年版）［J］. 中华糖尿病杂志，2021，13：315－409.

［21］周芸. 临床营养学［M］. 北京：人民卫生出版社，2022.

［22］AmiriF N，Faramarzi M，Bakhtiari A，et al. Risk Factors for Gestational Diabetes Mellitas：A CaseControlStudy［J］. AmericanJoumal of Lifestyle Medicine，2021，15（2）：184－190.

［23］De Castro MM，Pascoal LB，Steigleder KM，et al. Role of diet and nutrition in inflammatory bowel disease［J］. World J Exp Med，2021，11：1－16.

［24］Himmerich H，Lewis Y D，Conti C，et al. World Federation of Societies of Biological Psychiatry（WFSBP）guidelines update 2023 on the pharmacological treatment of eating disorders［J］. The World Journal of Biological Psychiatry，2023：1－64.